主编 ◎ 魏肖禹

中医治疗不寐新论

中国中医药出版社
·北京·

图书在版编目（CIP）数据

中医治疗不寐新论 / 魏肖禹主编 . -- 北京：中国
中医药出版社, 2025. 9.

ISBN 978-7-5132-9413-3

Ⅰ. R277.797

中国国家版本馆 CIP 数据核字第 20252YW250 号

中国中医药出版社出版

北京经济技术开发区科创十三街 31 号院二区 8 号楼
邮政编码　100176
传真　010-64405721
山东临沂新华印刷物流集团有限责任公司印刷
各地新华书店经销

开本 880×1230　1/32　印张 12.25　字数 318 千字
2025 年 9 月第 1 版　2025 年 9 月第 1 次印刷
书号　ISBN 978 - 7 - 5132 - 9413 - 3

定价　59.00 元
网址　www.cptcm.com

服 务 热 线　010-64405510
购 书 热 线　010-89535836
维 权 打 假　010-64405753

微信服务号　zgzyycbs
微商城网址　https://kdt.im/LIdUGr
官 方 微 博　http://e.weibo.com/cptcm
天猫旗舰店网址　https://zgzyycbs.tmall.com

如有印装质量问题请与本社出版部联系（010-64405510）

《中医治疗不寐新论》编委会

前　言

　　不寐是由体质、情绪、疾病、环境、年龄、性格、遗传等多种因素影响而引起的睡眠障碍。既往，不寐以中老年人多见；而当今社会，青少年不寐的发生率日益上升。长期不寐可打破阴平阳秘的稳态，不仅影响人的身心健康、情绪、社会活动等，还能引起其他疾病或阻碍既往疾病的康复。我国古代医家已对不寐有了深入认识，形成了相对完善的理论体系，并且诊疗手段日益丰富。本书通过挖掘古人对不寐的研究与理解，并结合当今时代变化对人们身心坐卧的影响，在古代医家认知不寐的基础上，探究当今社会环境新变化对其产生的不良影响，补充因环境发展变化带来的认知不足，更为当今临床诊疗提供了科学的辨证思路，促进不寐中医治疗的发展与成熟。

　　本书首先从中医学和西医学两个角度分别论述了睡眠的生理机制。西医学对失眠的发病机制做了诸多研究，主要包括心理障碍、脑电活动障碍、神经－内分泌－免疫系统功能紊乱、脑－肠轴学说等。中医学中《周易》为中医理论的渊薮，"以逮方外之炉火，皆可援易以为说"。"象"是《周易》的本质，《黄帝内经》继承了其"意象思维"，参伍天地之机，阐释机体生命活动规律与寤寐的生理机制。

　　其次，本书着重展开论述五脏神、脏腑、经络、营卫对寤寐的影响，通过古今对比，探讨当今社会生活方式的改变，如饮食不规律、久坐久视、熬夜等成为诱发不寐的病因，但究其病机仍是"阳不入于阴""神气不和"。同时，本书阐述了"五脏神"与寤寐的理论基础，五脏神乱所致失眠的不同临床表现，并形成了天神－人神－五脏神的辨治体系。另外，本书梳理了针灸、调神等疗法，列举了古代医家及作者的代表性医案。

根深则蒂固，为学应循序渐进。为夯实不寐的理论基础，方便学者了解历代医家对不寐病因病机、治疗及用药特点的认识，本书从理论、施治、方药、针灸等方面进行了系统梳理。同时，本书还介绍了养神、饮食、运动、中药足浴、改善睡眠环境等多种养生方法，旨在指导人们通过调整不当的作息改善寤寐状态，无论内行还是外行皆宜。此举愿为我国中医药事业的继承和发扬尽微薄之力。

"凡欲为大医，必须谙《素问》、《甲乙》、《黄帝针经》、明堂流注、十二经脉、三部九候、五脏六腑、表里孔穴、本草药对，张仲景、王叔和、阮河南、范东阳、张苗、靳邵等诸部经方。又须妙解阴阳禄命，诸家相法，及灼龟五兆、《周易》六壬，并须精熟。"我们虽有志于中医，但才疏学浅，略书点滴认识如上，诚请各位同道、读者指正。

《中医治疗不寐新论》编委会
2025 年 7 月

目 录

第一章　总论

睡眠是人类正常的生理现象，对于维持正常生命活动具有至关重要的作用。与之相反，失眠则对人体健康危害极大。我国古代典籍很早就有关于失眠的记述。《诗经》有云："耿耿不寐，如有隐忧。""明发不寐，有怀二人。"而中医学著作对于睡眠与失眠也有独到的思考与理解，早在《黄帝内经》（简称《内经》）成书时期就从营卫、阴阳的角度对睡眠的机制有了初步的认识。随着科学技术的不断进步，人们对睡眠的认知也取得了飞速的发展，逐步构建起一套系统而全面的睡眠医学理论体系。这标志着人类对于睡眠的研究取得了长足的进步。

人类对宇宙的探索贯穿整个人类文明发展。《周易》是人类在探索宇宙自然真相和规律的过程中流传下来的智慧结晶。中华文化一源三流，《易经》为中华文明的源头，《易》道广大而悉备，不仅深深地影响了儒家、道家和释家，而且它所包含的朴素阴阳概念是中医理论的根基。天人合一的思维方式是"易"生万物宇宙观的根本特点，"天人合一"的思想贯穿整个易学体系。

《内经》是中医学认识生命的一部巨著，其天人合一的生命观、宇宙观，无不体现了易学的智慧。《素问·至真要大论》曰："天地之大纪，人神之通应也。天地变化，人神运为，中外虽殊，其通应则一也。"虽然天地的变化与人的变化在外象上各异，实则人神感通于天地变化的纲纪，人体的气机在交感变化中与天地万物均遵循着同一规律。而关于神，中国古代哲学和《内经》均对其有深刻的认识，天地变化（易）之道（天神）、人的神志、

1

五脏所藏之神，它们虽然各自独立存在，但同时，人神与五脏之神又遵循着天地变化之纲纪，最终形成了天神–人神–五脏神的一体观，中医学的五脏神论思想逐渐形成。这种天人合一的思想是中医学理论的根基所在，并且成为中医养生、治病的根本大法。

中医学早在秦汉时期就对睡眠生理及失眠病理有所认识，并提出了相关的诊治方药。随着历史的绵延，中医学对睡眠的认识不断深化，逐渐形成了以"神"为核心的中医睡眠医学理论。在睡眠这一生理现象中，神是调控睡眠活动的根基，能否入睡、何时入睡取决于神。气血精津液是充养睡眠活动的物质基础，精气充则气裕，气裕则神完。在睡眠的生理状态下，精充表现为困意，心血维持睡眠时长，肝血维持睡眠深度，阳气（卫气）与营阴的运行与交会是形成昼夜节律的枢机，阴阳跷脉的气血流注为道路，脏腑经络参与睡眠的生成和调节，故睡眠状态的维持取决于全身各脏腑、气血阴阳、形体官窍的配合。

失眠的原因复杂多样，情志、疾病及环境等多种因素均可导致失眠，常出现多梦、心烦、头晕头痛、心悸、疲乏等伴随症状。长期失眠亦是多种身体和精神疾病的危险因素，引发焦虑、抑郁、记忆力及社交功能下降等病症，严重影响患者的身心健康、情感和社会活动等。失眠虽然与心、肝、脾、肾密切相关，由不同的病机变化而来，但其核心病机终不离神气不和，故五神脏气机失常、功能失调，皆对睡眠产生影响且各具特点。本文以五神脏为中心，根据不同的病因病机，结合当今时代背景，在既往中医学对失眠病因病机与辨证论治认识的基础上，探究当今社会环境的新变化对睡眠产生的新影响，进一步完善中医基础理论内容，为临床实践提供更准确的理论支持，促进临床失眠系统治疗的发展与成熟。

第一节　失眠概述

一、失眠的概念

失眠是以频繁而持续的入睡困难、睡眠时间短、睡眠维持困难、早醒和睡眠变浅为主要特征，尽管有舒适的睡眠环境和合适的睡眠机会，依然对睡眠时间和（或）质量感到不满足，并且影响日间社会功能的一种主观体验，其特点是难以启动或维持睡眠，并伴有日间功能异常的情况。

中医学中，关于失眠的最早记载为《阴阳十一脉灸经》和《足臂十一脉灸经》，此时称之为"不得卧"，《难经》则首称"不寐"，与不寐相似的历代病名包括"不得卧""目不瞑""不得眠""卧不安"等。不寐的诊断标准按照《中医内科常见病诊疗指南：中医病证部分》确定为：①入睡困难，或睡而易醒，醒后不能再睡，重则彻夜难眠，连续4周以上；②常伴有头昏头痛、多梦、心烦、神疲乏力、心悸健忘等症状；③无妨碍睡眠的其他器质性病变和诱因。

二、失眠的流行病学研究

据中国睡眠研究会发布的《2021年运动与睡眠白皮书》显示，中国成年人失眠的发生率高达38.2%，这意味着全中国超过3亿人有睡眠障碍问题。入睡困难、早醒、持续睡眠时间过短等症状在成年人睡眠障碍中分别约占37.7%、52%及61%，且女性患睡眠障碍的风险比男性高1.5倍。总的来说，我国各类睡眠障碍发生率较高，大概每三个人就有一个失眠患者。由于现代社会节奏不断加快，失眠已成为一种社会现象，全球失眠症患病率为10%～15%。随着生活压力的加大，失眠的发病率呈明显上升趋势。

三、失眠的发病因素

失眠的发病相关因素繁多，国内外学者多年的流行病学调查结果可总结出：一方面与患者自身的易感素质（包括个性、性别、年龄和遗传因素等）有关，另一方面则与外界的特定条件（如睡眠环境、睡眠习惯、精神因素和躯体疾病等）有关。

（一）失眠与年龄的相关性

失眠的发生与年龄增长有关。老年人的睡眠质量普遍下降，出现睡眠浅睡眠时间短、频繁觉醒且睡眠节律紊乱等临床表现，这主要与体内褪黑激素分泌下降有关。褪黑激素由松果体分泌，而松果体于7～8岁达到发育顶峰后，随着年龄增长逐渐钙化。因此，褪黑激素分泌量也随着年龄增长而逐渐减少，这是导致失眠的原因之一。有研究证实，松果体钙化程度直接影响睡眠质量，且随着年龄增长，松果体钙化程度不断加重，失眠的发病率也逐渐增高。

（二）失眠与性别的相关性

有研究发现，女性患失眠的概率比男性高约1.6倍，并且女性睡眠障碍的易感性随着年龄增长而逐渐增加。两性失眠的发病率不同，这主要是心理压力和激素分泌方面的差异所导致的。一方面，由于社会及家庭的影响，女性在工作、生活中存在更多的压力，而压力、情绪等不良心理因素均会对睡眠产生负面影响。也有研究证实，女性在睡眠剥夺后更容易情绪激动，从而引起较高的情绪唤醒水平。另一方面，性别差异导致的激素分泌差别可能对昼夜节律产生影响，进而使得女性失眠的发生率高于男性，但这一结论尚存在争议。

（三）失眠与环境的相关性

影响睡眠的环境因素有光照、噪声、时差等。其中，光照对睡眠的影响显著，黑暗的环境比光亮的条件下更容易引发睡眠。这可能与褪黑激素的分泌有关：在白天或光照强度较强的条件下，褪黑激素分泌量减少；而在夜晚或光照强度较弱的条件下，褪黑激素的分泌量则会增多。同样地，时差影响睡眠的部分原因也与光照机制相似。另一方面，时差问题还涉及强制性睡眠剥夺，这会打乱生物节律，进而造成睡眠障碍。

（四）失眠与心理精神的相关性

心理与精神健康状况对睡眠－觉醒节律有着很大的影响。大部分心理和精神障碍的患者都存在不同程度的睡眠障碍，长期失眠也会引发心理和精神类疾病，二者相互影响、互为因果。调查发现，失眠的发生与多种不合理的心理因素有关，包括不合理的认知与行为、孤独、焦虑及其他不良情绪等，每一类失眠的发生可能由多个不同的心理因素共同作用导致。此外，有研究对中国睡眠障碍与心理承受力进行相关分析和回归分析发现，失眠会降低心理承受能力。由此可见，心理因素与失眠相互影响，保持健康积极的心态是拥有优质睡眠的关键。

（五）失眠与健康状况的相关性

健康状况也是影响睡眠的重要因素之一。当机体发生疾病、疼痛、肥胖等不良健康状况时，失眠的发生率明显增高。研究表明，脑卒中、阿尔茨海默病、帕金森病等多种中枢神经系统退行性病变，以及糖尿病、高血压等代谢性疾病，均与失眠的发生关系密切。高血压、糖尿病等代谢性疾病对睡眠的影响，会从最初影响睡眠质量到最终引发睡眠障碍。而反过来，失眠又可引起血压升高、降低及代谢性疾病的发展，形成恶性循环。另外，神经系统退行性病变也与失眠相关，其导致失眠的机制为疾病本身神经结构发生了病变，影响了睡眠－觉醒状态，且神经退行性病变所致的症状及治疗药物的不良反应也会进一步影响患者的睡眠。

此外，肥胖、疼痛等也会对睡眠造成不利影响。有调查显示，导致儿童出现呼吸性睡眠障碍的高危因素中就包括肥胖问题，且失眠发病率及严重程度与肥胖程度相关。失眠的另一个重要诱因是疼痛，痛觉会对睡眠产生明显干扰，严重影响睡眠质量或造成入睡困难。且有调查表明，疼痛的敏感性随着睡眠量的减少而逐渐增加，两者相互影响，形成恶性循环。多种疾病、创伤都会伴随疼痛的出现，进而影响睡眠。因此，临床治疗相关疾病时应重视结合改善睡眠以达到更有效的治疗效果。

第二节　睡眠的生理

一、西医学对睡眠的认识

（一）睡眠的概念及内涵

睡眠是由于身体内部周期性需要出现的一种自发的和可逆的静息状态，表现为机体对外界刺激的反应性降低和意识的暂时中断。

睡眠和觉醒都是人体正常生命活动中必不可少的生理过程，是人类生存的必要条件。人只有在觉醒状态下才能从事各种体力和脑力劳动，而觉醒状态的维持有赖于脑干网状结构上行激活系统的作用，当此作用减弱到一定程度，可致睡眠发生。睡眠状态下，感觉功能减退，意识逐渐消失，骨骼肌松弛，肌紧张减弱，自主神经功能也发生变化，如血压下降、心率减慢、呼吸变慢等。但这些变化能随着觉醒而迅速恢复，即睡眠具有可唤醒性，这是睡眠不同于麻醉或昏迷之处。

好的睡眠有助于保持良好的觉醒状态，人每天需要的睡眠时间因年龄和个体差异而有所不同，成年人每天需 7～9 小时；儿童每天需 10～12 小时；新生儿睡眠时间略长，每天可达 20 小时左右；老年人睡眠时间较短，约为 5 小时。当人们处于睡眠状态时，大脑和身体可以得到休息、休整和恢复，有助于日常的工作、学习与生活。

（二）睡眠的生理机制

睡眠是一个主动恢复精力所必需的休息过程，是中枢神经系统内发生的主动抑制过程。此时大脑只是换了一个工作方式，使能量得到储存，以利于精神和体力的恢复。大脑中接受与处理内外刺激并能做出相应反应的神经细胞，通过防止没有经过深加工的刺激联结相互干扰以推动疲劳缓解。在睡眠中，由于主动性活动减弱，因此身体的状态也得到恢复。所以适当的睡眠是最好的休息，既是维护健康和体力的基础，也是取得高生产效率的保证。

目前的神经生理学研究认为，脑内许多部位和投射纤维参与觉醒和睡眠的调控，形成促觉醒和促睡眠两个系统，二者相互作用形成复杂的神经网络，能够调节睡眠 – 觉醒周期及周期发展阶段的不同状态，即中枢系统内存在专门管理睡眠与觉醒的中枢。因此，觉醒和睡眠都是中枢神经系统自主性、节律性的生理活动。目前被认为与睡眠 – 觉醒有关的脑区和投射系统有视前区腹外侧部、脑桥蓝斑去甲肾上腺素能系统、低位脑干的中缝背核 5- 羟色胺能系统、脑桥头端被盖胆碱能神经元等。

随着科学技术的发展，脑电波的测定为深入了解睡眠提供了新的进展。西医学利用脑电波的测定，将睡眠分为两种时相，即慢波睡眠和快波睡眠。脑电波呈现同步化慢波的时相，称为慢波睡眠。脑电波呈现去同步化快波的时相，称为快波睡眠。慢波睡眠时表现为一般熟知的睡眠状态，睡眠期间人的嗅、视、听、触等感觉功能暂时减退，肌紧张减弱，并伴有自主神经功能改变，如心率减慢、血压下降、呼吸减慢等。在此阶段，生长激素分泌明显增多，这有助于促进生长发育和体力恢复。快波睡眠时脑电图表现为去同步化快波，与觉醒时相似，但行为表现却处于熟睡状态，所以又称为异相睡眠。这期间人体的各种感觉功能进一步减退，唤醒阈值提高，肌紧张进一步减弱，肌肉几乎完全松弛，睡眠也更深。在中枢神经递质的研究中发现，慢波睡眠可能与脑干内 5- 羟色胺、腺苷、前列腺素等递质有关，快波睡眠可能与脑干内 5- 羟色胺和去甲肾上腺素递质系统有着密切的联系。

另外，通过动物实验我们观察到，脑桥中部离断脑干时，可以增加大脑皮质的觉醒活动，使动物长期处于觉醒状态而很少睡眠；用低频电刺激脑干尾端，可使脑电慢波出现。由此认为，脑干尾端存在能引起睡眠和脑电波同步化的中枢，并和上行激动系统的作用相对抗，从而调节着睡眠与觉醒的生物节律。

（三）睡眠的生理周期

正常成年人的睡眠呈周期性，每个睡眠周期由非快速眼动睡眠期（Non-rapid eye movement，NREM）和快速眼动睡眠期（Rapid eye movement，REM）构成，通常每晚有 3～5 个 NREM/REM 睡眠周期。根据睡眠深度不同将 NREM 期又分为 N1 期（Stage1 期，S1 期，入睡期）、N2 期（Stage2 期，S2 期，浅睡期）、N3 期（Stage 3+Stage 4 期，S3+S4 期，深睡期，慢波睡眠期）。N1 期占总睡眠时间的 5%～10%，其标志为脑电图 α 节律解体并出现顶尖波；N2 期占总睡眠时间的 45%～55%，表现为顶尖波逐渐减少，以 12.5～15.5Hz 的睡眠纺锤波为标志；N3 期为慢波睡眠期，占总睡眠时间的 15%～20%，此期睡眠加深，高波幅慢波（0.5～2Hz）逐渐出现，慢波活动占 20% 以上。NREM 期副交感神经支配占优势，该阶段视、听、嗅、触等感觉功能、骨骼肌反射功能、循环和呼吸、交感神经系统等活动随睡眠的加深而减弱。REM 期占总睡眠时间的 20%～25%，睡眠深度高于慢波睡眠期，机体感觉功能进一步减退、肌紧张减弱、肌肉松弛，同时交感神经活动进一步减弱，以血压升高、心率加快为主，伴随下丘脑体温调节功能明显减退；但此期脑电图上会呈现类似觉醒期的不规则 β 节律，出现阵发性肢体活动、眼球快速运动、血压升高、心率加快、呼吸快而不规则等交感神经兴奋的表现。

睡眠－觉醒周期的调控由不同的脑区、脑内核团和神经递质共同参与。①促进睡眠的区域。NREM 期：包括腹外侧视前区、正中视前核，其内大量促睡眠神经元的投射纤维通过递质 γ-氨基丁酸抑制促觉醒脑区的活动；REM 期：通过位于脑桥被盖外侧区的胆碱能神经元（REM-ON 神经元）、蓝斑核的去甲肾上腺素能神经元和中缝核的 5-羟色胺能神经元（REM-OFF 神经元）之间电活动的相互作用调整 REM 睡眠。②促进觉醒的区域。一方面通过脑干网状结构上行激动非特异投射系统维持并改变大脑皮质的兴奋状态；另一方面大脑皮质感觉运动区、额叶、眶回、扣带回、颞上回、海马、杏仁核和下丘脑等结构的下行纤维兴奋网状结构；同时来自不同神经核团的多能神经元（如下丘脑结节乳头体核的组胺能神经元，腹侧导水管周围灰质、黑质和腹侧被盖区的多巴胺能神经元，中缝背核的 5-羟色胺能神经元和蓝斑核的去甲肾上腺素能神经元等）信号也可以通过激活外侧下丘脑和前脑基底部，再激活大脑皮质以维持觉醒状态。

（四）睡眠的生理功能

大脑皮层在经历整夜的周期变化过程中，首先进入非快速眼动睡眠阶段，此阶段为从觉醒转到入睡期、浅睡期、中度睡眠期、深度睡眠期的过程，它有助于体力的恢复，能够促进人体的生长发育。慢波睡眠过去以后，则进入快速眼动睡眠期，在这个睡眠过程当中，人的眼睛是在不停地晃动的，因为在此期间梦特别丰富，所以又称作做梦时期，这一阶段有利于巩固记忆，促进智力发育和恢复精力。经历一个慢波睡眠，再经历一个快眼动睡眠，时间在 90～120 分钟，而在整夜睡眠过程中，要经历 5～6 个这样的睡眠周期。所以西医学认为，只要在睡眠过程当中经历了 5～6 个睡眠周期，睡眠便可发挥正常的生理功能。

1. 消除疲劳，恢复体力

睡眠是消除身体疲劳的主要方式，睡眠时人体体温、心率、血压下降，呼吸频率减慢及部分内分泌减弱，使代谢率降低，体力得以恢复。

2. 保护大脑，恢复精力

睡眠不足者，表现为烦躁、激动或精神萎靡、注意力涣散、记忆力减退等，长期缺少睡眠则会导致幻觉；而睡眠充足者，精力充沛，思维敏捷，办事效率高。这是由于大脑在睡眠状态下耗氧量大大减少，有利于脑细胞能量的贮存。因此，睡眠有利于保护大脑，提高脑力。

3. 增强免疫，康复机体

人体在正常情况下，能对侵入的各种抗原物质产生抗体，并通过免疫反应而将其清除，保护人体健康。睡眠能增强机体的抵抗力，同时还可以修复各组织器官，因此睡眠是疾病康复的重要手段。有实验表明，长期的睡眠剥夺会降低人体的免疫功能。当睡眠充足时，血液中的 T 淋巴细胞和 B 淋巴细胞水平均有明显上升，这意味着机体抵抗力增强，修复能力增加。此外，西医学还常常把睡眠作为一种心理治疗手段，用来医治顽固性疼痛及精神病。

4. 增加代谢产物的排出

白天大脑中的代谢产物持续不断地积聚，只有在睡眠状态下，大脑才能高效地清除大脑产生的代谢废物，从而恢复大脑活力，保证机体的正常生理状态。

5. 促进生长发育

睡眠与儿童生长发育密切相关，婴幼儿在出生后相当长的时间内，大脑高速发育，这离不开睡眠的作用。研究显示，在婴幼儿睡眠中有一半是快速眼动睡眠期，在早产儿中可达80%，说明他们的大脑尚未成熟。儿童的生长发育也离不开睡眠，因为慢波睡眠期血浆中的生长激素可以连续数小时维持在较高水平，所以应保证儿童充足的睡眠。

6. 有利于皮肤美容

在睡眠过程中，毛细血管血液循环增多，皮肤表面分泌和清除功能加强，促进了皮肤的再生，所以说睡眠是皮肤美容的保证。

7. 对睡眠的不合理认知

一些人对睡眠抱有刻板的认识，例如认为每天必须获得8个小时的充足睡眠，才能保证次日的学习和工作；认为睡眠是可以完全受自己控制的，于是努力使自己快速入睡；认为饮酒或其他某些行为会有助于睡眠；认为做梦就一定代表没睡好；认为晚上睡不好一定会影响第二天的正常活动；过分担忧安眠药有不良反应；认为只要睡得好，其他躯体症状等都会自然变好；将睡眠问题简单地与生活事件、不良情绪、睡眠环境或行为规律的改变联系在一起等。上述这些不合理的认知会导致患者过度关注失眠及其带来的负性影响，这不仅会增加睡眠的心理负担，甚至可能加重患者的预期性焦虑，进而使失眠问题更加严重，由此形成一个恶性循环。

二、中医学对睡眠的认识

（一）睡眠的中医理论奠基

睡眠是一种高度保守的生命现象，与生物进化、物种繁衍和个体生存发展等密切相关。中医学对睡眠的认识，滥觞于《内经》，历代虽有所发挥，但仍万变不离其宗，宗于天地变化之道。

《周易》作为我国古代最重要的经典论著，认为"气"是宇宙的最高体系和最初始基，世间万物万象皆由"气"构成，由气化而来；并将宇宙万物、社会历史、自然环境、人体生命等事物的发展看作合一的、互动的并且有规律的气的变化。这对我国数千年的政治、经济、文化等各个领域都产生了非常深刻的影响，被后世称为"大道之源"。整体观念是"易"生万物的宇宙观的根本特点。《周易·系辞上》记载："《易》与天地准，故能弥纶天地之道。"《周易》"天人合一"的思想揭示了涵盖宇宙、渗透万物、贯通天人的大道，自然界中的万事万物皆是遵循天道的发用和展现，也都遵循着天道而产生、发展、壮大、衰亡。

中医理论的发展更是源自《周易》的哲学思想，《周易》之"易理"就是中医之"医理"，其天人合一、事物循环、周而复始的整体运动发展理念极大地影响了中医学理论体系的建立。中医学之所以把生命活动看成气机的升降出入运动，将脏腑气血与时空的变化视为统一体，其理论就根源于此，同时《易》的思想也为中医时间医学理论奠定了基础，在《内经》中得到发展和完善。放眼一年四季，《素问·四气调神大论》就曾记载了春木主生，夏火主长，秋金主收，冬水主藏，中土主化的主气特点，于四时之中，更迭见之；同时谈到人"逆之则灾害生，从之则苛疾不起"的现象，强调人应根据天地阴阳四气的变化来顺应自然。

大道"范围天地之化而不过，曲成万物而不遗，通乎昼夜之道而知"，当我们着眼于朝夕之时，就如《灵枢·邪客》所言"天有昼夜，人有卧起……此人与天地相应者也"，故人因居于自然之中，其神感通于天神（天地之道）而出现寤寐的昼夜节律。

（二）睡眠的生理机制

人居天地间，与天地相参，故人的气血阴阳变化，皆遵循自然界阴阳消长变化的客观规律。《周易》"天地交，泰"，认为天地相交之象代表着小往大来，吉亨之兆，且有通达之意。阴阳相交往往代表着精健日月，星辰度理，阴阳五行，周而复始之状，如年与四季、日与昼夜的更迭，如环无端。天地阴阳交则天下泰安，人体的阴阳交则精神治和。从一日的周始来看，一日中昼属阳，夜属阴。正如《素问·金匮真言论》所载："平旦至日中，天之阳，阳中之阳也；日中至黄昏，天之阳，阳中之阴也；合夜至鸡鸣，天之阴，阴中之阴也；鸡鸣至平旦，天之阴，阴中之阳也。"阴阳之内复有阴阳，若从夜晚而论，前半夜为阴中之阴，后半夜为阴中之阳，故一日中昼夜的变化暗含阴阳消长之道，而人的寤寐正是顺应天地阴阳变化的结果。《灵枢·营卫生会》详述了寤寐生理："卫气行于阴二十五度，行于阳二十五度，分为昼夜，故气至阳而起，至阴而止。"卫气昼行于体表（阳分），夜行于体内（阴分），其运行到阳分则人寤，运行到阴分则寐，故寤寐是一个阴阳消长的过程。

《内经》立足于昼夜阴阳节律的变化，揭示了营卫之气对寤寐往复的关键作用。白昼天地阳气旺盛，人体之卫气与天气相合而行于外，则人能精充神明、神气爽朗；黑夜天地间阳气逐渐消减，阴气渐盛，人身之卫气亦逐渐潜藏入于阴分，当卫气入营、精神内敛时，人闭目而能寐，而当天地间阴气尽而阳气盛之时，人亦顺时则寤。此外，《类证治裁》中对阳气、阴气在寤寐过程中的作用及病机进行了诠释，即"阳气自动而之静，则寐"，说明若要使人入睡则需要使游动的阳气变得静谧；"阴气自静而之动，则寤"，由此申明了人由寐转寤是因阴气由静谧变得游动所导致。

（三）睡眠的生理周期

人禀天地二气而生于天地之间、六合之内，与天地万物同源于气，故其生命规律遵循天道，由此养成了"日出而作，日落而息"的起居规律，其寤寐的时间规律亦由此形成。除了昼夜的往复，寤寐还受到天地四时、日月阴阳变化等节律的影响。

1. 自然节律

《灵枢·顺气一日分为四时》曰："四时之气，春生夏长，秋收冬藏，是气之常也，人亦应之。"地绕日公转而四时有别，即随春分、夏至、秋分、冬至之地日四大"极变"而出现春夏（暑）秋冬之"渐变"。随着四季的变化，温度、昼夜的长短都会发生变化，万物的生长收藏也不同，人类的睡眠时间和长度也会相应变化。同样，研究表明，即使在相同的室温环境下，人体在夏季时的睡眠时间相较于其他季节要短一些，而冬季睡眠时间在四季中相对是最长的。就寝的时间点受社会活动制约较大，因此看不出特别明显的四季差异，而起床的时间点由于受到四季日出时刻的影响，可以表现出明显的季节差异。

2. 昼夜节律

《灵枢·营卫生会》云："日中而阳陇为重阳，夜半而阴陇为重阴。故太阴主内，太阳主外，各行二十五度，分为昼夜。夜半为阴陇，夜半后而为阴衰，平旦阴尽而阳受气矣。日中而阳陇，日西而阳衰，日入阳尽而阴受气矣。夜半而大会，万民皆卧，命曰合阴，平旦阴尽而阳受气，如是无已，与天地同纪。"这里以阴阳来表示日出和日落，以此来划分一天的昼夜变化，并提出夜半阴盛之时是人们就寝的时间。古人已经认识到人们的睡眠时间与自然界的昼夜变化时间基本上是保持一致的，具有一定的昼夜变化节律。

3. 其他节律

痦寐受到昼夜阴阳变化和机体气血阴阳变化的双重调节。除了要与自然阴阳相适应外，痦寐的发生还与自身气血阴阳密切相关，具有一定的自我节律，与昼夜节律相互独立又相互影响。因此，在不受自然界昼夜变化的影响下，人体也能保持一定的自我节律，是自身气血阴阳运行规律的体现。非光线因素也对睡眠节律起到一定作用，像生理性活动和社会性活动如上夜班、时差等，也会使机体为了适应环境而形成新的睡眠节律。除此之外，一日三餐也是有节律的行为，睡眠节律也受进食节律的影响。《尚书》主张"食哉唯时"，按作息时间规律进食，以顺应脾胃生化之节律；若脾胃以时而运，则营卫生化正常，脏腑气机有常，不以时运则脏腑气机紊乱，出现"胃不和则卧不安"等现象。

（四）睡眠的生理功能

1. 营卫如环，神志安宁

《灵枢·营卫生会》曰："人受气于谷，谷入于胃，以传与肺，五脏六腑皆以受气，其清者为营，浊者为卫，营在脉中，卫在脉外，营周不休，五十而复大会，阴阳相贯，如环无端。"营卫二气乃脾胃运化水谷精微所化生，经脾升清至脏腑，浊者为卫气分行脉外，清者为营气分行脉中。二者相互贯通，循环不休，行于全身。故人体功能充盛，阴阳平和，神志安宁，人得以安寐，精力充沛而能进行昼夜活动。

2. 昼精夜瞑，睡眠良好

《灵枢·营卫生会》从壮者、老者两个人群的气血盛衰、肌肉滑枯、气道通涩、营卫之常与失衡等方面，阐述"昼精而夜瞑"是人体最佳的睡眠状态。同时说明了寤寐的常态。卫气出于阳，则目张而寤；入于阴，则目瞑而卧。故卫气留于阳，则阳跷盛；不得入于阴，则阴气虚，故目不瞑。卫气留于阴，则阴跷满，不得入于阳，则阳气虚，故目闭也。卫气行阳行阴，皆从目以出入。故目是睡眠现象表现的重要部位，"目闭（目合）""目开"是睡眠状态的外在表象。

3. 造精化气，充养五神

寤和寐是人体阴阳之气转化的关键过程，通过"阳入于阴"来炼精化气、充养五神。当入寐时，卫阳内敛于阴分，营卫相和则五脏得养，肾精由此充盈，肝血得养而疏泄有度。此外，在寐中先天之精与后天水谷之精被转化为元气；神、魂、魄、意、志在寐中也分别得到五脏精气的濡养，表现为寤寐有常、谋虑有度、感觉敏锐、思虑专注及记忆牢固，这种五神得养的状态使得人体在觉醒时能保持精神饱满、思维敏捷。故《灵枢·营卫生会》有"夜半而大会，万民皆卧，命曰合阴"之论，强调睡眠对精气化生与神志调摄的核心作用。

第三节　西医学对失眠症的认识

有史以来，人们就对睡眠产生了极大的兴趣，现代科学技术的进步是推动失眠治疗发展的动力。在睡眠医学领域，失眠的诊断标准、分型标准、常见治疗方法，均取得了重要发展与进步。

一、失眠的诊断标准

《中国成人失眠诊断与治疗指南》制定了中国成年人失眠的诊断标准：①入睡困难，入睡时间超过 30 分钟。②睡眠维持障碍，整夜觉醒次数≥2 次、早醒、睡眠质量下降。③总睡眠时间减少，通常少于 6.5 小时。上述症状每周至少出现 3 次，并且伴有日间功能障碍或日间痛苦体验。失眠是一种异质性疾病，具有丰富的临床表型，与其他许多疾病，例如心血管疾病、2型糖尿病、焦虑抑郁等精神障碍疾病都存在显著相关性。对于失眠表型的评估和相关分子生物学机制的研究日渐增多，失眠的外在表型，即失眠的症状、体征及其严重程度（包括入睡困难、早醒、易醒等）主要通过量表进行评估，例如匹兹堡睡眠质量指数量表（Pittsburgh Sleep Quality Index，PSQI）、阿森斯失眠量表（Athens Insomnia Scale，AIS）等。但诊断失眠的核心依据是出现与失眠主诉相关的痛苦或功能损害。

另外，西医学对于失眠还要与不安腿综合征、睡眠呼吸暂停、睡眠不足综合征、睡眠时相延迟障碍、发作性睡病、Kleine-Levin综合征等疾病相鉴别。

二、失眠的分型标准

根据病程，失眠可分为短期失眠和长期失眠。短期失眠病程＜3个月，长期失眠病程≥3个月，但一些多年反复性发作的睡眠障碍每次常持续数周，即每次持续时间＜3个月的失眠患者也应被诊断为慢性失眠。

根据失眠期的长短，失眠也可分为急性、亚急性和慢性三类。短时间的急性失眠对人体造成的危害较小，而持续存在且程度较重的慢性失眠会影响人们正常工作生活，提高精神疾病患病概率，诱发躯体化疾病或产生药物滥用，对身体造成伤害。

根据病因，失眠可分为原发性和继发性。原发性失眠通常缺少明确病因，或在排除可能引起失眠的病因后仍遗留失眠症状，主要包括心理生理性失眠、特发性失眠和主观性失眠3种类型。原发性失眠的诊断缺乏特异性指标，主要是一种排除性诊断。当可能引起失眠的病因被排除或治愈以后，仍遗留失眠症状时，即可考虑为原发性失眠。心理生理性失眠在临床上发现其病因都可以溯源为某一个或长期事件对患者大脑边缘系统功能稳定性的影响，边缘系统功能的稳定性失衡最终导致大脑睡眠功能紊乱，发生失眠。继发性失眠包括由躯体疾病、精神障碍、药物滥用等引起的失眠，以及与睡眠呼吸紊乱、睡眠运动障碍等相关的失眠。

失眠常与其他疾病同时发生，有时很难确定这些疾病与失眠之间的因果关系，故近年来提出了共病性失眠的概念，用以描述那些伴随其他疾病的失眠。

三、失眠的治疗方法

失眠的发病与遗传、性别、生活习惯、药物和心理等密切相关，失眠的发病机制错综复杂，心理障碍机制学说、脑电活动障碍学说、神经－内分泌紊乱学说、肠－脑轴学说、中医"肾""脑"相济学说，以及中药、针灸干预失眠症的机制研究等多有提出。《中国成人失眠诊断与治疗技术指南（2017版）》指出，心理治疗、药物治疗、物理治疗、中医临床辨证治疗等是治疗失眠症的主要方法。治疗目标是增加高质量睡眠时间，提高睡眠质量，减少白天不良影响，尽可能在短期内治愈而不至于使失眠慢性化，降低与失眠相关疾病发作的风险。治疗失眠症的方法有很多，不同的治疗方法各有优缺点，在临床治疗中有针对性地选择或综合运用这些治疗方法可以取得较好的效果。

（一）心理治疗

通过睡眠卫生健康教育使患者能从意识上改变关于睡眠的不良思想、态度及固执信念，认识到培养良好睡眠习惯的重要性，从行为上改变来促进睡眠过程、质量的提高。通常采用心理学上的认知－行为治疗方法，如刺激控制疗法、睡眠限制疗法、放松疗法、生物反馈疗法和矛盾意向疗法等。心理认知行为疗法具有较好的循证医学证据支持，其长期疗效优于药物治疗。认知－行为疗法是近年来发展起来的一种治疗失眠的有效方法，在治疗的依从性、持久性和长期疗效等方面效果突出，而且无不良反应。然而，认知行为疗法在早期治疗中的缓慢效果限制了它在临床上的应用，因此在实际使用中应尽可能与其他治疗方法相结合，发挥其长期治疗优势。

（二）药物治疗

药物治疗失眠症的短期疗效受到肯定，但由于不同药物存在不同不良反应、成瘾性、戒断症状等潜在风险，在使用中要严格按照推荐剂量、使用方法、时限调整使用，发挥药物治疗快速起效、短期消除症状、避免病程迁延的作用。苯二氮䓬受体激动剂（BZRAs）、褪黑素受体激动剂、食欲素受体拮抗剂、抗抑郁药物等多种药物在失眠症治疗上发挥重要作用。在临床研究中，不同类别药物的治疗作用、使用方法、剂量及作用时间各不相同，总体上都能够达到缩短入睡时间、延长有效睡眠时间、减少觉醒次数、提高睡眠质量、缓解失眠症状等效果。《中国成人失眠诊疗指南（2017年版）》中对失眠药物治疗的建议：首选非苯二氮䓬类药物迅速起效治疗入睡困难等症状，这类药物有唑吡坦、右佐匹克隆、佐匹克隆、扎来普隆等；如果首选药物无效，可用短、中效苯二氮䓬受体激动剂改善入睡困难和维持睡眠状态，这类药物有替马西泮、劳拉西泮、艾司唑仑等，或选用褪黑素受体激动剂（雷美替胺）或食欲素受体拮抗剂（苏沃雷生）治疗；对伴有焦虑、抑郁的失眠患者使用抗抑郁药治疗，如多塞平、阿米替林、曲唑酮、米氮平、氟伏沙明等。

药物治疗目前常用苯二氮䓬类和非苯二氮䓬类催眠药物，部分患者加用有镇静作用的三环类抗抑郁药物，但这类药物不良反应较多，长期服用患者依从性较低，疗效欠佳，且大多存在药物依赖风险，药物治疗停止后容易复发。

（三）物理治疗

物理治疗方法操作简单，无创伤、无不良反应，备受患者喜爱。近些年越来越多的患者采用重复经颅磁刺激（rTMS）、光照疗法、生物反馈疗法、高压氧疗法、电刺激疗法等物理因子治疗方法来改善失眠症状。物理因子通过提高脑循环效率，增加脑组织的供氧，调节脑神经、脑内分泌、自主神经功能，从而提高脑组织、内分泌系统对睡眠的调节能力。物理治疗以其独特的优势扩展了失眠症的治疗方法，是一种有效的治疗技术，在临床使用中越来越广泛。

随着社会技术的进步，西医学对失眠的认识逐渐形成确切的诊断及治疗标准，同时实践经验的积累和古代哲学思想及其他自然科学知识的渗透，也使中医学对失眠的认识不断发展和完善。

第四节　中医学对失眠的认识

一、五脏神论

（一）神的概念

《说文解字》曰："神，天神引出万物者也。"意为万物变化的源头都是天神。徐灏曰："天地生万物，物有主元者曰神。"即表达了天地化生万物的同时，有一个纲纪万物的内在，称之为神。因为古代人对自然界复杂事物的运动变化规律还不能充分掌握和解释，当时之人认为事物的运动变化是天神决定的，有着至高无上的力量，所以说"神"最原始的含义可以理解为一种变化莫测的、人们难以认识的某种超自然的力量，这种力量主宰和掌控自然界万物，人们称之为天神、神灵、鬼神等。另外，"神"

的概念在中国传统文化中内涵丰富。查考文献，可以大致归纳为以下六类：

其一，指天神、神灵、鬼神。《尚书·舜典》写道："望于山川，遍于群神。"这个神就是天神，山川之中有很多神灵。中国传统文化中有过年过节祭拜祖先和神明的习俗。《礼记·乐记》记载："明则有礼乐，幽则有鬼神。"这里就提到了在黑暗之中、人们看不见的地方存在着鬼神。《素问·五脏别论》云："拘于鬼神者，不可与言至德。"这里也提到了鬼神，可见之前确有鬼神的含义，但是《内经》中认为鬼神是不存在的。可见，"神"的含义中有指天神、神灵、鬼神之意。

其二，指自然界事物运动变化的内在规律。《易·系辞传上》记载："阴阳不测之谓神。"字面上的意思就是说阴阳之间变化的规律为神。《易·说卦传》记载："神也者，妙万物而为言也。"认为万物变化玄妙莫测，这种万物的玄妙就像是神一样。可以理解为万物的玄妙就是自然界中万物变化规律的体现，所以说主宰万物变化法则的内在动力称为神。张子善言神，他认为"气"升降飞扬、幻化无穷、未尝止息的最终动力并不来自气之外，而是来源于气之内，这个内动力就是"神"。"鼓天下之动者存乎神。神一作辞。天下之动，神鼓之也，神则主于动，故天下之动，皆神为之也。""神"是气的内在天然禀赋，不仅主宰着阴阳两极的此消彼长和动态平衡，决定着阴阳两极的运动规律与化生方向，更主宰着宇宙与生命的生化。没有"神"，也就无所谓气之动。"神，天德；化，天道"，所以，气之所以变化，说到底是内在之"神"的鼓动。"凡天地法象，皆神化之糟粕尔"，一切无形之状、有形之象及天地之法则皆是"神"在气化过程中形成的结果。

其三，指人体内在的生命运动变化。《素问·五常政大论》言："根于中者，命曰神机，神去则机息。"神存于机体内，主宰着生命活动。《素问·六微旨大论》同样说："出入废则神机化灭，升降息则气立孤危。"呼吸吐纳与气的升降出入都是由神在调控，所以，人体生命运动变化是神调控的表现。

其四，指人的内在精神意识活动，也是中医所指的狭义之神，它主宰调控着我们的生命，而且它自身也像神一样变化莫测，一定程度上它也有神掌控调节的功能。例如《素问·灵兰秘典论》中言："心者，君主之官，神明出焉。"心为君之官，藏神，是可主宰五脏六腑的气血阴阳之神。

其五，指人的外在精神状态。《难经·六十一难》概括为"望而知之者，谓之神"。"望诊"首先要望神色形态，"以表知里""见微知著"，人体的内外是一个整体，内部有病变，外部必有表现；外部有表现，内部必有病变，二者可以互相印证，相互结合。正如《素问·移精变气论》中所言"得神者昌，失神者亡"，就是说通过神这一功能状态的表现可判断人的生死存亡。

其六，指人的技艺高超。《素问·至真要大论》用"神圣工巧"来比喻医者的医术水平，"神"即医术高明的医生。《灵枢·邪气脏腑病形》也说："知二则为神。"

言神至此，从中医学的角度来看，《内经》积极收纳了宇宙万物运动变化的法则与根源，并深刻认识到：宇宙精神不是人的意志与人格之主宰，而是大自然中气机运动变化的法则与规律。人之神是人体生命活动客观规律的主宰，并参与生命过程中的全部活动，如《灵枢·天年》有云："失神者死，得神者生也。"神主宰着生命活动，其本质是神主宰着气的相感与动之机，当内在阴阳交感消长变化，气所处的状态亦随之变化，才会有气化形、形化气的过程，生命才有了勃勃生机，否则机体将是一潭死水，无生化之变。

（二）神的生成

从天人合一的角度而言，人类是大自然阴阳二气相互作用而

产生的，而这阴阳二气的相互作用可以理解为自然之神，神用无
方是也。玄者，玄远幽深也，无有无不有之中产生了神，神同时
又存在于其中。简言之，"玄生神"即神从大自然之中产生，神
又存在于自然之中，神可以理解为自然界事物运动变化的内在
规律。

人类产生以前主要是自然之神，而人产生以后，神用在人，
就有了人之神。从形、气、神三位一体生命观的角度而言，人的
生命之神是由父母阴阳两精相结合的产物。父精母血相结合后，
结合的过程中亦包含父母神气之交合，故而产生了新的生命体，
形气俱而神生。

《内经》中五脏藏神主要包含两个方面：一是神藏五，包括
肝藏魂，心藏神，脾藏意，肺藏魄，肾藏志；二是静则神藏，主
要是指凡人五脏阴气，静养之则神藏而内守，躁扰之则神耗而消
亡，言养阴气者宜静不宜躁也。五脏神理论中，神主要藏于心，
故而心、脑与神的关系亦值得探讨梳理。尽管心主神明、脑主神
明，以及心与脑共主神明各有道理，但不可否认心、脑与神都有
密切的关系，且心主神明更符合中医对人体生命的认识。通过对
《内经》中对"神""脑"的相关论述，明确了中医脑与神相关，
得出脑与脏腑通过经络相连，脑为心主导下的五脏神的汇聚之
所，五脏神影响脑的功能活动，"脑"与"神"的关系是脑存神、
传神，但脑不主神。

五神的神机结构主要表现在以心神为主导、肾精为根本，心
神与肾志相交通。心任万物，神、魂、意、魄、志皆为神明之
用，故神思百出皆以心神为主导，《难经·三十四难》曰："肾
藏精与志。"肾、命门为"精神之所舍""原气之所系"（《难
经·三十六难》）。因此，人的精神思维活动是由肾精上贯于心而
起作用，通过精、神水火既济，使神志相交。其次是在中气转枢
下，阳魂升、阴魄降。且在识神意志主事时，可伴随情感发露于

外——谓之七情之气。总之，五神同种而异样，五神皆通过五神与气化密切相关的内容来体现神机，以具有五行特性的神、魂、魄、意、志为代表符号来描绘神的变化。

（三）元神、识神与睡眠

一般认为，神有元神、识神之分。此概念最早来源于佛教，后被道家引用，继而被中医学引用。

元神在道家亦称为"元性""先天之性"。如北宋张伯端在《青华秘文》中写道："元神者，乃先天一点灵光也……先天之性也。"他明确指出元神来自先天，为先天之性。元神位于大脑，处在大脑的位置是间脑或者边缘系统，主宰生命，即李时珍所说的"脑为元神之府"。元神出无极之真性，无识无知，是人最基础的精神心理要素，位于大脑皮质下的生命中枢。元神在中医看来是生命力的根本，是一种生命力饱满的状态。南宋刘昉《幼幼新书》引《颅囟经》说："二月为胎，形兆分也……八月元神具，降真灵也。"这是中医谈元神比较早的文献之一。

到了明代，中医学开始更多地讨论元神，并将其与人的具体生理功能联系起来。明初医学家戴原礼认为"人以胃气为本，无胃气则死，盖元精、元气、元神不可一日无水谷以养之"，这与道教所说"绝谷不食，元神之道也"有很大不同，显示了中医的现实立场。元神象征着生命原本之动力，其产生要早于人的意志，超越人的情感、意志而独立存在，与"基因""遗传物质""遗传信息"等有共通之处。元神并非人的主观思维，而是人与生俱来且带有明显自然烙印的"潜意识"，其代表着生命最原始的内源性动力，每个人都在无意识中被其左右。"元神"主身体之造化，喜静，是机体的生命力，元神所支配的是一个人因缺失基础生命力而发起的行为驱动力。这种深层次的需要是形成睡眠欲望的基础，"元神"亦是睡眠的原始动力。《道教黄元吉内丹修炼典籍》论述："夫人自父母媾精之始，一点灵光，藏于胞胎之内……先天元命化为坎之阳铅，是谓元气。"

识神也是在受孕时就已经形成了，识神禀太极之元气，有识有知，主人心之变化。人一旦降生，元神和识神就分开了。明代阳道生在《真诠》中论及："或问元神与思虑神是一是二。曰心、性、神，一也。以其禀受于天一点灵明，故谓之元神。后为情识所移……汩没在情识中，遂成思虑之神（识神）。"根据这段描述可以看出，识神与先天相关。

识神的后天由来有两种学说。一是气质说，阳道生《真诠》认为元神被"情识所移……汩没在情识中，遂成思虑之神"。张锡纯亦云："识神者，有思有虑，灵而不虚也。"指出识神是可以被自我洞察的思维本体，其外在表现是人们具体的思维意识。此识神是通过不断学习而产生和发展起来的。二是胞胎说，认为识神于婴儿出胞胎之时入于婴儿孔窍，与元神相合，混而为一。清代黄元吉《道德经讲义》云："到得血肉之躯既成，十月胎圆，呱的一声，婴儿落生，此时识神始具。"清代刘一明《修真辩难》亦云："此神乃历劫轮回之识神。"识神是越用越灵，后天智慧皆为识神所出。总体而言，无论是气质说还是胞胎说，都认为识神来自后天。随着婴儿的出生和成长，其对客观事物有所知、有所识。识神出现并越用越灵，进而产生后天智慧。

（四）五脏神志系统

《内经》根据天人相应思想，比中国古代哲学更详细地提出人的精神和天地自然的精神相应，把天神和人神都称"神明"，天的神明意味着天地万物的运动变化法则，人的神明意味着人体生命活动的规律。由此能看出《内经》认为天神和人神是合而为一的。另外，《内经》提出"神明"同"至道"相通，是万物运动变化的根本道理。这种天地自然的大法则之神明即天神可理解为老子的"道"。由此可见，《内经》认为宇宙是一个太极体即整体，人体亦是一个太极体，两个整体根据同一的规律来运动变化，其规律就是神明。《素问·至真要大论》曰："天地之大纪，人神之通应也。""大纪"指天地自然的法度，即"天神"，"人神"指相应于天地自然规律即宇宙精神的人的精神。这里的"人神"不仅意味着单纯的精神作用，而且意味着对应于宇宙精神的人的整个生命现象或其规律，亦指生命的根源。

元神演化出"心"，心具有觉知、识别、应变事物的功能，称为"识心""识神"或"心神"。元神的分化作用也就潜在于"心神"。心神演化出"意""志""思""虑""智"。逐渐地，新生命的血气已经充和，营养、防卫运行系统已经开通，五脏分立，已经成形，魂、魄、意、志、思、虑、智等神志系统的元素完全演化具备，并分别入舍藏于五脏，形神合一，才成为一个人。"心"是觉知一切事物的核心，意、志、思、虑、智都是心的不同功能的变化和显现。所以，意、志、思、虑、智，以及魂、魄，都有其各自的含义和功能，成为神志系统的元素。当五脏分化、发育成形后，这些神志元素就入舍藏于相应的脏而发挥作用，则心脏藏神（心）、肝脏藏魂（虑）、肺脏藏魄、脾脏藏意（思）、肾脏藏志（智）。这称为"五神藏"系统，换言之，称为五脏神志系统。这些神志活动藏在以五脏为中心的五脏系统之中，由心神主宰，连同呼吸而来的清气、饮食化生而来的营养物质上注于肺后一起并存于心脏，成为生命躯体百骸的原动力，称为宗气，总管人体一身的血气循环。

《灵枢·本脏》指出："人之血气精神者，所以奉生而周于性命者也……志意者，所以御精神，收魂魄，适寒温，和喜怒者也……志意和则精神专直，魂魄不散，悔怒不起，五脏不受邪矣；寒温和则六腑化谷，风痹不作，经脉通利，肢节得安矣，此人之常平也。五脏者，所以藏精神血气魂魄者也。"五脏是以血、营、脉、气、精等载体来储藏神、魂、魄、意、志等五神的；反过来说，五神是通过血、营、脉、气、精的运行而入舍藏于五脏的，其运行途径便是经络系统。因此，以五脏为中心的五脏系统和以心神为主宰的神识系统，通过经络系统、血营脉气精等紧密结合在一起，形与神俱，互为因果、相互作用、互相协调，共同完成生命活动的各种过程。

形气神三位一体的生命观认为人体生命是由形、气、神三个要素构成的，并且这三个要素是相互关联、相互影响的一个整体。形是人体生命活动的基础，包括脏腑组织、形体官窍、四肢百骸、皮肉筋脉骨等，凡有形实体均属形的范畴。气是充斥于人体及周围无形的非实体物质，人体气机的运动变化是生命活动的重要形式和内容。神，这里指人的意识活动，即思维、情感等精神活动即情志的变化。这三个生命要素彼此依存，彼此影响，缺一不可。形气神中任何一个要素发生变化都会影响其他两个，从而引起身体病变。

（五）五脏神与睡眠

《内经》认为睡眠由神来主宰，如《灵枢·本神》云："随神往来者谓之魂。"神安则魂藏能寐；神不安则魂不安藏，则会出现不寐。故张介宾在《景岳全书·杂证谟》云："盖寐本乎阴，神其主也。神安则寐，神不安则不寐。"人之寤寐由心神来控制，中医学认为睡眠是神志活动的一部分。

神对生命活动的调控，包括"魂魄"与"意志"两个方面。"魂神意魄志"是五脏对应的五神藏。《素问·宣明五气》记载："心藏神，肺藏魄，肝藏魂，脾藏意，肾藏志，是谓五脏所藏。"《灵枢·本神》记载："肝藏血，血舍魂……脾藏营……营舍意……心藏脉，脉舍神……肺藏气，气舍魄……肾藏精，精舍志。"其中，五神藏为脏腑功能活动的表现。"血、脉、营、气、精"为物质基础，五神藏功能失常，就会出现神志的改变，进而影响到睡眠，发生失眠症。

五神不安于五脏是导致失眠的重要病因。正如《难经》所言："人之安卧，神归心，魄归肺，魂归肝，意归脾，志归肾，五脏各安其位而寝。"人的一切生理活动、病理变化都与五脏的气血盛衰有关，包括精神、意识与情绪变化。五脏是形、气、神的统一体，其形态及功能的变化会影响五脏气机的变化，使五神不能安居其舍，导致不寐；五脏气的紊乱导致五脏形态及功能的变化及五脏神的病变。

《素问·举痛论》云："怒则气上，喜则气缓，悲则气消，恐则气下……惊则气乱……思则气结。"可见，五脏神影响气机的变化，神的活动又调节五脏的功能。五脏功能正常、气升降出入有序，则神气内敛，得以安睡。

可见中国古代哲学以一对一的对应关系解释自然和人的关系，于是把天地自然的构造和人的构造利用阴阳五行论，以一种综合的体系系统化，或者利用直观的形式把自然的构造和人类的构造一一配合。这种对应形式不仅适用于容易观察的外部形体，而且适用于人的精神领域。中国古代哲学和《内经》均具有对神的系统认识：宇宙自然的神—人的神—五脏的神，它们各自都以整体形式存在，同时又是一个有着内在密切联系的整体系统。

二、古代各家学说

历代至今，无数医家学者对于不寐的研究笔耕不辍，"神主说""气血说""枢机说""营卫说""脑髓说""魂魄说""脏腑说"等相关学说相继涌现。

（一）神主说

古人认为，神创造万物，至高无上，中医中的"神"也具有主宰作用。《灵枢·天年》记载："黄帝曰，何者为神？岐伯曰，血气已和，营卫已通，五脏已成，神气舍心，魂魄毕具，乃成为人。"当五脏分化、发育成形后，神、魂、魄、意、志等神志就入舍藏于相应的脏而发挥作用，即心脏藏神、肝脏藏魂、肺脏藏魄、脾脏藏意、肾脏藏志，由此称为"五神藏"系统或五脏神志系统。

这个神志系统是由先天元神分化而来，称为"识神"，担任新生命意识、思维、应变一切事物的作用，因此，也称为后天识神。从"形与神俱"的观点来看，神志系统必然要依赖五脏的存在，才能发挥支配、协调五脏的作用，而五脏必然要依靠神志系统的支配、协调才能发挥藏精神、血气、魂魄的作用。

《灵枢·卫气》云："神生于五脏，舍于五脏，主导于心。"《类经·梦寐》言："盖心为君主之官，神之舍也。神动于心，则五脏之神皆应之，故心之所至即神也，神之所至即心也。"心所藏之神，既包含主宰人生命活动、协调脏腑功能的广义之神，也包括对人生理和心理活动起一定作用的狭义之神。

张景岳在《景岳全书·不寐》有言："寐主乎阴，神其主也，神安则寐。"认为人的正常睡眠由心神所主。《冯氏锦囊秘录》曰："人之神，寤则栖心，寐则归肾，故寐者，心神栖归于肾舍也。"夜晚入睡时，神由心入肾，心肾交通，阴阳和合，故以成寐。可见，心神统帅五脏诸神为整体，而脑神是心神统帅五脏神协调工作产生的整合功能。

（二）气血说

人之寤寐赖于"气主煦之，血主濡之"的阴阳循行调节。因此，营卫之气运行的脉道对寤寐的影响也是至关重要的。营气行于脉中，卫气行于脉外，二者相互贯通，以昼夜周流的方式循环无端。营卫之气在周身运行中，亦有其各自的流注规律，其中营气按十二正经、任脉、督脉及跷脉的规律循行以营养全身；卫气则外行于皮肉腠理，夜潜入于阴，周行于五脏以抵御外邪，温养脏腑。因此，经络"行血气"而使营卫之气密布周身，脏腑安定，阴阳平衡，寤寐才能顺应时辰规律。

《丹溪心法·六郁》云："气血冲和，万病不生，一有怫郁，诸病生焉。"可见，气血的通畅与否，直接决定了人体的健康状态。而一旦气血运行不畅或失衡，可直接影响营卫与寤寐。

（三）枢机说

从六经而言，太阳为开，阳明为阖，少阳为枢。"开、阖、枢"理论来源于四时阴阳气数的变化，是对四时更替、昼夜晨昏轮转及万物生长收藏规律的高度概括。枢机理论则在"开、阖、枢"理论的基础上发展而来。《素问·阴阳离合论》曰："是故三阳之离合也，太阳为开，阳明为阖，少阳为枢……三阴之离合也，太阴为开，厥阴为阖，少阴为枢。"由此可见，中医学的"枢机理论"不仅包括阳气调控，也涵盖阴气调控：少阳枢机为阳枢，少阴枢机为阴枢。

"枢"本义为木门的轴，象征着门户的转轴，其调控作用体现在"开"和"阖"的协调运转。《内经》中的"三阳开阖枢"理论，主要影响阳气的升发与收敛，而"三阴开阖枢"则主要影响阳气的潜藏与释放。阴阳之间的"开、阖、枢"是一种协同合作、相互制约的整体机制。阳气有序的升降出入关系到三阴三阳每一个环节的平衡，而"枢机"正常则是保证阴阳转化至平秘的关键。

中医学认为，失眠的病机核心在于阴阳失调，而枢机功能失常正是导致阴阳失调的重要原因。枢机主一身之气的升降出入，枢机功能正常时，阳气昼升夜降、阴阳相济，使人昼精夜瞑。若枢机失调，则阳气升降紊乱，表现为夜间阳不潜藏、阴不内守，进而导致失眠。

（四）营卫说

《内经》中明确阐述了"营卫昼夜循行"的睡眠生理："其清者为营，浊者为卫；营在脉中，卫在脉外。营周不休，五十而复大会，阴阳相贯，如环无端。卫气行于阴二十五度，行于阳二十五度，分为昼夜，故气至阳而起，至阴而止。"卫气属阳，随自然界太阳升落而增减变化，日暮阳气沉敛内收，阴气渐长占据主导，即"日西而阳衰，日入阳尽而阴受气矣。夜半而大会，万民皆卧"。只有剽悍卫气能够正常潜入营气之中，阴阳合和，才能使人安眠。

人之寤寐与营卫之气密切相关。《灵枢·营卫生会》言："气至阳而起，至阴而止。"指出寤寐活动是人适应昼夜阴阳变化的结果。卫气"昼行于阳，夜行于阴"，其规律运行需营气滋养，故有"卫气行于阳二十五度，行于阴二十五度"。营卫之气顺时交接，以分昼夜，各司其职，阴平阳秘，是昼寤夜寐的重要保证。当卫气在邪气作用下夜晚不能入阴，独留于阳时，营卫循行节律紊乱，卫阳浮越在外，不入营阴，阳不入阴，则导致不寐。故《和缓遗风》总结道："少寐者，责之营卫循环有偏。"

（五）脑髓说

元神与阳精、阴精相抟和合，由两精和合为一精，合成为孕精即胞胎后，脑髓化生。元神便在脑髓中发挥主宰生命时程的作用，新生命便由此脑髓开始分化、发育。营卫之气与肾脑相济的关系如下：

首先，营卫之气沟通肾脑，鼓舞精神。肾藏精，精生髓而聚于脑，精亦能化气生神；脑藏元神，主精神意识。肾精气充盛则脑神得养，精力充沛，思维敏捷。经气的流注从脏腑发出，因此脏腑功能的盛衰亦影响经络之气的运行。《素问·营卫生会》有"卫出于下焦"的记载，足少阴肾经为营气循行于脉内的重要一环，为卫气周行于脏腑的第一环。肾中精气足则肾经经气盛，则鼓动营卫之气循其常道，经由阴阳跷脉循足太阳膀胱经入脑，以充益脑髓，鼓舞精神。可见，肾经经气充盛是营卫之气运行正常的前提，而营卫之气按序流注交接是"肾脑相济"、精神得养的重要环节。

其次，营卫之气还能濡目益脑，调整阴阳。《灵枢·寒热病》言："足太阳有通项入于脑者……入脑乃别阴跷、阳跷，阴阳相交，阳入阴，阴出阳，交于目锐眦，阳气盛则瞋目，阴气盛则瞑目。"阳跷脉为足太阳膀胱经之别脉，阴跷脉为足少阴肾经之别脉。阴、阳跷脉在经络循行上能够入脑，在功能上与睡眠-觉醒密切相关。脑位于人体至上部位，需阳气升发通达、精髓充盈才能保证其功能正常。古人有云："跷脉分主一身左右之阴阳。"阴、阳跷脉循行至头目于脑中会合，使阴升阳降，保持脑内阴阳平衡。营卫之气沿阴、阳跷脉所循之处发挥其濡养、温煦双目的作用，以助跷脉司眼睑开阖而对寤寐进行调节。跷脉为卫气昼夜运行交替之桥梁，亦是营卫运行的重要通道，调控着卫气、营血昼夜运行，其盛衰影响营卫之气发挥滋窍养脏的功能。

（六）魂魄说

唐代孙思邈的《备急千金要方·卷第十三·心脏》曰："五脏者，魂魄之宅舍，精神之所依托也，魂魄飞扬者，其五脏空虚也。即邪神居之，神灵所使鬼而下之，脉短而微。其脏不足则魂魄不安。魂属于肝，魄属于肺。"宋代医家许叔微所著的《普济本事方》中指出："平人肝不受邪，故卧则魂归于肝，神静而得寐。今肝有邪，魂不得归，是以卧则魂扬若离体也。"清代唐容川的《血证论·卧寐》说："肝藏魂，人寤则魂游于目，寐则魂返于肝。"肝藏血，主疏泄，喜条达，与气血调畅和情志疏导密切相关。肝的生理功能正常，则神魂归于肝，夜寐安。肝藏魂，肝主疏泄，调畅气机，肝气条达，气血调和，则魂有所舍，夜寐神安；若肝失疏泄，气机不畅，肝不藏血，气血逆乱，则魂无以归，而致不寐。

（七）脏腑说

从心论治，心为"五脏六腑之大主"，心统领人身之神，寤寐有序有赖于心神安定。邪扰心神、心神失养皆可致心不藏神，常以入睡困难，甚则夜不交睫等为主症。临床多从火热扰心、心气血阴阳不足、心失所养论治本病。

从肝论治，肝主疏泄，肝主藏血，一方面肝藏血功能失调可致阴不制阳，肝阳上亢，魂不守舍或肝血亏虚，血不养魂；另一方面肝失疏泄，肝气郁滞，内生痰、瘀、火、热等病理产物，扰乱神明，以生不寐。患者常以多梦、梦呓、梦游、梦魇等为主症。其临床多从肝气郁滞、肝血不足论治。

从脾论治，脾胃为气机升降之枢纽，气血生化之源。脾胃失和则阴阳失交，可导致不寐病的发生，常以睡前思虑而寐迟，或寐时腹部不适等为主症。临床常从脾胃虚弱、中焦失运论治。

从肺论治，肺主气之宣发肃降，主气之生成运行。肺喜润恶燥，肺阴不足，不能濡养肺脏，魄不能安舍。肺主气功能失调可致气机运行不畅，肺脏失润致营卫不和，可影响心神，常以眠浅易醒等为主症。临床多从肺主气功能失常及肺阴受损论治。

从肾论治，肾阴是脏腑阴液之本，人体阴液不足，阴不纳阳所致的不寐病与肾密切相关。肾阴不足，肾水亏虚，一不能上滋心阴以制心阳，使心火亢盛扰动神明；二不能滋养肝肾，使肝血不足，肝气失于涵养而郁结，或肝阳失于制约而扰动心神。患者常以夜寐早寤等为主症。临床常从心、肾或肝、肾论治。

三、追求合和治神乃不寐之最高法则

《素问·生气通天论》云："凡阴阳之要，阳密乃固，两者不和，若春无秋，若冬无夏，因而和之，是谓圣度。"《素问》将调整人体阴阳、恢复机体"合和"状态，作为治疗疾病的最高法则和最终目的。通过协调阴阳、顾护藩篱、调和气血、燮理肝胆、调理脾胃、交通心肾等治法，既调整营阴卫阳，以达阴平阳秘，又注重调和脏腑气机，使其运行有常，心神得安，不寐乃愈，故追求合和乃不寐治疗的最终目的。

（一）协调阴阳，以调其神

《灵枢·邪客》曰："治之奈何？伯高曰，补其不足，泻其有余，调其虚实，以通其道，而去其邪。"这揭示了治疗疾病的总纲领，不寐之治亦遵"调其虚实"之原则。所谓虚实邪气，究其根本仍为阴阳孰盛孰衰。因此，协调阴阳，以阴阳为总纲辨邪实正虚是治疗不寐之根本。调和阴阳的代表方有《内经》十三方中的半夏秫米汤。该方系治不寐之祖方，半夏化浊祛邪通阴阳，秫米泄阳补阴和脾胃，使阴阳通调，从阳引阴，阴阳得和，则夜寐酣甜。

（二）动静相合，以养其神

补虚泻实最忌补之太过、泻之过极。"静药"指滋阴补血益气之品，"动药"指行气活血化痰之药，治疗不寐的处方中应以静药佐助动药，或选用动静相合之药，使全方滋阴而不滋腻、养血而不壅塞、益气而不郁滞。行而不静，"动静相合"，行而不瘀，补而不壅，补益气血，养心安神，心神得养，不寐乃治。

（三）顾护藩篱，以安其神

营卫乃人体之藩篱，营卫失和，邪气乘虚直入而致脏腑阴阳俱伤。卫强，即卫气在脉外充斥过度而郁滞。卫气奋起抗邪于外，不能入于阴分，卫气浮盛于表，营血亏虚于内，神不归舍，故而不得眠。营弱在于营阴衰少而卫气失常。营阴亏虚，不与卫气交合，尤当阴虚火旺之时，火性炎上，阻碍营卫相合。基于"补其不足"的治则，营弱之证宜调补营血。外固卫阳，内守营阴，达到调和营卫以安神之效。

（四）燮理肝胆，以利其神

肝胆君相同气，内寓相火，若相火亢盛，热扰心神而神志不安者，多以清和之法治之。而胆寒火弱，魂神不宁者，治宜温和之法。相火亢盛者，或因邪盛而肝胆火旺，或因阴虚而虚火偏亢，邪实、正虚有别，故应分而论治。邪盛者当清泄而和，阴虚者当清养而和。

（五）顾护脾胃，以和其神

脾胃不和以致不寐多分虚实两端，虚者脾胃虚弱，气血津液生化乏源，神失所养，治宜以"补"为和；实者痰饮食积壅滞胃腑，气机升降失常，扰乱心神，治当以"通"为和。"治脾胃安五脏"，斡旋中气，调和脏腑气机以安心神。不寐之治常需顾护脾胃，方使脏腑功能协调、气血运行调畅、表里阴阳贯通，从而夜寐酣甜。

（六）交通心肾，以荣其神

心肾不交为不寐之根本病机，苦寒泻心火与咸寒滋肾阴之品并用，使心肾得以交通，胸膈郁热得宣，则不寐乃治。且心肾不交致不寐者，当分清肾不交心或是心不交肾，治宜滋肾阴、温肾阳、泻心火，协调心肾水火以安心神，以心肾交通为和。

（七）针药合用，以调其神

临床上亦见针药并举之治，而针刺辅佐治疗失眠之关键，在于随证选穴以调节阴阳，以平为期，恢复机体生理功能以求寐寐安。针刺调节神机，中药调节脏腑气血，内治外治二法合用，以达阴平阳秘、不寐乃愈之目的。"营虚神扰"致不寐，当以养营、祛邪、安神为主，可调和营卫、调整脏腑气机。

第二章 中医病因病机

　　睡眠是人类正常的生理现象，对于人体维持正常的生命活动具有至关重要的意义；与之相对，不寐则对人体健康危害极大。古代典籍很早就有对不寐现象的记述。而中医学对于睡眠与不寐的认识也进行了专业探讨，早在《内经》时期就以营卫、阴阳理论对睡眠的机制进行了初步认识。随着时代的发展，中医学理论不断进步，对于睡眠与不寐的认识也变得多种多样。

第一节 不寐的病因病机

一、营气、卫气正常运行是保证寤寐的重要环节

　　营气、卫气是维持人体正常运行的物质，营气、卫气充盛且各循其道可保证正常寤寐。《灵枢·营卫生会》曰："人受气于谷，谷入于胃，以传与肺，五脏六腑，皆以受气，其清者为营，浊者为卫，营在脉中，卫在脉外，营周不休，五十而复大会，阴阳相贯，如环无端。"这对营气、卫气的生成进行了详细论述。由此可知，营气、卫气皆由水谷精微所化生，但其循行路线不同。《灵枢·卫气》曰："其浮气之不循经者为卫气，其精气之行于经者为营气。"《灵枢·口问》曰："卫气昼日行于阳，夜半则行于阴。"当安寝时，卫阳入于营阴，营卫相交而人能寐。营卫生成、运行正常则"昼精而夜瞑"。

　　年迈之人多气血亏虚，营血化源不足，卫气与营气失于交

合，则出现睡眠时间减少、睡卧不安或入睡困难等。正如《灵枢·营卫生会》所言："老者之气血衰，其肌肉枯，气道涩，五脏之气相搏，其营气衰少而卫气内伐，故昼不精，夜不瞑。"综上，营气、卫气在生成、运行方面受阻，升降失常或不循其道，皆可引起不寐。

二、从脏腑经络对营气、卫气的影响探究不寐的病因病机

营气、卫气均由水谷精微经脾胃运化而生。《灵枢·邪客》曰："营气者……以荣四末，内注五脏六腑，以应刻数焉。卫气者……先行于四末分肉皮肤之间，而不休者也。"《灵枢·营气》描述了营气的循行路线，曰："气从太阴出，注手阳明，上行至面，注足阳明……与太阴合……从脾注心中，循手少阴……合手太阳……合足太阳……注足少阴……合手少阳……注足少阳……合足厥阴……从肝上注肺……其支别者……复出太阴。"营气按十二正经的循行路线流注，营养全身脏腑。

《灵枢·卫气行》详细记载了卫气的循行路线，曰："昼日行于阳二十五周，夜行于阴二十五周，周于五脏。是故平旦阴尽，阳气出于目，目张则气上行于头，循项下足太阳……下手太阳……下足少阳……循手少阳……注足阳明……下手阳明……其至于足也，入足心，出内踝下，行阴分，复合于目，故为一周……阳尽入阴，阴受气矣。其始入于阴，常从足少阴注于肾，肾注于心，心注于肺，肺注于肝，肝注于脾，脾复注于肾，为一周。"卫气昼行于皮肤、腠理之间，入夜则行于五脏。

营卫之气的循行路线均经过五脏六腑，其循行、出入亦受五脏六腑气机升降的影响。《伤寒说意》记载了营卫之气与五脏气机升降的关系，曰："卫司于肺，营司于肝，肺金下行，则生肾水，是以卫气清降而产阴精，肝木上升，则生心火，是以营血温

升而化阳神。"表明营卫之气相互之间的转化及运行依赖于五脏功能的正常发挥。《类经·不得卧》云："凡五脏受伤,皆能使卧不安。"因此,营卫之气在循行过程中,任何一个环节受到邪气的干扰或脏腑、经络功能的失调,引起营卫不和,失其常,皆可引起不寐。

以下从脏腑经络对营卫之气的影响,探究不寐的病因病机。

(一)脾胃与营卫之气

脾主运化,主升清,胃主受纳腐熟,以降为顺。脾胃互为表里,为气机升降之枢纽。营气、卫气首先由入于胃的水谷经脾运化而成,脾气健运则营气、卫气化生充足。一方面,营血充足,濡养"意"。《灵枢·本神》曰:"脾藏营,营舍意。"意为五神之一,意辅助心神发挥调摄情志、精神等各项功能。另一方面,营血充足,上输于心脉,心血充足则心神安宁。此外,脾意是心神与肾志、肝魂与肺魄的交通枢纽。如脾胃在受纳、运化方面出现异常,可影响营卫之气的生成,造成意神失养、心血的生成障碍而心神失养,导致不寐;也可因气机升降失常,造成营卫之气运行受阻,卫气独行于外,致使心神与肾志的交通、肝魂与肺魄的升降受阻,从而引起不寐。

1. 脾胃虚弱,营卫生成乏源

《景岳全书·不寐》指出了营气不足是引起不寐的原因之一,曰:"不寐证虽病有不一……一由营气之不足耳。"脾胃虚弱,运化失常,是营卫之气生化乏源的主要原因,也是引起不寐的常见病机之一。若脾胃虚弱日久致脾失升清,气血不能上输于心,则心血亏虚,形成心脾两虚所致不寐。脾失升清亦可造成肝失藏血而致不寐。《四圣心源·经脉根原》指出了肝藏血与脾主升清的关系,曰:"木气疏泄,血藏肝木而不致疏泄者,气举之也。"脾失升清,升降失职,清阳不升,肝血失于升举而不藏血、疏泄异常，致使魂神不安而不寐。

胃为阳腑，喜润而恶燥。热邪、火邪易伤津耗液，如温病、热病后期，或情志化火，或辛燥之品伤及胃阴，以及吐泻太过等，造成胃阴不足，虚热内生，胃失去阴液的濡养则受纳失权，腐熟水谷功能减退，这不仅影响营卫之气的生成，还影响气机的升降，引发不寐。

2. 气机不畅，卫气运行受阻

《素问·逆调论》明言胃不和引起卧不安的内在缘由，曰："胃者六腑之海，其气亦下行，阳明逆不得从其道，故不得卧也。"适时适量的水谷经口入胃，脾将胃受纳腐熟的水谷精微化生为气血。若食饮过饱，或食难以消化的水谷，超出了胃的受纳腐熟之力，造成饮食积滞于胃腑，引起胃气不降。胃不降则肺卫之气亦不降，随胃气上逆，夜间无法入于营阴，营卫不和，导致不寐、多梦。

脾为阴土，其性喜燥恶湿。湿邪最易困脾，若人久居潮湿之地或感受外来湿气，则脾阳被湿邪所困，导致脾失健运，水谷精微失于输布，以至于痰湿内生。而痰湿为阴邪，不仅可随气机流窜于经络，遍布周身经脉，亦可壅滞于胃，蒸化痰湿成痰火，而致不寐。清代张璐在《张氏医通·不得卧》中著述了饮食积滞及痰火与不寐的临床表现，曰："脉数滑有力不眠者，中有宿滞痰火，此为胃不和，则卧不安也。"

《灵枢·本神》言："脾，愁忧而不解则伤意。"生活、工作中思虑过度，影响脾的运化与胃的受纳功能，终致思则气结。气机不畅，阻滞卫阳入于营阴，而致不寐。耗伤日久，致心血失于濡养，心脾两虚，神无所归，亦可不寐。

（二）肺与营卫之气

《素问·灵兰秘典论》曰："肺者，相傅之官，治节出焉。"

《灵枢·本神》言："肺藏气，气舍魄。"肺通过调整呼吸、调整津液代谢、调节营卫之气，以保证肺的各项功能发挥正常作用。《素问·六节藏象论》言："肺者，气之本，魄之处也。"肺主气功能正常则肺藏魄。魄，亦神之别灵也。魂魄者，心神之左辅右弼也。若肺脏调节呼吸、津液、营卫之气功能异常，进而导致肺藏魄异常，神不安于舍而不寐。

1. 肺与营卫之气的生成及运行

《灵枢·营卫生会》记载："人受气于谷，谷入于胃，以传与肺……其清者为营，浊者为卫，营在脉中，卫在脉外，营周不休，五十而复大会。"营卫之气是由水谷精微出中焦之后，上注于肺，其中清者为营气，变化为血，营养全身；浊者为卫气，行于脉外。

营气在循行过程中，两次入手少阴肺经，既起于手少阴肺经，又止于手少阴肺经。卫气夜间经手少阴心经流注于手太阴肺经，与营气每天交会于手太阴肺经一次。这表明肺脏在营卫之气的运行方面是至关重要的环节。而营卫之气功能的发挥亦依赖于肺脏。

《黄帝内经素问吴注》明确了肺与卫气的关系，言（肺）："主行荣卫。"叶天士亦言："肺主气属卫。"卫气通过肺气的宣发功能，发挥其"温分肉，充皮肤，肥腠理，司开阖"的作用。肺主气功能正常，则卫气充实，宣发肃降有常，则卫气昼行于阳，夜间随肺金之气收敛，由阳入于阴，人此能寐。

营为阴血，魄为阴之精，依附于有形之体。肺主气，不仅推动营卫之气的化生，同时将脾胃运化的水谷精微与吸入的自然界清气化生为宗气，贯注于心，助心行血，推动全身血液的运行，以保证心神、肺魄皆有所居，神魄安宁，寤寐正常。因此，肺脏的功能影响营卫之气的运行及其功能的发挥，进而影响寤寐。

2. 邪气犯肺，营卫失调

肺脏通过呼吸道直接与自然界相通，且肺主皮毛，具有抵御外邪的作用，也最易受到风寒暑湿燥火邪气的干扰。《灵枢·淫邪发梦》描述了外邪侵袭，干扰营卫之气，引起不寐、多梦的病机，曰："正邪从外袭内，而未有定舍，反淫于脏，不得定处，与营卫俱行，而与魂魄飞扬，使人卧不得安而喜梦。"若肺卫之气被风寒等邪气困阻，卫气受伤，导致肺失宣肃，痰邪、饮邪停聚于肺，阻滞气机，则发为哮喘、咳嗽等病，出现喘息不得卧等症。《金匮要略·痰饮咳嗽病脉证并治》论述了寒邪束表，卫阳被遏，饮邪内停所引起的不寐，曰："咳逆，倚息不得卧，小青龙汤主之。"《症因脉治·不得卧》描述了热邪、痰邪或寒邪困扰肺气，致肺宣发功能失调，影响卫气的运行，而致不寐的病机，曰："肺壅不得卧之因：或肺素有热，金被火刑；或肺家有痰，肺气闭塞；或肺燥液干，肺热焦满；或肺家有寒，肺气不利。凡此皆成肺壅不得卧之症也。"

3. 肺气虚弱，卫失输布，营阴受损

若肺气不足，轻则气道壅塞，无力祛邪，肺失宣降，营卫之气输布失常，卫气在阴阳之间运行失常，引起不寐；重则影响宗气的生成，气虚无以生血，必致血虚，心血生成不足，心神失养，神不守舍，而现不寐。气行则血行，肺气虚弱，亦会影响心的行血功能，日久营血运行无力，产生瘀血，而出现胸闷、不寐等。又肺为娇脏，不耐寒热，易被热邪、燥邪耗伤阴液，肺阴不足，营阴耗伤，魄失所养，则不寐。

（三）心与营卫之气

心主血脉而藏神。《灵枢·邪客》曰："心者，五脏六腑之大主也，精神之所舍也。"心是人体精神活动的主宰，可保障营卫之气调和有序，保障正常的寤寐活动。《难经·三十二难》曰：

"心者血，肺者气，血为荣，气为卫，相随上下，谓之荣卫。"营行脉中，卫行脉外。心阳心气温煦卫气，以推动卫阳发挥温养脏腑的功能，营气循行于心脉之中，发挥濡养脏腑的功能。心气心血充足，则卫气运行畅通，营血充盛，卫气夜入于阴，由动转静，神有所依，可安然入睡。

正如张景岳所言："盖心藏神，为阳气之宅也，卫主气，司阳气之化也。凡卫气入阴则静，静则寐，正以阳有所归，故神安而寐也。"《素问·八正神明论》亦言："养神者，必知形之肥瘦，荣卫血气之盛衰。血气者，人之神，不可不谨养。"心之气、血、阴、阳功能正常是心藏神的保障。心之气、血、阴、阳是否充足，是否受到邪气的干扰，关乎营卫之气的交合，关乎心神的安宁，这与睡眠息息相关。

1. 营血（阴）不足

心主血，汗为心之液。心血耗伤，心阴亏虚，皆可影响营血的生成。若大汗后伤及阴液，或热邪伤阴，心阴耗伤，营阴亏虚，虚火旺盛扰动心神，可致不寐、心烦、手足心热等。若素体体弱，久病过后，或继发于失血之后，或因思虑劳倦，耗伤心血，致心血亏虚，营血不足，心神不能归于心血，神无所依，心神不能内敛，可致不寐、健忘、心悸等。心藏神，肾藏精，肾精可化气生神。若心血亏虚，血虚不能载心火下济于肾，肾水不能上济于心，心肾不交，心神不能归舍于肾，可致不寐。《冯氏锦囊秘录·方脉不寐合参》曰："心虚则神不能归舍于肾，故不能成寐。"

2. 心气亏虚，荣卫不通

心主血脉，卫气营血循其道，运行通畅则无瘀血。若心气亏虚，无力推动血液运行，则瘀血内生。《伤寒论·辨脉法》言："荣卫不通，血凝不流。"血脉瘀滞，阻滞胸中气机，瘀血扰乱心神，亦可致不寐。《医林改错》记载了瘀血阻滞所致不寐的症状："夜不安者，将卧则起，坐未稳，又欲睡，一夜无宁刻，重者满床乱滚，此血府血瘀。"上述为瘀血所致不寐的病机。若思虑过度耗伤心气，心气亏虚则不能养心神，可致不寐、心悸、怔忡等。若因素体禀赋不足，或受惊吓，心胆气虚，胆失决断，少阳之气失于升发，而致中焦不运，痰湿内生，扰动心神，致胆怯不眠。《杂病源流犀烛》云："心胆俱怯，触事易惊，梦多不详，虚烦不寐。"

3. 邪扰心神，营卫失和

邪气上扰于心，导致心之阴阳被郁，气机不畅，营卫运行受阻，心神扰动，可致不寐。心为阳脏，火邪最易扰乱心神。如热病后余热未尽，热邪上扰，营卫失调，致使心火亢盛，扰乱心神致不寐、烦躁不安、口舌生疮等；如因情志因素，郁而化火，气血上逆，营气随之运行失常，心神失于濡养，火邪上攻，而致烦躁不寐。

火邪可与痰邪相合，扰动心神，如嗜食肥甘厚味者，脾失运化，痰湿内生，痰邪上扰于心，甚者痰邪化火，阻滞气机，扰乱心神，可致不寐。阴寒之邪亦可困扰心阳而致不寐。如阴寒之性物质伤及心阳，阳气被阴邪所困，卫阳受损，心神被扰，心神不安，可致不寐。

（四）肝与营卫之气

肝主藏血，体阴而用阳，肝体阴即肝藏血，肝用阳即肝主疏泄，营卫之气的输布、循行离不开肝藏血和肝主疏泄功能的正常发挥。卫气发挥推动、布散功能，依赖于肝的疏泄功能；营气滋养血脉，依赖于肝的藏血功能。肝血摄肝魂。《普济本事方》曰："平人肝不受邪，故卧则魂归于肝，神静而得寐。"《血证论·卧寐》阐述了肝藏魂与寤寐的关系，"肝病不寐者，肝藏魂，人寤则魂游于目，寐则魂返于肝，若阳浮于外，魂不入肝则不寐"。表明"魂之出入"与营卫之气的运行机制相一致，且相互影响。

肝血充足，魂藏于肝，居其位，与营卫同行，随神而往来，则寐寐安好。卫属阳，若卫阳盛，魂随卫阳居于外，不能归于肝，则不寐。

1. 肝失疏泄，营卫失调

肝主疏泄，调畅情志，喜条达而恶抑郁。肝气的疏泄易受情志因素的影响。性情急躁、情志抑郁、暴怒等情绪，造成肝失疏泄，气机升降失调，阻遏卫气输布，魂不安其舍，则不寐。肝气郁结日久，卫气郁遏，耗伤肝血，肝血亏虚，魂无所居，神气不宁，卧则惊悸多梦，甚者彻夜不眠。《辨证录·不寐门》言："气郁既久，则肝气不舒，肝气不舒，则肝血必耗，肝血既耗，则木中之血上不能润于心，而下必取汲于肾。"

若肝气不舒，郁而化火，火热扰心，亦可不寐、烦躁。《症因脉治·内伤不得卧》曰："肝火不得卧之因，或因恼怒伤肝，肝气怫郁，或尽力谋虑，肝血有伤，肝主藏血，阳火扰动血室，则夜卧不宁矣。"若肝气郁结，横犯于脾，脾失健运，气血化生乏源，卫阳被郁，营血生成受损，魂神失养，日久出现不寐、神疲、乏力等肝郁脾虚、血虚证候。

2. 肝藏血失司，营血不足

肝藏血是心主血功能正常、营血充盈的保障。若因失血，或因月经过多，或因熬夜暗耗营血，致使肝藏血失司，肝血亏虚，营血不足，神魂失养，而致不寐。肝血亏虚，则易受外邪干扰，魂不安其舍而不寐。《杂病源流犀烛》言："有由肝虚而邪气袭之者，必至魂不守舍，故卧则不寐，怒益不寐，以肝藏魂、肝主怒也。"《普济本事方》记载了肝虚受风邪扰动而致不寐："肝经因虚，内受风邪，卧则魂散而不收，状若惊悸。"风为阳邪，同气相求，扰动卫阳，肝魂一方面失于肝血濡养，一方面随卫阳浮动，出现惊悸、不寐。若肝藏血失司，子盗母气，肾失封藏，精血俱亏，阳浮于上，营卫不交，而现不寐。

3. 邪扰肝经，卫阳偏盛

邪气扰动肝经，魂随卫阳浮于外，不入于肝，而不寐。《素问·刺热》指出肝受热邪所扰时可致不寐，曰："肝热病者……热争则狂言及惊，胁满痛，手足躁，不得安卧。"《血证论·卧寐》记载肝经受痰邪扰动所致不寐，曰："肝经有痰，扰其魂而不得寐。"

（五）肾与营卫之气

营卫之气的生成由脾胃运化的水谷精微转化而来，而脾胃的正常运化功能依赖于肾阳的温煦作用。肾阳充足，则脾胃运化功能正常，营卫生化有源。营卫之气的循行亦依赖于肾气的推动作用。《灵枢·五癃津液别》云："肾为之主外。"卫气具有防御外邪、温阳全身、调控腠理的功能。足少阴肾经为卫气循行于五脏的第一个脏腑，肾气、肾精的充足对于卫气由阳入阴，循其常道运行至关重要。肾藏精，营主血，精血同源，肾气、肾精的充足对于营气的化生及循行至关重要。《景岳全书》曰："五脏之阴气，非此不能滋；五脏之阳气，非此不能发。"因此，营卫之气的生成及功能正常，亦是肾脏功能正常与否的体现。肾脏功能异常，可引起营卫不和，阴阳失交，而致不寐。

1. 肾失气化，卫阳不足

肾主纳气，为气之根。肺主气司呼吸，为气之主。肺主气属卫的功能依赖于肾气的摄纳功能。肾气亏虚，肾失摄纳，卫气失于肾气的滋养、推动，致卫阳不足，其温煦腠理、卫外功能下降，致使营卫失调，而现不寐。如长期反复咳喘，久病及肾，而见呼吸表浅、动则气喘、不得卧者，其病机在于肾失摄纳，卫阳不足，内伐于脉。

若肾阳亏虚，津液失于蒸腾，水液上犯于肺，肺卫功能虚弱，驱邪无力，水饮阻遏气机，则不得卧，卧则喘息难眠。《素问·逆调论》言："夫不得卧，卧则喘者，是水气之客也。夫水者循津液而流也，肾者水脏，主津液，主卧与喘也。"李中梓亦指出，卧则喘，其本在肾，其标在肺，为肾虚不化水所致。若因大惊大恐耗伤肾气，造成肾气不固，气机逆乱，上扰于心，心神不宁，神不守舍，而致不寐。若肾阳亏虚，营卫生成失于先天之气滋养，运行失于先天之气推动，营卫失和，可致不寐。《临证指南医案》描述了治疗老年人肾阳虚所致不寐的病机及用药，曰："凡中年以后，男子下元先损。早上宜用八味丸，暇时用半夏秫米汤。"

2. 肾不藏精，营气亏虚

肾藏精，肾阴充足，方可助营气发挥濡养脏腑的作用，夜间与卫气相交，而正常寤寐。老年人肾阴虚弱，肾精渐亏，营气衰少，卫阳内伐，见"昼不精，夜不寐"。《冯氏锦囊秘录》指出了肾精对睡眠的影响，曰："壮年肾阴强盛，则睡沉熟而长，老年阴气衰弱，则睡轻微而短。"如女性在围绝经期，肾精亏虚，精血不足，营血亏虚，卫阳相对亢盛，表现为"卫强营弱"的状态，而致不寐。若房劳过度、长期熬夜，耗伤肾阴、营血，致肾水不能上济于心，心火不能下济于肾，心火独亢，心肾不交，致不寐。正如《景岳全书·不寐》言："其阴精血之不足，阴阳不交，而神有不安其室耳。"

（六）胆与营卫之气

胆为甲木，与肝相表里，胆气以升发为用，胆汁以通降为顺。《脾胃论·脾胃虚实传变论》曰："胆者，少阳春升之气，春气升则万化安，故胆气春升，则余脏从之。"胆属少阳之气，胆气的升发有助于脏腑气机的升提，胆汁降入胃肠有助于脾发挥升清作用。胆属少阳，少阳为枢，为调节三阳经气开阖的枢纽，卫气日行于阳经，由阳入阴需要少阳胆经的枢利。加之经络循行时，足少阳胆经上接手少阳三焦经，下接足厥阴肝经，且足少阳胆经循行于子时，子时为阴中之阴，阴气最盛之时。因此，寤寐的正常与否与胆腑是否畅通有着密切的关系。若胆腑功能受到影响，营卫之气的循行失常，则可引起寤寐功能障碍。

《冯氏锦囊秘录·方脉不寐合参》言："夫胆为清静之府，与肝为运，以肾为源，当其阴阳和则开合得所，动静合宜，昼得乾动之功，夜得坤静之义。"胆为"清静之府"，稍有邪气干扰则影响胆气的枢机，枢机不利致阴阳出入受阻而不寐。若胆气受到肝气的影响，如肝气郁结，气郁化火，化热生痰，影响胆气的升发或胆汁的通降，造成气机不畅，枢机不利，致使胆失决断，上扰心神，而见不寐。《秘传证治要诀》指出了痰邪困扰于胆经所致不寐，曰："有痰在胆经，神不归舍，亦令不寐。"因痰邪扰胆，母病及子，痰邪上扰于心，心神被扰，神不归舍，而不寐。

若痰郁化火，亦可加重不寐。正如《冯氏锦囊秘录·方脉不寐合参》言："若有浊气如火如痰者扰之，则不眠。"《临证指南医案》指出了火邪郁于少阳经引起的不寐，曰："少阳郁火，不寐。"风邪亦可干扰胆气的升降，进而引起不寐。风邪为阳邪，其性属木，胆亦属木，故同气相求。若胆气虚，则风邪乘虚扰于胆，胆失决断，胆怯易惊，上扰心神，可致不寐。《圣济总录》言："胆虚不眠者，胆为中正之官，足少阳其经也，若其经不足，复受风邪则胆寒，故虚烦而寝卧不安也。"由此可见，火、热、痰、风邪均可影响少阳胆的气机，进而引起不寐。外感邪气，或过用寒凉药物，造成胆失温煦，可引起"虚烦不得眠"。正如《诸病源候论》所言："大病之后，脏腑尚虚，荣卫未和，故生于冷热。阴气虚，卫气独行于阳，不入于阴，故不得眠。若心烦不得眠者，心热也；若但虚烦而不得眠者，胆冷也。"

足少阳胆经，亦为交通心肾之枢纽。《辨证奇闻》言："少阳胆在半表里，心由少阳交肾，肾亦由少阳交心。"胆经枢机畅通，则心肾相交无阻，心火下济于肾，肾水上济于心，神有所归，则夜能安睡。若因受惊恐而致胆气亏虚，不能为心肾交通之媒介，则心肾不交而不寐。《辨证录》曰："夫胆属少阳……心肾交接之会也……胆气愈虚，惊悸易起，益不能寐耳。"

胆主决断，参与人体的情志活动，胆气充足使人更能适应或调节不良情绪对机体的有害影响。例如胆气虚，则胆失决断，遇事则胆怯敏感，难以排解不良情绪对机体的影响，如若影响到营卫之气的运行，则会引起不寐。"心与胆相通"，胆气亏虚，心神失养，导致心胆气虚而生惊恐，心悸不安，致不寐。《普济方·胆腑门》曰："夫胆虚不得眠者，是五脏虚邪之气，上淫于心，心有忧患，伏气在胆，所以睡卧欠安，心多惊悸，精神怯弱。盖心气忧伤，胆虚冷，故不得眠也。"

（七）膀胱与营卫之气

足太阳膀胱经为人体抵御外邪的一道屏障，为诸经之藩篱。当机体受到外邪侵袭，膀胱经首当其冲受邪，邪克足太阳经会导致膀胱经经气不利，扰乱营、卫之气的功能与运行，最终可引发不寐。

《灵枢·邪客》云："今厥气客于五脏六腑，则卫气独卫其外，行于阳不得入于阴，行于阳则阳气盛，阳气盛则阳跷满，不得入于阴，阴虚故目不瞑。"邪气干扰脏腑功能，使得卫气不能入于营血，阳气偏盛而阴气偏虚，故不寐。《临证指南医案》指出："若因外邪而不寐者，如伤寒、疟疾等暴发，营卫必然窒塞，升降必然失常。"《景岳全书·不寐》言："有邪而不寐者，去其邪而神自安也。故凡治风寒之邪必宜散。"足太阳膀胱经受风寒邪气侵袭，寒主收引，寒邪闭塞卫气，卫气失于温腠理功能，致身痛无汗，可现"烦躁不得眠"，治疗当"汗之则愈"。

膀胱经感受外邪，失治误治后可致不寐。《再注伤寒论》解释了导致此证型不寐的原因，此为足太阳膀胱经本寒标热之故，外邪不解，伤阴耗气，入里化热或化水。伤阴即耗伤营阴，耗气即伤及卫阳，营卫功能失常而见不寐。《伤寒论》第71条："太阳病，发汗后，大汗出，胃中干，烦躁不得眠，欲得饮水者，少少与饮之，令胃气和则愈。若脉浮，小便不利，微热消渴者，五苓散主之。"太阳病不解，发汗伤阴，气随汗泄，气不化水，水停而致烦躁不得眠。《伤寒论》第76条："发汗吐下后，虚烦不得眠。"此为太阳病误治或病情变化入里化热，热邪扰神，而致"虚烦不得眠"。外邪伤及膀胱经脉，造成经脉枢机不利，形成失眠。

（八）阴阳跷脉与营卫之气

阴阳跷脉，为奇经八脉之一，具有司眼睑开阖的作用，为卫气由阳入阴、由阴行阳的关键道路，起着沟通卫气在阴经与阳经循行的桥梁作用。其中，阴跷脉为足少阴肾经的经别，阳跷脉为足太阳膀胱经的经别。平旦，卫气出于下焦，由足少阴肾经经别、阴跷脉上注于目，而后行于阳经。夜间，卫气由足太阳膀胱经经别、阳跷脉入于阴经。《奇经八脉考》记载，阴阳跷脉皆会于睛明穴。《杂病源流犀烛》亦言："跷以矫举为义。其脉之剽悍，同于卫气，而皆上出目内眦。"说明卫气与跷脉同出于目眦，跷脉通过布散卫气而调节眼睑开阖，参与人体寤寐活动。营气一方面来源于脾胃，一方面来源于肾精，而阴跷脉为肾脏精气转化为营血的通路。正如《灵枢集注》所言："盖跷脉主营运肾脏之精水于脉中而为血者也。"阴跷脉通过布散营血而参与人体的寤寐活动。因此，跷脉在卫气升降出入、营气布散中起着枢机作用。

《灵枢·大惑论》描述了卫气盛于阳跷脉而引起寤寐障碍，曰："卫气不得入于阴，常留于阳，留于阳则阳气满，阳气满则阳跷盛，不得入于阴则阴气虚，故目不瞑矣。"《临证指南医案》

记载："阳气不交于阴，阴跷穴空，寤不肯寐。"说明阳跷脉盛、阴跷脉虚是引起不寐的原因之一。

从经脉循行来看，跷脉与手足太阳经、足阳明经等相交会于目而络脑，因此跷脉的盛衰亦可受到十二正经的影响，其中足阳明胃经、足少阴肾经对跷脉的影响更为关键。阴阳跷脉与足阳明胃经相连，气血相通。足阳明胃经为后天之本，其经气为多气多血，其气机的升降对跷脉的气血充盈至关重要。《素灵微蕴》言："而卫气之出入，司之中气，阳衰土湿，阳明不降，则卫气升逆，而废眠睡。"故引起胃气升降失常的因素，皆可阻塞卫气的运行而致不寐，如胃肠积滞、胃阴亏虚、痰湿阻滞等证。

阴跷脉为足少阴肾经之别，卫气在五脏的循行中始于足少阴肾经，又复注于足少阴肾经，跷脉入脑连髓。肾主骨生髓，精血同源，肾脏亦为营气充盈的来源之一。因此，肾精的充足，对卫气的循行、营血的充盈及布散起着重要作用。若因年老体虚，或久病及肾而致肾精亏虚者，则易营血亏少，导致卫不入营而发为不寐。

营气、卫气是保障人体正常寤寐的物质基础。营卫之气充盛且各循其道，发挥正常的生理功能，对人体的寤寐活动至关重要。而脏腑经络对营气、卫气的生成、运行具有重要影响，从而影响寤寐。因此，临床中要把握具体脏腑、经络对营卫的各自影响，从而对不寐的病因作出准确辨证，指导临床用药。

第二节 不寐的病因病机新观点探讨

随着时代的发展，快节奏的生活及社会压力导致不寐的发病率越来越高，不寐已成为当今社会最为常见的身心疾病；而长期的不寐又会出现乏力、头晕，以及认知功能、记忆能力等衰退的伴随症状，严重影响人们的生活质量与规律，给患者的身心健康及情绪、日常生活等诸多方面带来了极大的困扰。在此时代背景下，探究当今社会环境影响睡眠的新病因病机，探讨中医学对新病因的认识、新病机的理解，为临床防治失眠提供新的诊疗思路，具有重要的现实意义。

一、古今生活方式的差异与不寐

与古时相比，当今我国的国情与社会发生显著变化，这不仅改变了人们的起居、饮食、劳作与精神，同时也渐渐地改变着人们的体质与观念，使不寐的病因病机更加纷繁复杂。观复知常，本文从《内经》中古人的生活观念入手，客观认识摄生之道，通过观察比较古今，发现当今太过与不及的变化，从而深入了解当今社会不寐的病因病机，以此做到以常达变。

（一）古人注重摄生

《素问·上古天真论》记载："上古之人，其知道者，法于阴阳，和于术数，食饮有节，起居有常，不妄作劳，故能形与神俱，而尽终其天年，度百岁乃去。"寥寥数语，内涵却博大精深，道经千载，至今仍是中医倡导的摄生大法。《内经》养生之道源于《周易》的阴阳、《老子》的道论、《管子》的精气学说、《荀子》的治气养心理论及《子华子》强调运动的主张，其精华正是"法于阴阳，和于术数"。

1. 法于阴阳，和于术数

"法于阴阳"是按照自然界阴阳的变化规律而起居生活。"术数"是依"道"之理，运用阴阳五行生克制化之理预测未来，指导生活。术数研究天地之道，人和之要，就是效法阴阳，遵循天道。所以这一层面沟通天人，是养生法则中不可或缺的内容。知养生之道，能取法于天地之阴阳，调和于五行之术数，其中关键是"取法"与"调和"。

"取法"是取"阴阳术数之道",即"阴阳法则",这一法则既是掌握与分析人体结构、生理功能,用于养生及防病于未然、延年益寿的基本法则与纲领,还是掌握与分析人体病理变化,用于辨证论治的基本法则,其根源于天地变化之大道。

"调和"是指人要益寿养生,就须做到与外界自然协调统一,达到"天人相应",以及人体内各脏腑组织的生理功能活动与人"神"的协调统一,达到"形神相俱"的状态,这关键在于人身之阴阳变化要随天地阴阳变化来消长,达到阴阳和调,总归是以顺应天时为准。阴阳之道来源于古者包牺氏"仰则观象于天,俯则观法于地,观鸟兽之文与地之宜",然后从中悟达天地之理,于是始作八卦来总结天地阴阳变化的规律。古人通晓天人合一之理,故养生十分注重阴阳术数之道,动静之间皆与之参伍,度百岁乃去。

2. 食饮有节

《饮膳正要》是我国乃至世界上最早的饮食卫生与食养专著,当时虽是饮膳太医忽思慧为元代皇帝延年益寿所编的专著,但对百姓摄生也起了很大作用。此书内容包括诸般禁忌、汤煎、聚珍异馔、食疗诸病及食物相反中毒等,尤其深刻阐述了养生之道,明言:"善养性者,先饥而食,食勿令饱;先渴而饮,饮勿令过。食欲数而少,不欲顿而多。"告诫人们一定要注意食量与饮量的节制,切忌太过。

同时,忽师指出养心神的重要性:"心为一身之主宰,万事之根本,故身安则心能应万变,主宰万事,非保养何以能安其身。保养之法,莫若守中,守中则无过与不及之病。调顺四时,节慎饮食,起居不妄,使以五味调和五脏,五脏和平,则血气资荣,精神健爽,心志安定,诸邪自不能入,寒暑不能袭,人乃怡安。"并已经认识到五味能调和五脏使心神安定,而后著述:"虽饮食百味,要其精粹,审其有补益助养之宜,新陈之异,温、凉、寒、热之性，五味偏走之病，若滋味偏嗜，新陈不择，制造失度，俱皆致疾。可者行之，不可者忌之。"

无独有偶，唐代药王孙思邈亦说："谓其医者，先晓病源，知其所犯，先以食疗，不瘥，然后命药，十去其九。故善养生者，谨先行之，摄生之法，岂不为有裕矣。"这说明古代医家十分看重神的作用与食饮之四气五味，认为气的和与不和、五味的过与不及对生命均有着载舟覆舟的重要作用，这正是古人食饮有节、谨和五味的道之所在。

3. 起居有常

"起居"在书中记载由来已久，可以指作息、日常生活，也是饮食寝兴等一切日常行立坐卧、苦乐劳逸、居处环境的总括。起居有常，是指日常作息时间的规律化，并要符合自然界阴阳消长的规律及人体的生理常规。"故阳气者，一日而主外，平旦人气生，日中而阳气隆，日西而阳气已虚，气门乃闭"是《内经》中天人相应理论的经典详述，阐明了人体内的阴阳之气随着自然界阴阳的变化而相应消长变化；与此同时，体内的经气亦像潮水一样，随着时间的变化，在各经脉间起伏流注，且每个时辰都会有不同的经脉当令。如果违反阳气运行的规律而任意作息，久之形体会衰败，这便是起居有常的意义所在。

夜半子时（23～1时）、鸡鸣丑时（1～3时）、平旦寅时（3～5时）、日出卯时（5～7时）、食时辰时（7～9时）、隅中巳时（9～11时）、日中午时（11～13时）、日昃未时（13～15时）、晡时申时（15～17时）、日入酉时（17～19时）、黄昏戌时（19～21时）、人定亥时（21～23时）是一天中的十二个时辰，人体的生发之机从子时开始。

子时"一阳生"，此时虽阴气最盛，却是阳气发动、万物滋生的关键时刻。子时胆经当令，此时若不按时睡眠，心肾失交、水火不济，则真气不化，真气不化则有碍于少阳生发之机，日久则真阳不升，上部不清，神志不明。

丑时，肝经当令。肝主藏血，血摄魂。《素问·五脏生成》记载："故人卧血归于肝，肝受血而能视，足受血而能步，掌受血而能握，指受血而能摄。"即当人寐时，血归藏于肝而肝体得养、肝魂得安。又《素问·灵兰秘典论》中言："肝者，将军之官，谋虑出焉。"这是肝魂的外在表现形式，肝血足而魂内藏，才能谋虑深远。

寅时，肺经当令。《素问·灵兰秘典论》曰："肺者，相傅之官，治节出焉。"治，以"使之安定"之意更佳；节，当作"使之规律"更妥。即说肺有宰相之能，负责调度、制衡其他器官，起到"均衡天下"的作用。此时全身的气血都要流注于肺经，通过肺的宣发和肃降使气血布散周身，人体各脏腑组织得以滋养。"肺藏气，气舍魄"，肺主气功能正常，才能使魄发挥调御本能的作用。魄字之本义是与生俱来的先天生命本能活动，近似于无意识活动。"并精而出入者谓之魄"，因魄生于精，所以有记忆、辨别的作用。魄有七，各有名目：一魄名尸狗，二魄名伏矢，三魄名雀阴，四魄名吞贼，五魄名非毒，六魄名除秽，七魄名臭肺。只有在寐中，吞贼、除秽、雀阴、非毒魄才能把体内聚众滋事的毒散开，吞贼魄将其吞噬掉，最后除秽魄将其除掉，于清晨大肠经当令时排出体外。所以，寅时休息能祛邪扶正，长养魄力。

卯时，大肠经旺。《素问·灵兰秘典论》记载："大肠者，传道之官，变化出焉。"肺与大肠相表里，夜间经过肺脏对机体的休整后，在清晨卯时，庚金、辛金之气下降，大肠行使传导功能，使糟粕与邪气排出体外。

辰时，胃经旺。《素问·五脏别论》记载："水谷入口，则胃实而肠虚；食下，则肠实而胃虚……胃者，水谷之海，六腑之大源也。五味入口，藏于胃以养五脏气。"当大肠金气下降，将糟粕排出后，此时胃腑空虚最宜受纳。因此，辰时饮食，胃的受纳腐熟功能当令旺盛，则气血化生亦旺盛。

巳时，脾经旺。《素问·经脉别论》记载："饮入于胃，游溢精气，上输于脾。脾气散精，上归于肺，通调水道，下输膀胱。水精四布，五经并行。"辰时水谷入胃，经胃腐熟后，至巳时脾经当令，脾气的运化与散精功能健旺，将水谷精微上输于肺，由肺脏注入心脏之血脉，化成气血，再通过经脉输送到全身，营养五脏六腑、四肢百骸；并能充养先天之精，促进人体的生长发育。故曰脾为人体后天之本，气血生化之源。脾气健、营血充，则意能含蓄，思路宽广而敏捷，注意力集中。

午时，心经当令。《素问·灵兰秘典论》记载："心者，君主之官也，神明出焉。"心是五脏之首，主血脉、藏神，统管全身的精神、意识、思维、情志等活动，因此午时养心至关重要。午时阳气最盛，阴气初生，是天地阴阳交替之时，乘此时机顺应天时小憩片刻，可使人体心肾阴阳相交，从而养心；这也是古人把睡"子午觉"称之为"盗天地之生机"的原因，由此可生化真气、精与神。

未时，小肠经旺。《素问·灵兰秘典论》曰："小肠者，受盛之官，化物出焉。"小肠的生理功能是受盛、化物和泌别清浊。未时是小肠化物的最佳时刻。应时而进食，则长养气血。

酉时，肾经旺。肾主藏精，主蛰藏，所以酉时应顺肾脏之性来潜藏，形体上不宜过分烦劳，使阳气外散；精神上可神气内敛，志不外泄。

亥时，三焦经旺。人体的元气发源于肾，它由先天之精转化而来，又靠后天之精滋养；而元气主要靠三焦输送到五脏六腑，充养于全身各处，以此来激发和推动各个脏腑组织正常工作。亥时又称人定，意味着在此时需要休息、睡眠，只有这样才能助子时阳气生发。

4. 不妄作劳

"妄"字有出了常规的、非分之意。不妄作劳，告诫人们凡事应适可而止、不可过度，过度将损耗精气神。人身之精气神乃生命之宝，过极则百病由生。

劳有劳形与劳神之别。《素问·宣明五气》指出，久视、久卧、久坐、久立、久行将耗气伤血，损伤肌肉筋骨，最终导致脏腑功能衰退。如《素问·痿论》列举："有所远行劳倦，逢大热而渴，渴则阳气内伐，内伐则热舍于肾，肾者水藏也，今水不胜火，则骨枯而髓虚，故足不任身，发为骨痿。"故凡事不可过极过久，适当则阴阳自和，以此为度。

心主神明，主管人的精神、意识、思维活动，而人神又能影响阴阳、气血的协调平衡。七情为人神的外在表现，喜、怒、忧、思、悲、恐、惊是机体对客观事物作出的情志反应。适当的情志不会影响脏腑功能，但一旦情志过度、强烈或持久存在，将影响脏腑气血的运行与阴阳的消长，从而发生各种内伤疾病。古人对不同情志所致脏腑的不同变化有所论述。《素问·举痛论》曰："怒则气上，喜则气缓，悲则气消，恐则气下……惊则气乱……思则气结。"又根据五行相生相克的原理，将七情作为治疗疾病的巧验。而心为五脏六腑之大主，精神之所舍，故古人十分注重心神的修养与持满。

（二）古人注重御神

《素问·生气通天论》指出："苍天之气，清净则志意治，顺之则阳气固，虽有贼邪，弗能害也。此因时之序。故圣人传精神，服天气，而通神明。"可见，中医养生在继承儒、道等古代传统文化特质的基础上，将人置于宇宙大天地中进行审视，强调精神的内在主宰作用，不仅倡导对自身思维、意识、心态进行主动的自我调摄，还注重精神与机体、环境的完整性、统一性及联系性。

《素问·宣明五气》云:"五脏所藏。心藏神,肺藏魄,肝藏魂,脾藏意,肾藏志。"心藏神者,能知为心,心即智,智为神,多知劳神,神游身外,身必衰弱,故古人十分注重御神。而天地大"道"的规律、法则的本体,又是无法言说的整体性存在,需要以虚无、静默、精诚之神去体会和参契,同时规律、法则又自然内含于其中。故古人御神不仅注重修身,亦注重修心,意在达到大通的精神境界。

"精神内守"这一观念,不仅在道家养生观念中被多次提及,也见于《文子·下德》中:"精神内守,物不能惑。"《淮南子·精神训》也有论述:"使耳目精明玄达而无诱慕,气志虚静恬愉而省嗜欲,五脏定宁充盈而不泄,精神内守形骸而不外越,则望于往世之前,而视于来事之后,犹未足为也,岂直祸福之间哉。"这些论述都可以与《内经》中的相关观点相互印证。《素问·上古天真论》还论及"呼吸精气,独立守神"的真人、"去世离俗,积精全神"的至人、"形体不敝,精神不散"的圣人。如果说"精神内守"更多是使心神不外越,使"形与神俱""精神不散",那么真人之"独立守神"则层次更高,类似于《庄子》所说"坐忘",如"堕肢体,黜聪明,离形去知,同于大通"(《大宗师》),"堕尔形体,吐尔聪明;伦与物忘,大同乎涬溟"(《在宥》),"纯素之道,唯神是守,守而勿失,与神为一,一之精通,合于天伦"(《刻意》)。这个"神"应该是主体心神与"妙万物"本体之神合一的神,通过"守神"进入"与神为一"、大同、大通的精神境界。

二、今时之人不寐的新病因

与古代相比,现代生活中奶茶、咖啡、酒、烧烤制品的普及,进餐时间的不规律,以及久坐久视的工作性质,加班、熬夜的常态化等,都为不寐的发生增添了许多新病因。而其中最重要的，是社会环境因素对现代人神志层面产生的巨大影响。上文中，我们通过研究古时的生活观念——"常"，掌握了天人相应的基本规律与摄生原则。在此基础上，我们将探究现代生活及客观形势的"变"化对寤寐（睡眠与觉醒）的影响，灵活运用这些常道去深入探究不寐的新病因病机，以此做到知常达变，即了解常规以灵活应对变化。

（一）饮与食的改变

1. 以酒为浆

中国酒文化历史悠久，酒已经融入人们的日常生活。爱酒之人甚多，常以酒为浆，甚至顿顿不离酒。酒由稻谷酿造。《灵枢·论勇》记载："酒者，水谷之精，熟谷之液也，其气慓悍。"对于饮酒，《灵枢·经脉》著述："饮酒者，卫气先行皮肤，先充络脉，络脉先盛，故卫气已平，营气乃满，而经脉大盛。"从其特点来看，酒质精华、性阳热、行迅疾。这也是中医酒剂取其补益，温经散寒及行气活血作用的内在依据。

相反，饮酒不当则会对机体产生伤害，今人大多久饮、过饮、偏饮、乱饮，这属于中医"饮伤"范畴。《素问·生气通天论》对过度饮酒的记载有："因而大饮，则气逆。"《素问·厥论》曰："酒气与谷气相薄，热盛于中，故热遍于身，内热而溺赤也。"基于古代对饮酒致病的认识，现代医家将酒伤病因及致病特点归纳为以下几种：酒为阳热之邪，宣散疏通，易躁扰心志；酒为湿热毒邪，易凝滞于体内；酒毒致病，症状多样；酒易成瘾。酒伤的病位主要在脾、胃、肝胆，为湿热毒邪，在演变中易夹痰湿、瘀血，并能伤阴耗气，形成虚实夹杂、缠绵不愈的病势，日久则酒毒蔓延，五脏受戕。而以上的种种均可引致脏腑气血阴阳失衡，以致不寐。

2. 以辛辣炙煿、奶茶咖啡为常

辛辣味道尖锐而强烈，备受现代饮食文化欢迎，成了今人餐桌上必不可少的调味品之一。中医将辛辣之品归于五味之辛味范畴，并认为食入五味，五味各走其所喜的五脏，五脏亦对五味各有特定的亲和性。《类经》对此解释："夫味得地之气，故能生五脏之阴。"《素问·生气通天论》说："阴之所生，本在五味……是故谨和五味，骨正筋柔，气血以流，腠理以密，如是则骨气以精。谨道如法，长有天命。"饮食要以味为核心，以养为目的，五味均衡充分才能长养脏腑之阴。《素问·五运行大论》中具体阐释有："酸生肝，肝生筋，筋生心……苦生心，心生血，血生脾……甘生脾，脾生肉，肉生肺……辛生肺，肺生皮毛，皮毛生肾……咸生肾，肾生骨髓，髓生肝。"由此可见，五味化生五脏精血方能形成人的有机整体。辛味入肺，能散能润能行，食辛能宣肺气、祛寒邪、化痰饮。

虽然五脏的资生依赖于五味，但过用五味却又能损害五脏之间的协调平衡，导致疾病发生。《素问·生气通天论》记载："味过于辛，筋脉沮弛，精神乃央。"过食辛味不仅能抑制肝木生发、损其精神，长此以往能宣散肺卫于表，以致卫阳不易入营阴而导致不寐的发生。

如今，奶茶以其甘甜浓郁的口感迅速风靡全国，已成为中国新式茶饮市场的"王者"，甚至成为当今时代中青年的消费品之一。奶茶文化虽盛行，但有不少报道显示，许多奶茶的含糖量超过建议摄入量，并且有些市售奶茶并不是真的"奶＋茶"，而是"植脂末＋茶"，甚至还有多种不利于健康的添加剂，以兴奋中枢神经的过量咖啡尤为突出，诸多消费者因此而引发心悸、失眠等。

咖啡同样是备受中青年宠爱的日常饮品。睡前饮咖啡，将增加清醒次数，使睡眠深度变浅，导致失眠。另外，经常过量饮用咖啡，不仅会破坏睡眠，且易成瘾，对神经系统有较明显的损害。从中医学角度看，奶茶味甘腻脾，其中的牛奶为寒湿之品，可伤脾阳而生痰湿；咖啡豆色红赤属火，气焦苦，入心并入大肠经，性味辛甘苦涩，具有发散燥湿之功，可发越阳气使阳不入阴而发不寐。

3. 以膏粱厚味为嗜

随着人类高脂、高糖、高嘌呤等不合理膳食日渐增多，"过食膏粱厚味"逐渐成为慢性失眠发生的内在因素。明代张介宾在《类经》中记载："高粱，膏粱也。肥贵之人，每多厚味，夫肥者令人热中，甘者令人中满，热蓄于内。"长期过食膏粱厚味，久则皆可伤及脾胃，积热蕴脾则内生湿热痰火，痰热上扰心神发为不寐，而膏热浊热流入血脉，久则形成痰热体质，痰热难除使不寐迁延不愈。

4. 以西药为基础的常态化健康管理

如今，代谢性疾病的峰起使得西药的使用十分日常化，甚至需要靠西药来维持正常的工作和生活，而睡眠异常则是药物滥用后普遍出现的不良反应之一。研究表明，兴奋类药品通过提升中枢神经的兴奋作用，使人感觉兴奋，疲惫消失，睡眠减少，性欲增强。使用阿片类物质后，滥用者多处于安静、易入睡状态，但是睡眠浅而易醒，呈片段化睡眠，具体表现为快速眼动睡眠的显著抑制、睡眠中觉醒次数的增加、睡眠总时间减少和睡眠效率下降、快速眼动睡眠潜伏期延长。另外，抗生素滥用已经成为当今社会严重的公共卫生问题，而大部分抗生素对胃肠道与睡眠会产生影响。例如，长期服用诺氟沙星可引发头痛、头晕等症状，影响睡眠质量；糖皮质激素是治疗感染性疾病的常用药，长期大剂量应用可导致不寐。中医学认为，这些药物都具有过度醒神的作用，使神不内藏而发为不寐。

（二）不知持满、耗散其真

"持满"一词内涵极其丰富，《辞源》中"持满"词条下第一条解释为："保守成业，犹言持盈。"其后注曰："持，守；盈，满也。"但若追本溯源，"持满"在先秦时代是一个哲学概念，大意为守持中庸之道，古人称之为"执中"或者"守中"。在先秦时代，"中"和"正"都代表着正确的意思。另一方面，天道也是永远中正的，所以正确的事情都是符合天道的。如《管子·形势》云："持满者与天，安危者与人。失天之度，虽满必涸。""与天"就是取法于天，明确指出"持满"之道在于取法于天，所指为保持、遵循中正的天道的方法。所以《内经》的"不知持满"意为：不懂得恬惔虚无的守中之道（精神内守），结果是耗散真气，这也正是今人生活方式的真实写照。

1. 食饮不节

食饮不节指饮食物不卫生、冷热不适、时间不适或食量不适、饮食偏嗜等。《灵枢·小针解》明确记载："饮食不节，而病生于肠胃。"《素问·阴阳应象大论》亦记载："水谷之寒热，感则害于六腑。"《素问·生气通天论》曰："因而饱食，筋脉横解，肠澼为痔。"

由食生灾的病因在当今社会非常常见，今人不懂得持满，常常因饮食不节、过食生冷损伤脾阳致腹痛腹泻，暴饮暴食伤脾，以致中焦不运而饮食积滞。进食时间不适或不符合脏腑气血运行节律导致脾胃病，饮食偏嗜戕害他脏发生疾病等，而食饮不节则脾胃首当其冲，脾虚气血生化乏源，使神无所养、意无所舍，日久则发不寐。

2. 起居无常

"慎起居"源于古人对自然界昼夜交替和四季更迭的观察，且以中国古代历法有关"二分二至"（春分日、卯时，秋分日、酉时，夏至日、午时，冬至日、子时）为借鉴。《内经》提出了"顺应天时""起居有常"的养生原则，对于增进健康，预防和减少疾病，阻止疾病的发展与传变，防止疾病复发等具有重要意义。如今，许多人白天奔波忙碌于工作与学习，夜晚便成了难得的休闲放松时段。老话说"早睡早起身体好"，因早睡早起更符合人体脏腑功能的节律，按时起卧顺应人体节律为养生之大原则，但据《中国睡眠指数报告》调查显示，现今有近六成的人不愿早睡，晚睡、熬夜、晚起已成为当下人们生活的"新常态"。

熬夜是指亥时后入睡，因子时是阴阳交会且"一阳生"之时，如处于清醒状态则心肾失交，导致水火不济、真元不化、五脏不休、五神不养，同时又会损"阳"，"初生之阳"非但不生，还会损及原有的阳和阴，长此以往，阳损及阴，阴阳失调，不仅会打破自身原有的睡眠节律，更会导致不寐的发生。

一年之计在于春，一日之计在于寅。除了早睡，顺时早起也是重要的养生之道。关于何时起身，曾文正公在家书中说："我朝列圣相承，总是寅正即起，至今二百年不改。"寅时在古时候称为"平旦"，即每天清晨的3～5时，此时正值黎明之际。唐代白居易作《郡亭》诗："平旦起视事，亭午卧掩关。"由此可见，在平旦时分古人已经起身劳作。从生理上讲，"平旦而人气生"，此时是一天中阳气生发之时，顺时起身可助阳气生发。李鸿章在《家书》中说："清晨之气最佳，终夜紧闭卧室之内，浊气充塞，一吸清气，精神为之一爽，百病皆除。"提倡早起呼吸清晨之气，以吐故纳新，使精神爽朗。如若贪懒，则阳气生发之时不顺，长此以往易使人昼不精、夜不瞑。

3. 久坐久视

"视""卧""坐""立""行"作为人的基本行为方式，首次在《内经》中以"五劳"的形式集体出现。《内经》早在两千多年前就已经意识到，不当的行为方式会损伤五脏的精气，从而影响人的健康。如今，久坐久视的工作性质愈发常态化，这使得脏腑、气血、阴阳发生偏颇。

宋代邵伯温所著《邵氏闻见前录》中记载："先生每语诸生，食饱未可据案，或久坐，皆于气血有伤，当习射投壶游息焉。是亦食不语、寝不言之遗意也。"这指出饱食后不可久坐的禁忌，因饱食久坐会伤及气血。另外，清代徐文弼所著《寿世传真》中明确指出久坐伤脉，其言："脉宜运动，坐则不舒展，故伤脉。"而《内经》指出："久坐伤肉。"清代顾世澄在其《疡医大全》中申明了"久坐伤肉"的病机，其言："久坐伤肉，劳于脾也。"从中医学理论来看，久坐之所以会伤肉，是因为脾主肌肉，而脾虚将无力运行气血与津液达于四肢与肌肉。久坐除了伤脾，《徐批叶天士晚年方案真本》中记载了关于少年读书久坐所致肾伤的例子，与今人的工作与学习生活十分贴切。其言："少年读书久坐，心阳亢坠，皆令肾伤。"如此则容易形成肾衰于下、心火独亢的病机，心肾失交引发不寐。

久坐的一个重要原因是当今工作的网络化，使得人们需要长时间注视电脑屏幕。《素问·经脉别论》曰："生病起于过用。"《素问·宣明五气》曰："久视伤血。"眼目之所以能视，全有赖于血的濡养，而心主血脉、目为心之使也，肝藏血并开窍于目。因此，长时间视物可耗伤肝血、心血，血虚则不养心神，神失所养可致虚烦不寐。同时，劳神过度则可使神气外泄，阳神不内敛亦导致难以入睡。这就是深夜工作过度劳神劳心后难以入眠的原因。

4. 暮不收拒

古代医家将四时阴阳视为支配万物运动的基本规律，认识到人类的生命活动都呈现时间节律性，与自然界的周期性变化密切相关。《素问·生气通天论》记载："故阳气者，一日而主外。平旦人气生，日中而阳气隆，日西而阳气已虚，气门乃闭。是故暮而收拒，无扰筋骨，无见雾露，反此三时，形乃困薄。"生气，即人的生生之气，是和天气息息相通的，所以叫作"生气通天"，而人的生气是不能脱离天地阴阳之气而生存的。当日薄西山，此时余光横照，与此同时，人体的阳气亦像日落的余晖般，渐次趋于衰减，肌腠中的"气门"亦渐次封闭。人与天地阴阳相适应，所以到了日暮或黑夜之时，就需要收敛阳气、神气以闭拒外邪，既不要烦劳筋骨、过度劳作，尤其不宜冒雾沾露。若不按照这个规律作息，形体定会受到困顿而逐渐衰弱。

夜幕降临，灯火璀璨，霓虹般闪烁的灯光不仅点亮了城市，其炫彩夺目之性也使人的精神在夜晚更加矍铄，不易内敛。如《淮南子·精神训》曰："耳目淫于声色之乐，则五脏摇动而不定矣；五脏摇动而不定，则血气滔荡而不休矣；血气滔荡而不休，则精神驰骋于外而不守矣；精神驰骋于外而不守，则祸福之至，虽如丘山，无由识之矣。"即讲此理。当今社会人们的业余活动多集中在晚间时分，夜生活的丰富不仅使人们养成了晚睡晚起的生活作息，还使本来应该收敛筋骨与神气的时段，被运动、聚餐、饮酒生乐、加班等所代替。如现代人多利用晚间时间做形体运动，使本该收敛的阳气外泄，违背养生之道的同时出现不易入睡的症状。另外，随着网络技术的飞速发展和电子设备的普及，人们的睡前时间已经被看手机视频、手机资讯等占据，"深夜手机党"这一流行语也随着人们生活方式和生活节奏的改变而应运而生。然而研究发现，睡前使用电子设备会推迟睡觉时间，缩短总的睡眠时间，推迟起床时间，降低睡眠质量，以及增加睡眠障碍的风险。这是因为电子设备播放的内容及其屏幕的光亮可使原本收敛的阳气与神气外越，导致阳不入阴而发生不寐。

（三）不时御神

《素问·上古天真论》曰："不知持满，不时御神。"王冰注：

"不慎而动，则倾竭天真。"《黄帝内经素问译释》阐释："不时御神，是说经常地、过分地使用精神。"另有学者认为，今谓"时"即《论语》"时然后言"之时，不时御神，谓于不当御神之时而御之。"御神"就是操纵心神，人如果要满足各种各样的心念与欲望、正当与不正当的需求，这就是"务快其心"，而神大用则竭，沉迷于此则违背了"精神内守"的养生原则，就是"以欲竭其精，以耗散其真"。无论哪种说法，今人大多对"神"并不了解，更别谈如何"御神"了。

朱丹溪《格致余论·相火论》载："心，君火也，为物所感则易动。心动则相火亦动，动则精自走，相火翕然而起，虽不交会，亦暗流而疏泄矣。"当今社会人们对物质与享乐的追求无处不在，人心为物欲所蔽，失其灵明，并由此劳心劳神、思虑过度或五志过极，以至于精神外泄而真气耗散，甚者，识神大作，夹欲神逆道而行，反戈元神。心神不安与外越失守不仅是不寐的重要病机，此心一动，更是百患来招。《清静经》言："既有妄心，即惊其神；既惊其神，即着万物；既着万物，即生贪求；既生贪求，即是烦恼；烦恼妄想，忧苦身心。"故《素问·上古天真论》推崇："恬惔虚无，真气从之，精神内守，病安从来。""上古有真人者，提挈天地，把握阴阳，呼吸精气，独立守神。"充满了道家"无为"的意味。

《太上老君养生诀》具体指出了御神的方法："且夫善摄生者，要当先除六害，然后可以保性命，延驻百年，何者是也？一者薄名利，二者禁声色，三者廉货财，四者损滋味，五者除佞妄，六者去妒忌。"明代万全的《养生四要》曰："心常清静则神安，神安则七神皆安，以此养生则寿，没世不殆。"如此则志闲而少欲，心安而不惧，形劳而不倦，心君泰然，久久行之，百骸四体虽有病亦不难疗。

三、不寐的病机新观点探讨

不寐的多种病因决定了其具体病机的复杂性，即便其病机纷繁，但当归寝，此时气血平静，神气收敛，阳神秘藏，卫气入阳已尽，当阴受气，于是随阳神内敛而内入于阴脏，卫气入于阴则寐。卫气入于阴也，常从足少阴之经而注于肾，肾注于心，心注于肺，肺注于肝，肝注于脾，脾复注于肾，是谓一周，如此者二十五周，平旦阴尽而阳受气矣，于是外出于阳经而寤。故或寤或寐，其关键在于卫气出入，受阳神的主宰与调控。综合来看，不寐的根源是七情或脏腑、气血、阴阳偏颇所致神舍不安或阳神不藏，最终导致的神气不和。

古人对神与寐亦有类似的认识。如唐容川《血证论·卧寐》云："寐者，神返舍，息归根之谓也。"《杂病广要·不眠》云："心为事扰则神动，神动则不静，是以不寐也。"《诸病源候论·七气候》云："忧气则不可极作，暮卧不安席。"此外，不寐不仅与心神有关，还与多个脏腑密切相关。如《素问·病能论》云："脏有所伤，及精有所之寄则安，故人不能是其病也。"这是因为五脏藏神，五脏气血阴阳亦涵养五神，皆参与神的活动。神安则寐，神不安则寤。因此，神动才是根本，神气不和是不寐的核心病机。

第三章　不寐的现代研究

"寤寐"一词最早见于《诗经》,"寤"意为清醒、醒着,"寐"意为入睡、睡着,古人用其表达对精神情感及心理状态的深刻理解。中医借用这一概念,将"寤寐"与睡眠、生理节律及阴阳平衡相结合,形成了独特的理论体系。"寤寐"不仅指清醒与睡眠的生理状态,还强调两者之间的协调关系。因此,"寤寐"失调在中医中被视为"不寐",其对应于西医学中的失眠,即睡眠 - 觉醒障碍的一种表现形式。

"不寐"是中医中的一个重要病症,指无法入睡或睡眠质量低下,与西医学中的失眠概念基本相符。失眠是最常见的睡眠障碍,其表现包括入睡困难、睡眠维持困难(易醒)、早醒或睡眠非恢复性(睡醒后仍感疲倦)。西医学认为,失眠不仅是一种影响生活质量的常见现象,而且是引发多种慢性疾病的重要风险因素。睡眠是人类生存必不可少的生理过程,约占生命时间的三分之一。一般来说,成年人每天需要 7~9 小时的睡眠时间,而儿童需要更长的睡眠时间,尤其是新生儿,其每日睡眠时间可达18~20 小时;相比之下,老年人对睡眠的需求则较少。睡眠与觉醒遵循明确的昼夜节律,在觉醒时人体进行体力和脑力活动,而睡眠则可使身心得到修复,增强免疫功能,促进生长发育,提高学习与记忆能力,同时有助于情绪的调节和心理稳定。因此,充足的睡眠对于维护人体的身心健康和保障机体正常的生理功能至关重要。

近年来,失眠的发病率显著上升,已成为社会关注的公共健康问题和学术研究的热点领域。失眠的病因复杂多样，包括心理、环境、神经递质调控异常、昼夜节律紊乱及多种疾病等。随着中西医学对睡眠研究的深入，人们对"不寐"这一问题的认识，逐渐从传统的症状描述发展为多学科视角下的综合机制探索。

第一节　心理障碍机制学说

心理因素在失眠的发病中起着至关重要的作用。多数失眠患者在发病前常经历精神情绪方面的波动，例如精神紧张、焦虑、抑郁等不良情绪。这些心理因素作为应激源，会刺激机体产生应激反应。这种应激反应以交感 – 肾上腺髓质系统（Sympathetico-adreno medullary system，SAMS）和下丘脑 – 垂体 – 肾上腺轴（Hypothalamic–pituitary–adrenal axis，HPA轴）的兴奋为主，是一种典型的神经内分泌反应。当应激反应过度时，便会引发睡眠障碍或导致睡眠周期紊乱。

导致失眠的心理因素多种多样，主要包括以下几方面：

一是精神紧张、压力过大、焦虑、抑郁等不良情绪。长期处于精神紧张或情绪不良的状态，容易造成失眠，这是导致失眠最常见的心理因素。

二是入睡前过度兴奋。白天因工作或学习过度劳累，可能在夜晚接近入睡时引发兴奋状态。这种情况下，患者常因胡思乱想而无法放松，越想入睡反而越难入睡，这是心理因素引起的典型表现之一。

三是自责心理及童年创伤经历。曾经历过心理创伤或重大事件，可能引发患者反复陷入自责或情绪困扰的状态，难以摆脱心理阴影，从而导致失眠。

四是愤怒情绪导致的失眠。生气时情绪剧烈波动，精神处于亢奋状态。这种情况下，大脑神经受到刺激，可能引起自主神经功能紊乱，导致患者难以平复心情进入睡眠状态，从而影响睡眠质量。

因此，针对心理因素进行有效调整对缓解失眠尤为重要。临床治疗中，除了使用药物和心理疏导之外，患者自身也应积极进行情绪管理和心理调节。放松心情，缓解焦虑与紧张，培养积极的生活态度，有助于改善失眠症状。同时，应养成规律的作息习惯，建立健康的睡眠模式，从而有效提高睡眠质量和整体健康水平。

第二节　脑电活动障碍学说

一、自发脑电活动和皮层诱发电位

脑电活动是指大脑皮层大量神经元的群体性电活动，而非单一神经元的电活动。脑电活动主要包括两种形式：自发脑电活动和皮层诱发电位。

（一）自发脑电活动

自发脑电活动是在无明显刺激的情况下，大脑皮层自发产生的节律性电位变化。用脑电图仪在头皮表面记录到的自发脑电活动，称为脑电图。英国生理学家理查德·卡顿于1875年首次从动物大脑皮层记录到节律性脑电波，而人的脑电波则是由德国精神病学家汉斯·伯格在1928年首次记录到的。自发脑电活动包括了各种频段的脑电波，如δ波、θ波、α波、β波等，它们反映了大脑在不同状态下的功能表现，尤其在睡眠中起着重要作用。以下是自发脑电活动与失眠之间可能存在的几种重要关系：

其一，觉醒状态下过度活跃的自发脑电活动。失眠患者通常表现出在睡前或睡眠初期，尤其是在床上尝试入睡时，过度的脑电活动。这种活动通常表现为高频的β波（13～30Hz），β波与警觉性、焦虑和兴奋状态相关。失眠者的大脑在试图进入睡眠时，仍然表现出高度的自发电活动，使得他们难以放松并进入睡眠状态。此类过度的觉醒脑电活动可能是失眠的主要电生理特征。

其二，在正常情况下，大脑皮层的神经元活动应当呈现一定的同步性，这种同步化有助于保持大脑的功能整合和正常的睡眠结构。失眠患者往往表现出大脑不同区域之间的同步化失衡，尤其是在深度睡眠（NREM）阶段。正常睡眠中的δ波（0.5～4Hz）是大脑皮层神经元高效同步的标志，然而在失眠患者中，δ波的强度可能减弱，导致大脑的自发活动失去同步性，无法进入深度恢复性睡眠。相反，大脑可能保持较高的兴奋性，导致睡眠不深或易醒。

其三，自发脑电活动的变化与睡眠－觉醒状态的转换密切相关。失眠患者在入睡过程中，经常经历从清醒到睡眠的过渡不顺畅，这与他们的自发脑电活动异常密切相关。自发脑电活动异常表现为在睡眠初期（尤其是入睡前的阶段）过多的高频活动（如β波），这种活动阻碍了大脑逐渐进入放松状态，进而影响深度睡眠和快速眼动睡眠的发生。

其四，在正常的放松状态下，大脑会表现出一定频率的α波（8～13Hz）。然而，失眠患者在放松时常出现α波减少或消失的现象，而更多表现出高频的β波或低频的δ波。这可能是失眠患者情绪不安或过度的心理焦虑，导致大脑皮层处于过度活跃的状态。这种异常的自发脑电活动不仅影响入睡，还会影响整个睡眠周期的稳定性和睡眠质量。

其五，失眠患者大脑的某些特定区域可能表现出自发电活动的异常。例如，前额叶皮层（与注意力、决策、情绪调节相关）和扣带皮层（与情绪和压力调节相关）可能表现出过度的自发电活动，这与失眠患者常常伴随的情绪不稳定、焦虑或抑郁症状一致。这些局部脑区的异常电活动可能会通过改变大脑的整体电活动模式，影响睡眠的调节。

（二）皮层诱发电位

皮层诱发电位（Evoked Cortical Potential，ECP）是指在刺激感觉传入系统或大脑某一部位时，于大脑皮层相应区域引出的电位变化。其形成机制主要包括刺激感受器、激活感觉神经或感觉传入通路的过程。诱发电位可分为以下三个主要组成部分：

1. 主反应

主反应是指在一定潜伏期后出现的电位变化，其特征为先正后负的电位波动。这一反应具有特定的投射中心区，与感觉系统的特异性投射活动密切相关。主反应的潜伏期长短取决于刺激部位到大脑皮层的距离、神经纤维的传导速度，以及所经历的突触数目。

2. 次反应

次反应是紧随主反应之后的扩散性反应，可见于大脑皮层的广泛区域，与刺激的时间点无特定锁定关系。次反应主要与感觉系统的非特异性投射活动相关，反映了更广泛的神经网络功能活动。

3. 后发放

后发放是指在主反应和次反应结束后出现的正相周期性电位波动。这种波动是非特异性感觉传入信号与中间神经元相互作用的结果，表现为大脑皮层顶树突去极化与超极化的交替。

由于诱发电位的波幅较小，且常被背景自发脑电活动所淹没，因此难以直接辨认。通过电子计算机对诱发电位信号进行叠加和平均处理，可以增强其信噪比，使诱发电位凸显出来。经叠加和平均处理的电位被称为平均诱发电位（Averaged Evoked Potential，AEP）。

在失眠患者中，由于长时间的睡眠障碍或觉醒状态下的异常神经活动，可能使皮层诱发电位的反应特征发生改变。例如，失眠患者在感知外部刺激时可能会出现反应延迟或对刺激的敏感性下降的现象。皮层诱发电位中主反应的潜伏期可能延长，这反映大脑皮层神经元的反应速度下降。次反应也可能表现出不同的扩散模式。正常情况下，这种反应会表现为大脑皮层广泛区域的响应。但在失眠的情况下，可能会出现反应的过度或不规则扩展，这与神经网络的异常同步化活动有关。此外，长期的睡眠质量差，大脑在处理来自外部刺激的信号时可能会出现效率下降，导致诱发电位的波幅变小，或者信噪比降低，进而影响睡眠质量和感知觉醒的调节。

二、非快速眼动睡眠和快速眼动睡眠

睡眠过程中可通过眼电图、肌电图和脑电图的变化，将其分为非快速眼动睡眠（NREM）和快速眼动睡眠（REM）两个主要阶段。NREM 睡眠以脑电图的高幅慢波为主要特征，尤其是在深睡阶段，因此被称为慢波睡眠。而 REM 睡眠期间，眼球出现显著的快速运动，脑电波模式与清醒状态相似，表现为低幅快波，因而又称为快波睡眠或异相睡眠。

（一）非快速眼动睡眠

根据脑电图的特征，非快速眼动睡眠（NREM 睡眠）可以分为四个阶段：

1. Ⅰ期为入睡阶段

主要表现为从清醒向睡眠过渡的过程。脑电图显示低幅的 θ 波（4～8Hz）和 β 波（13～30Hz），频率较清醒状态稍低，脑电波逐渐趋于平缓。这一阶段通常持续较短时间，并很快进入Ⅱ期。

2. Ⅱ期为浅睡阶段

脑电图主要特征包括：持续 0.5～1 秒的睡眠纺锤波（σ 波），

这是一种频率较快、幅度较低的脑电波，频率为 12～16Hz，通常被认为是 α 波的变异形式；K- 复合波，即由 δ 波（慢波）与 σ 波复合活动所形成的波。Ⅱ 期占 NREM 睡眠的大部分时间，其标志性特点是脑电活动的同步化进一步增强，同时肌肉张力有所降低，但仍可受到轻微外界刺激的影响而觉醒。

3. Ⅲ 期为中度睡眠阶段

脑电图中开始出现高幅（＞75μV）的 δ 波（频率为 0.5～4Hz），这种慢波活动标志着深度睡眠的开始。

4. Ⅳ 期为深度睡眠期

当 δ 波在脑电图中所占比例超过 50％时，睡眠进入 Ⅳ 期，即深度睡眠阶段。Ⅲ 期与 Ⅳ 期睡眠统称为 δ 睡眠，在人类中也被合称为慢波睡眠。

NREM 睡眠期间，大脑皮层的神经元活动趋于同步化，其脑电图特征表现为：频率逐渐减慢、振幅逐渐增大、δ 波比例逐渐增多。因此，NREM 睡眠又被称为同步化睡眠。在这一阶段，视、听、嗅、触等感官输入明显减少，骨骼肌反射、循环、呼吸及交感神经活动随睡眠加深逐渐降低且相对稳定。但值得注意的是，腺垂体在此期分泌的生长激素显著增加，这对于体力恢复和促进生长发育具有重要意义。

失眠患者常常在入睡过程中出现 NREM 睡眠的延迟，尤其是慢波睡眠的延迟或缺失。研究发现，失眠患者的慢波睡眠时间显著减少，这会导致睡眠质量降低，无法得到足够的深度睡眠恢复，进而影响体力恢复、记忆巩固及免疫系统功能。而慢波睡眠的缺乏与失眠患者出现情绪不稳定、焦虑、抑郁等症状密切相关。

（二）快速眼动睡眠

在慢波睡眠之后，脑电活动从渐进性高幅低频状态出现逆转，表现为类似觉醒的高频、不规则 β 波，即皮层活动的去同步化。然而，行为上仍呈现睡眠状态，因此 REM 睡眠也被称为异相睡眠。在 REM 睡眠阶段，机体的各种感觉进一步减弱，肌张力显著下降，交感神经活动进一步降低；此外，下丘脑的体温调节功能也明显减退，表明其睡眠深度比慢波睡眠更深。REM 睡眠期间，出现躯体抽动、眼球快速运动，以及血压升高、心率加快、呼吸加快且不规则等阵发性表现。研究发现，在 REM 睡眠被唤醒的人群中，74%～95% 表示正在做梦，但仅约 7% 的人能够清晰回忆梦境内容。REM 睡眠中的眼球运动及阵发性生理变化可能与梦境有关。

在 REM 睡眠阶段，脑内蛋白质合成加速，脑耗氧量和血流量增加，而生长激素分泌减少。REM 睡眠对幼儿神经系统发育、新突触形成，以及学习与记忆的建立至关重要，能够促进精力恢复。

睡眠并非从"浅睡"到"深睡"的单一连续过程，而是 NREM 睡眠和 REM 睡眠两个不同时相的周期性交替。入睡后，通常先进入 NREM 睡眠，从 Ⅰ 期开始，逐步过渡到 Ⅱ 期、Ⅲ 期和 Ⅳ 期，持续 80～120 分钟后进入 REM 睡眠，REM 睡眠持续 20～30 分钟后再转回 NREM 睡眠。整个夜晚，NREM 和 REM 睡眠周期通常交替 4～5 次。NREM 睡眠多集中在前半夜，而 REM 睡眠则在后半夜逐渐增加。两种睡眠均可直接转为觉醒状态，但觉醒后重新入睡通常从 NREM 睡眠开始，而非直接进入 REM 睡眠。

快速眼动睡眠与失眠之间的关系相对复杂，失眠患者往往表现为 REM 睡眠的开始延迟及 REM 睡眠时间的减少，这不仅会使失眠症状加重，而且可能伴随机体修复和恢复功能没有得到充分发挥，出现焦虑和情绪波动等。失眠患者通常会报告情绪低落、压力增加、疲劳等症状，可能与 REM 睡眠的不足高度相关。

1. 促进 NREM 睡眠的脑区

在脑内，有多个区域参与促进 NREM 睡眠，其中最为关键的是腹外侧视前核（ventrolateral preoptic nucleus，VLPO）。在从觉醒过渡到 NREM 睡眠的过程中，VLPO 中的神经元放电率增高，且细胞原癌基因 c-fos 的表达水平增加，表明这些神经元处于活跃状态。VLPO 内存在大量促睡眠神经元，它们通过投射纤维向多个与觉醒相关的脑区发送信号，包括蓝斑去甲肾上腺素能神经元、中缝背核 5- 羟色胺能神经元、脑桥头端被盖的胆碱能神经元及下丘脑结节乳头体核的组胺能神经元等。VLPO 的神经纤维主要释放 γ- 氨基丁酸（GABA），通过抑制这些促觉醒脑区的活动，促进觉醒向睡眠状态的转化，从而产生 NREM 睡眠。

有研究表明，视交叉上核（suprachiasmatic nucleus，SCN）通过其纤维传递昼夜节律信息，经过其他中继核团后，最终将信号投射到下丘脑外侧的增食素能神经元及 VLPO。这一过程有助于调节觉醒与睡眠之间的转换，确保昼夜节律与睡眠周期的协调。此外，其他促进 NREM 睡眠的脑区还包括位于延髓网状结构的脑干促眠区（又称上行抑制系统）、下丘脑后部、丘脑髓板内核群邻近区域、丘脑前核的间脑促眠区、下丘脑前脑视前区及 Broca 斜带区的前脑基底促眠区。

对脑干和间脑促眠区施加低频电刺激可诱发 NREM 睡眠，而施加高频电刺激则会引发觉醒反应。而对于前脑基底促眠区，不论施加低频还是高频刺激，都能够引起 NREM 睡眠。该发现表明，不同脑区的电刺激频率对睡眠的调节作用存在差异，且这些区域在睡眠调控中扮演着重要角色。

2. 促进快眼动睡眠的脑区

位于脑桥头端被盖外侧区的胆碱能神经元，在 REM 睡眠的启动中起着至关重要的作用，这些神经元被称为 REM 睡眠启动神经元。其电活动在觉醒状态下停止，而在 REM 睡眠期则显著增加。胆碱能神经元不仅能够引发脑电活动的去同步化快波，还能激发脑桥网状结构、外侧膝状体和枕叶皮层产生一种特征性的棘波，这种棘波被称为脑桥－外侧膝状体－枕叶锋电位（pons-geniculate-occipital，PGO），简称 PGO 锋电位。PGO 锋电位被认为是 REM 睡眠的启动因素，它一方面通过视觉中枢触发快速眼球运动，另一方面通过传出纤维兴奋延髓巨细胞核，并进一步通过网状脊髓腹外侧束兴奋脊髓中的抑制性神经元，从而引起四肢肌肉的松弛和放电停止。

相关研究表明，即使在猫的脑桥被盖以上横切脑后，动物仍能维持正常的 REM 睡眠，包括眼球的快速运动和肌肉紧张的消失。然而，如果损伤脑桥头端被盖及其邻近区域，则 REM 睡眠随即消失。这表明脑桥头端被盖及其相关结构对 REM 睡眠的维持至关重要。

此外，蓝斑核中的去甲肾上腺素能神经元和中缝背核的 5-羟色胺能神经元在 REM 睡眠的调节中也起着重要作用。这些神经元既能启动和维持觉醒状态，也能够终止 REM 睡眠，因此被称为 REM 睡眠关闭神经元。在觉醒时，这些神经元的放电频率较高，而在转为 NREM 睡眠时，放电频率明显减少，至 REM 睡眠期时则完全停止放电。由此可见，REM 睡眠的发生和维持可能是 REM-on 神经元和 REM-off 神经元相互作用的结果。

第三节　神经－内分泌－免疫系统功能紊乱学说

神经－内分泌－免疫系统是一个由神经系统、内分泌系统和免疫系统构成的复杂网络，这三个系统相互作用、密切协作，共同调节机体的生理功能。神经系统通过神经递质和神经电活动调控机体的各种生理过程，起到信息传递和调节的作用。内分泌系统则通过激素的分泌，调节体内的代谢、应激反应及多种生理功能，并通过大脑的反馈机制对情绪、行为等产生重要影响。免疫系统则通过细胞因子、免疫细胞等物质的作用，调节免疫反应、炎症反应及组织修复等功能。三者不仅独立发挥各自作用，还通过复杂的交互作用形成了一个高效的调节网络，即神经－内分泌－免疫网络（neuro-endocrine-immunity net work，NEI）。

近年来，随着对失眠机制的深入研究，学者们逐渐认识到，失眠的发生不仅仅是由于神经系统的异常，而且是神经系统、内分泌系统和免疫系统三者之间相互作用的结果。神经系统通过神经递质调节睡眠－觉醒周期，内分泌激素如皮质醇、褪黑激素等参与睡眠的调节，而免疫系统则通过细胞因子、免疫细胞等物质在调节免疫反应的同时也影响睡眠。研究发现，这三个系统在正常情况下是协同工作的，但在失眠患者中，这些系统功能往往出现紊乱，形成恶性循环，导致睡眠问题的持续存在。因此，失眠并非单一系统失调，而是神经、内分泌和免疫系统之间相互作用失调的综合表现。这一理论为我们揭示了失眠发生的多维度机制。

一、神经系统

神经系统是机体内对生理功能活动进行调节的主导系统，是人体最重要的调节系统之一，主要由神经组织构成，分为中枢神经系统（CNS）和周围神经系统（PNS）两大部分。中枢神经系统由脑和脊髓组成，其中大脑分为左右两个半球，分别控制身体的不同部位。脊髓则起着传导通路的作用，能够将外界刺激快速传递到大脑，并将大脑发出的指令及时传递到周围器官，脊髓充当着信息传递的桥梁作用。周围神经系统包括与大脑相连的12对脑神经、与脊髓相连的31对脊神经，以及自主神经。

构成神经系统的细胞主要有神经元和神经胶质细胞两类，它们通过突触传递信息。人类中枢神经系统约有神经元 10^{11} 个，胶质细胞（1～5）×10^{12} 个，后者为前者的 10～50 倍。神经元是神经系统的基本结构和功能单位，承担着神经系统的主要功能，合成神经递质和神经肽，并通过动作电位传递信息。

（一）神经元

神经元是一类在形态和功能上高度分化的特殊细胞，执行着多样化的调节功能。虽然不同类型神经元大小和形态差异很大，但它们都具有特征性的突起——树突和轴突。每个神经元通常只有一条轴突，但树突的数目则不止一条，并且在不同神经元上的差异显著。树突和轴突的结构为神经元赋予了区域性和极性，为神经元的功能分化提供了结构基础，也为神经元的形态分类提供了依据。在树突的分支上，树突膜突起形成多形性树突棘，与其他神经元的轴突末梢形成突触。在大脑皮层，约 98% 的突触由树突参与形成，仅约 2% 由胞体参与形成。神经元的主要功能是接收、整合、传导和传递信息。胞体和树突主要负责信息的接收与整合；轴突的起始段主要负责产生动作电位，并参与信息整合；轴突则负责信息的传导；突触末梢负责将信息传递给效应细胞或其他神经元。

（二）神经胶质细胞

神经胶质细胞（glial cells），也称为胶质细胞，是大脑和神经系统中的重要细胞，它们在神经系统中数量远超过神经元，并参与维持神经系统的正常运作。根据功能和形态的不同，神经胶质细胞可以分为几种类型，主要包括：

1. 星形胶质细胞（astrocyte）：是最常见的胶质细胞类型，形态像星星，能够通过与神经元的突触连接调节神经元的活动。星形胶质细胞还参与维持血脑屏障、调节神经元之间的离子浓度，以及为神经元提供营养和能量。

2. 少突胶质细胞（oligodendrocyte）：这种胶质细胞的主要功能是形成髓鞘。它们通过包裹神经元的轴突（传导神经信号的长突起）来加速神经信号的传导。在中枢神经系统中，少突胶质细胞扮演着髓鞘形成的重要角色。

3. 小胶质细胞（microglia）：是神经系统的免疫细胞，它们负责清除大脑中的废物、死去的细胞及入侵的病原体。它们在神经系统的免疫反应和修复中扮演重要角色。

4. 室管膜细胞（ependymal cell）：这些细胞存在于大脑和脊髓的脑室中，负责分泌脑脊液并帮助其循环。它们也起到一定的屏障作用，调节脑脊液与神经组织之间的物质交换。

神经胶质细胞在神经系统中起着至关重要的生理作用，主要表现在以下几个方面。

1. 支持和结构稳定性：神经胶质细胞通过为神经元提供结构支持，确保大脑和脊髓的正常结构。星形胶质细胞在这一方面发挥了重要作用，它们为神经元提供支撑，保持神经组织的稳定。

2. 营养和代谢支持：神经胶质细胞，特别是星形胶质细胞，负责为神经元提供能量和营养。例如，它们可以从血液中摄取葡萄糖，并将其转化为乳酸，供神经元使用。此外，星形胶质细胞还能够调节神经元间的电解质平衡，确保神经元在适当的环境下工作。

3. 形成髓鞘：少突胶质细胞在中枢神经系统内，而施万细胞在外周神经系统中，共同负责形成髓鞘。这一过程对于实现快速、高效的神经信号传导至关重要。髓鞘通过紧密包裹神经元的轴突，起到了绝缘作用，从而确保了神经冲动能够沿着轴突迅速且准确地传递。

4. 免疫防御和清除废物：小胶质细胞充当神经系统的免疫细胞。它们监控脑内的环境，清除死亡的细胞、废物和病原体。当神经系统受到损伤或感染时，小胶质细胞会通过趋化反应聚集到损伤部位，启动免疫反应并清理有害物质。

5.调节神经元之间的通讯：神经胶质细胞在神经元的信号传递过程中扮演着重要角色。星形胶质细胞不仅支持并维持神经元之间的电解质平衡，还能有效调节神经递质的浓度。例如，它们能够清除突触间隙中的谷氨酸等神经递质，从而防止神经元因过度激活而受到损害。

6.维持血脑屏障：星形胶质细胞与血管内皮细胞共同参与形成血脑屏障（BBB）。它们通过释放特定分子，维持血脑屏障的功能，限制有害物质进入大脑，保护大脑免受外界有害物质的侵害。

7.调节脑脊液和代谢废物的清除：室管膜细胞负责分泌脑脊液，并帮助其流动，维持脑内环境稳定。此外，它们也参与脑脊液中代谢废物的清除过程，有助于保持神经系统的健康。

8.促进神经修复：在神经损伤后，胶质细胞尤其是星形胶质细胞和小胶质细胞参与神经修复过程。它们能够清理受损区域并分泌生长因子，帮助神经元恢复和再生。

综上，神经胶质细胞不仅在对神经元的支持和保护中发挥着重要作用，还通过参与神经代谢、免疫防御、信号调节等多种生理过程，确保神经系统的正常功能和健康。

（三）突触

突触是神经元与神经元之间或神经元与其他类型细胞之间的功能联系部位或装置，可以分为电突触和化学性突触两大类。电突触是以电流为传递媒介的突触。化学性突触是以神经元所释放的化学物质为信息传递媒介（神经递质）的突触，是最常见的类型。

经典的突触由突触前膜、突触间隙和突触后膜三部分组成。在突触前膜的轴浆内有密集的线粒体和突触囊泡。在突触前末梢轴浆内,紧邻突触前膜的一个特定膜结构区域,突触囊泡特别密集,称为活化区。突触囊泡直径为 20～80mm,内含高浓度的神经递质。不同的突触内所含突触囊泡的大小和形态不完全相同,一般分为三种:根据所含神经递质的种类,突触囊泡分为几种类型:一类为小而清亮透明的囊泡,内含乙酰胆碱或氨基酸类递质;另一类为小且具有致密中心的囊泡,内含儿茶酚胺类递质;还有一类为大且具有致密中心的囊泡,内含神经肽类递质。

信号传递的过程是:兴奋信号沿着轴突传递,传到突触小体,然后通过神经递质的释放进入突触间隙,并作用于突触后膜,进而激发或抑制下一个神经元。睡眠的发生与脑内不同中枢的神经递质调节密切相关。神经递质之间的不平衡可能是失眠的重要病因。根据其化学性质和作用,神经递质主要分为以下几类:胆碱类(如乙酰胆碱,acetylcholine,ACh)、胺类(如去甲肾上腺素,norepinephrine,NE;肾上腺素,epinephrine,E;多巴胺,dopamine,DA;5-羟色胺,5-hydroxytryptamine,5-HT,通常也称为血清素;组胺,histamine,H 等)、氨基酸类(如谷氨酸,glutamate,Glu;γ-氨基丁酸,gamma-aminobutyric acid,GABA;甘氨酸,alycine,Gly)、肽类(如食欲素,orexin;阿片肽,opioid peptides;血管升压素,vasopressin,AVP 等)、嘌呤类(如腺苷,adenosine,ado;三磷酸腺苷,adenosine triphosphate,ATP)、气体类(如一氧化氮,nitric oxide,NO;一氧化碳,carbon monoxide,CO),以及脂类(如花生四烯酸,arachidonic acid,及其衍生物)。近年来的研究表明,调节胆碱类、胺类、氨基酸类和肽类神经递质的水平对睡眠结构有显著影响。以下将对主要神经递质的作用机制进行详细阐述:

1. 胆碱类神经递质

乙酰胆碱(ACh)主要分布于大脑纹状体、下丘脑、杏仁核、脑干网状结构和大脑皮质中,是一种重要的兴奋性神经递质。在觉醒状态和快波睡眠（REM睡眠）阶段，ACh的水平显著升高，而在慢波睡眠（SWS，slow-wave sleep）阶段，其水平显著降低。研究表明，ACh能够通过多种途径抑制中缝背核的5-羟色胺释放，从而对慢波睡眠产生抑制作用。同时，在快波睡眠阶段，脑桥和前脑基底部的胆碱能神经元高度活跃，显著增加皮质中的ACh释放，从而促进REM睡眠的启动和维持。这种机制通过激活皮质和纹状体的相关神经活动，有助于调节快波睡眠的特征性活动。此外，不同脑区的ACh在睡眠调控中可能发挥多样化作用，例如在特定条件下对神经活动进行抑制性调控。

2. 胺类神经递质

5-羟色胺（5-HT）在脑内的分布以中缝核为最高，尤其是中缝背核（DRN），其次为黑质、下丘脑、纹状体和海马。在不同脑区，5-HT既可表现为抑制作用，也可表现为兴奋作用。在脑干中，5-HT通过调控下丘脑腹外侧视前区（VLPO）的活动，有助于启动和维持慢波睡眠（SWS），从而缓解疲劳。研究表明，5-HT的作用机制较为复杂，既可以通过促进VLPO神经元活动来维持慢波睡眠，也可以通过调节中枢觉醒系统（如蓝斑核）来促进觉醒。

刘斌和李廷利的研究探讨了下丘脑腹外侧视前区（VLPO）中5-HT含量与睡眠的关系。该研究表明，在雄性SD大鼠中，VLPO内的5-HT含量在夜间高于白天，且在23点左右达到峰值，符合大鼠昼伏夜出的睡眠模式。此外，研究发现5-HT通过抑制VLPO神经元的活动促进觉醒，并表明脑内的5-HT主要来源于中缝背核，这进一步证明了VLPO接受来自中缝背核的投射和调节。

脑内去甲肾上腺素（NE）能神经的胞体主要集中于脑桥和延髓，其中蓝斑核（locus coeruleus，LC）是NE神经元的主要来源，并在中枢神经系统中发挥重要作用。NE在中枢的作用以兴奋为主，可通过激活觉醒通路来增加动物的活动水平并增强防御反射。研究表明，损毁 NE 的上行背束或中脑 NE 神经元会显著减少动物的清醒时间，并增加睡眠时间。这表明蓝斑核及其头侧和背束上行通路在维持觉醒方面起着关键作用。此外，蓝斑核是调控觉醒与警觉性的重要区域，通过释放 NE 调节皮质的激活状态，其神经元在觉醒时放电频率最高，在快波睡眠时显著减少甚至停止。

多巴胺（DA）是去甲肾上腺素的前体物质，在神经递质的合成过程中起重要作用。DA 是大脑中的重要神经递质，主要分布于黑质 – 纹状体通路、中脑 – 边缘系统通路和中脑 – 皮质通路等区域，并在运动控制、情绪调节和认知功能中发挥关键作用。此外，下丘脑和脑垂体中的 DA 对内分泌调节（如抑制催乳素分泌）有重要意义。DA 的作用因投射通路和受体亚型的不同而有所差异，但总体上，研究显示 DA 在维持觉醒状态中发挥重要作用。动物实验表明，DA 通过激活网状上行激动系统，调节脑皮质的觉醒状态，特别是中脑 – 皮质通路的活动与此过程密切相关。

3. 氨基酸类神经递质

氨基酸类神经递质主要包括谷氨酸（Glu）和 $\gamma-$ 氨基丁酸（GABA），它们在中枢神经系统中分别发挥兴奋性和抑制性作用。

谷氨酸是脑内游离氨基酸中含量最高的神经递质，主要分布于大脑皮质、海马、小脑和纹状体。虽然 Glu 的跨血脑屏障效率较低，但脑内的 Glu 主要来源于自身合成。葡萄糖作为 Glu 合成的原料，进入脑细胞后转化为 $\alpha-$ 酮戊二酸（$\alpha-KG$），后者在谷氨酸脱氢酶的催化下转变为 Glu，或通过转氨基作用生成 Glu。Glu 在学习、记忆、神经元可塑性及大脑发育中起重要作用，对神经元活动具有兴奋作用。然而，持久的兴奋性氨基酸受体刺激，尤其是 NMDA 受体的长期激活，可能导致兴奋性毒性，进而引发细胞损伤和坏死。在急性脑疲劳或睡眠不足的情况下，Glu 的功能增强，通常伴随认知和神经功能的下降。

γ– 氨基丁酸是大脑内含量较高的游离氨基酸之一，仅次于谷氨酸，它是中枢神经系统的主要抑制性神经递质。GABA 由脑内的主要兴奋性神经递质 Glu 在谷氨酸脱羧酶的催化下脱羧生成，生成的 GABA 与突触后膜的 GABA 受体结合，通过增加细胞膜对氯离子的通透性，降低突触后神经元的放电速率，从而发挥抑制作用。GABA 主要分布在黑质、苍白球，其中黑质的含量最高，其次为下丘脑、中脑、小脑齿状核和大脑皮质等区域。睡眠时，皮层释放的 GABA 增多，因此 GABA 与睡眠、觉醒的生理功能密切相关。GABA 在大脑的高级功能，如学习、记忆和认知中起着重要作用，GABA 功能低下可能导致学习和记忆能力下降。GABA 通过对神经元的活动和相互联系的抑制性调控，有助于促进慢波睡眠，缓解疲劳。

Glu 和 GABA 对神经元的活动分别具有兴奋性和抑制性调控作用，两者在神经系统中保持相对的动态平衡。研究表明，不同脑区中 Glu 和 GABA 的含量及其受体功能的改变，与睡眠 – 觉醒过程及不同睡眠时相的转换密切相关，这在睡眠的调节中发挥着重要作用。Glu 的兴奋作用促进大脑皮层的激活，而 GABA 的抑制作用则帮助调节过度兴奋，确保大脑在需要休息时进入抑制状态。这种平衡确保了大脑在不同睡眠阶段的正常转换，尤其是在慢波睡眠（SWS）和快速眼动睡眠（REM）的交替过程中。Glu 的活跃作用有助于维持觉醒状态和促进浅睡眠，而 GABA 的增多则帮助大脑进入深睡眠阶段，减少外部刺激的干扰。在睡眠过程中，Glu 和 GABA 的相互作用通过维持大脑活动的适当兴奋与抑制平衡，不仅有助于调节睡眠的质量，还对睡眠的周期性和时相转换至关重要。如果 Glu 和 GABA 的平衡被打破，可能导致睡眠障碍、认知功能受损，甚至增加患神经退行性疾病的风险。因此，Glu 和 GABA 的动态平衡对睡眠的调节、深度恢复及认知功能的维护具有重要意义。

4. 肽类神经递质

食欲素（orexin），又称下丘脑泌素，是由下丘脑分泌的一类神经肽，广泛参与调节觉醒、睡眠和代谢等多方面的生理过程。食欲素具有高度兴奋作用，能激活蓝斑等核团，启动并维持大脑皮层的觉醒状态，因此被认为是参与觉醒系统的重要神经肽。食欲素缺失时，常见嗜睡症和睡眠障碍，且与失眠有密切关系。

最新研究指出，食欲素的主要作用是根据新陈代谢、生理节奏和睡眠状态的变化，决定生物体是否应保持清醒或进入睡眠。中枢神经系统注射食欲素会引发失眠、体温上升及能量消耗的增加，缺乏睡眠也会促进食欲素的分泌。此外，食欲素并不直接刺激食欲，尽管其名为"食欲肽"，但当食欲素不足时，嗜睡症患者反而可能会出现体重增加的现象，而非 BMI 下降。研究还发现，当猴子连续 30 至 36 小时未睡眠后，注射食欲素可帮助它们在缺乏睡眠的情况下维持觉醒状态，进一步证明食欲素在维持觉醒方面的重要作用。因此，食欲素在睡眠调节、体内代谢和生理节律中扮演着关键角色。

二、内分泌系统

（一）内分泌系统概述

内分泌系统是一个由内分泌腺组成的生理系统，主要通过分泌激素来调节机体的各种生理活动。与神经系统不同，内分泌系统的信号传递不依赖于神经传导，而是通过激素在血液中传播，作用于身体的特定靶器官。可分为两大类：一是在形态结构上独立存在的肉眼可见器官，即内分泌器官，包括下丘脑、垂体、肾上腺、甲状腺、胸腺和性腺等器官和组织；二为分散存在于其他器官组织中的内分泌细胞团，即内分泌组织，如胰腺内的胰岛、睾丸内的间质细胞、卵巢内的卵泡细胞及黄体细胞等。

内分泌系统的核心功能是通过分泌激素来调节和协调身体的多种生理活动。激素是由内分泌腺或组织中的内分泌细胞合成并分泌的一种高效能的生物活性物质。激素以体液为媒介，作用于远离分泌源的器官、组织或细胞，传递信息并调节细胞功能。

经典概念认为，激素通过血流将所携带的调节信息递送至机体远处的靶细胞，从而实现长距离的细胞间通讯。然而，现代研究表明，激素不仅通过血流传递信息，还可通过多种短距离细胞通讯方式传递信息，这些方式包括旁分泌、自分泌、胞内分泌及腔分泌等。

激素主要来源于以下三个方面：①经典内分泌腺体，如垂体、甲状腺、甲状旁腺、胰岛、肾上腺、性腺等；②非内分泌腺器官的分泌，包括脑、心、肝、肾、胃肠道等器官的某些细胞。这些细胞除了具备各自固有的特定功能外，还具有内分泌功能。例如，心肌细胞可以分泌心房钠尿肽；③组织器官中的转化生成：一些激素在特定组织中转化而生成，例如，血管紧张素 I 和 II 分别在肺和肾组织中被转化为具有生物活性的激素；25- 二羟维生素 D_3 则由肝和肾转化而成。

而激素分子形式多样，种类复杂。激素的化学性质决定其作用方式。根据激素的化学结构，又可将其分为以下三类：①胺类激素：如肾上腺素、甲状腺素等；②多肽或蛋白质类激素：包括由下丘脑、垂体、甲状旁腺、胰岛和胃肠道等分泌的激素；③脂类激素：如类固醇激素和维生素 D 衍生物。

此外，根据亲水性或亲脂性的不同，激素的作用方式也有所差异。含氮类亲水性激素（如肽类激素和大多数胺类激素）：通过与靶细胞膜上的受体结合，产生调节效应；亲脂性激素（如类固醇激素和甲状腺激素）：能够直接穿过细胞膜，与细胞内的受体结合发挥作用。

激素的正常分泌在维持机体内环境稳定和协调多系统功能中发挥重要作用，它影响多种生理过程，尤其是对睡眠－觉醒周期的调节。研究表明，多种激素的异常分泌或功能失调都会导致睡眠障碍。

（二）下丘脑－垂体－肾上腺轴在内分泌系统中的核心作用

下丘脑是内分泌系统的最高调控中枢，也是神经系统与内分泌系统相互联系的重要枢纽。下丘脑包含多个重要的神经核，具有神经分泌细胞的功能，能够合成和释放多种激素，包括促激素和抑制激素。这些激素通过下丘脑－垂体门静脉系统作用于腺垂体，调控腺垂体中激素分泌细胞的活动，从而控制激素的合成与分泌，进一步调节心率、血压、体温、消化、昼夜节律等生理活动。尤其是下丘脑对垂体的调控，特别是通过下丘脑－垂体－肾上腺轴（hypothalamic–pituitary–adrenal axis，HPA 轴）的机制，参与了体内应激反应、代谢调节、昼夜节律稳态等多种重要功能。现代研究表明，HPA 轴的调节过程为：

1. 下丘脑的启动作用

在应激刺激或生理需求下，下丘脑的室旁核和弓状核会合成并分泌促肾上腺皮质激素释放激素（corticotropin releasing hormone，CRH）和血管升压素（vasopressin，VP）。CRH 和 VP 通过下丘脑－垂体门静脉系统传送至腺垂体。CRH 是 HPA 轴的主要启动因子，而 VP 在一些情况下可以增强 CRH 的作用。

2. 垂体的反应

CRH 和 VP 与腺垂体的受体结合，促使腺垂体释放促肾上腺皮质激素（ACTH）。其中，CRH 与腺垂体中的 CRH 受体－1（CRH–R1）结合，VP 则与血管升压素 V3 受体（V3R）结合，二者共同作用，促进 ACTH 的分泌。ACTH 进入血液循环，作用于肾上腺皮质。

3. 肾上腺的反应

在 ACTH 的刺激下，肾上腺皮质细胞中的 ACTH 受体激活后，启动了 AC–cAMP–PKA 或 PLC–IP3/DG–PKC 等信号通路，促进胆固醇转化为孕烯醇酮，孕烯醇酮随后转化为皮质醇。皮质醇作为一种糖皮质激素（glucocorticoid，GC），具有调节血糖、抑制免疫反应、促进应激反应等功能。ACTH 对肾上腺皮质不同带的细胞有不同的影响，其中对束状带和网状带细胞的作用最为强烈。

4. 负反馈机制

当血液中的 GC 浓度增加时，它通过长反馈机制抑制腺垂体 ACTH 细胞和下丘脑 CRH 神经元的活动，减少 ACTH 和 CRH 的合成与释放，从而降低 GC 水平。此外，腺垂体 ACTH 分泌过多时，也会通过短反馈抑制下丘脑 CRH 神经元的活动。下丘脑 CRH 神经元还能够通过分泌 CRH，形成超短反馈，进一步调节自身的活动。皮质醇水平升高时，它通过负反馈机制抑制下丘脑的 CRH 和垂体的 ACTH 分泌，减少 ACTH 的释放，从而维持 HPA 轴的激活不至于过度，保证身体的生理平衡。这些多层次的反馈机制协调作用下，有效地调控 HPA 轴的活动，维持 GC 在血液中的稳态。

视交叉上核（SCN）是位于下丘脑的一个重要神经核团，是体内生物钟的核心。由于 SCN 的影响，下丘脑 CRH 的分泌具有昼夜节律性，并直接影响睡眠 – 觉醒周期。

（三）下丘脑 SCN 对睡眠的影响

1. 调控褪黑素的分泌，影响睡眠驱动力

下丘脑视交叉上核（SCN）是哺乳动物控制昼夜节律的核心中枢，其主要功能是协调机体内源性节律与环境光暗周期的同步

性，并使体内各组织器官的节律与视交叉上核的节律同步化，这一过程通过调控松果体合成和分泌褪黑素（melatonin，MT）来实现节律的精准控制。

松果体是褪黑素的主要合成和分泌部位，其合成过程以色氨酸为起始，通过羟化酶和脱羧酶的作用生成 5- 羟色胺，再经乙酰化和甲基化生成褪黑素。褪黑素的分泌具有显著的昼夜节律特征，夜间分泌增加，在凌晨 2 点左右达到高峰，而白天分泌减少。青春期后，随着松果体逐渐退化，褪黑素的分泌量也随之减少，这可能与生理衰老相关。褪黑素的合成和分泌受到光线的显著调控，白天分泌减少，夜晚分泌增加，其昼夜节律由视交叉上核这一关键神经中枢调控。视交叉上核内的神经元上分布有褪黑素受体，包括褪黑素受体 1a（MT1）、褪黑素受体 2a（MT2）和褪黑素受体 3a（MT3）。褪黑素作为一种内源性因子，通过作用于视交叉上核的受体，调整生物昼夜节律，使机体的生物节律与环境的昼夜周期保持一致。

进一步研究表明，褪黑素调节睡眠主要通过与 MT1、MT2 和 MT3 受体的相互作用实现。近年来发现，失眠与褪黑素水平密切相关，其机制主要涉及褪黑素分泌减少、分泌时间异常、褪黑素水平过高或褪黑素受体表达下调等。相关实验结果显示，毁损大鼠的视交叉上核可破坏其内源性行为和激素分泌的昼夜节律，包括消除正常的夜间活动和白天睡眠行为，以及破坏促肾上腺皮质激素和褪黑素的分泌节律。而体外培养的视交叉上核神经元仍可保持节律性放电，将这种培养的视交叉上核组织移植到视交叉上核被破坏的大鼠体内，可以恢复其昼夜节律。进一步证明了 SCN 在节律调控中的核心作用及褪黑素在此过程中不可或缺的调节功能。

2. 影响 HPA 轴调节昼夜节律

下丘脑 - 垂体 - 肾上腺轴（HPA 轴）是最原始的内源性昼

夜节律调节系统。SCN 根据昼夜的光暗信号调节 CRH 的分泌，从而影响 ACTH 和皮质醇的水平。白天皮质醇的分泌较高，帮助机体保持清醒与警觉，而夜晚皮质醇水平下降，支持睡眠的发生。

当个体面临压力或其他应激源时，HPA 轴会被激活，CRH 分泌增多，导致 ACTH 释放。这进一步刺激肾上腺分泌皮质醇。皮质醇不仅调节身体的代谢，还通过与大脑皮层和海马体中的糖皮质激素受体（GR）结合，调节神经系统的应激反应。长期的高皮质醇水平会导致大脑皮层兴奋性增加，抑制情绪调节功能，进而引发焦虑、过度警觉等症状。长期应激引起的皮质醇升高会导致睡眠障碍，因为高皮质醇水平抑制了慢波睡眠（深度睡眠）和 REM 睡眠（快速眼动睡眠）的发生。

长期的 HPA 轴过度激活会引发神经可塑性的改变，特别是影响海马体（负责情绪调节和记忆）的功能。海马体中糖皮质激素受体过度激活可能导致神经元损伤，从而加剧应激反应并影响睡眠质量。此外，过度的应激激素刺激还可能降低睡眠调节区域（如脑干、前额叶皮层）的功能，使得正常的睡眠－觉醒周期受到干扰。

3. 整合光信号以调整睡眠行为

视网膜中的光感受器（如视网膜神经节细胞）通过其含有的光感色素黑视蛋白（melopsin）感知光线，尤其是蓝光（波长约为 480nm）。这些感光神经元通过视网膜下神经通路（retinohypothalamic tract，RHT）直接将光信号传递到 SCN。SCN 神经元通过这些光信号调整其活动，从而控制昼夜节律。当视网膜感知到光线时，SCN 内神经元的兴奋性增加，并将信号传递给下丘脑的睡眠调节区，从而抑制睡眠相关神经元的活动，增强觉醒信号。

此外，下丘脑 SCN 不仅调节昼夜节律，还通过调控下丘脑的睡眠－觉醒相关区域，直接影响睡眠的发生。SCN 通过

GABA 和谷氨酸的释放调节下丘脑的睡眠中心（如外侧前脑和视丘等），进而调节觉醒和睡眠的平衡。在白天，光信号通过 SCN 抑制下丘脑睡眠相关神经元的活动，促进觉醒；而在夜间，随着光线的减弱，SCN 的活动逐渐减弱，抑制作用消失，反而促进睡眠相关神经元的活动，增强睡眠的驱动力。

4. SCN 通过调节腺苷受体的活性，间接影响睡眠

腺苷是一种在代谢过程中积累的分子，尤其在大脑活动增加时，ATP 被水解为 ADP（腺苷二磷酸）和 AMP（腺苷单磷酸），进一步水解为腺苷。随着时间的推移，腺苷在脑内浓度逐渐增加，这与疲劳和睡眠需求增加密切相关。

腺苷主要通过与 A_1 受体和 A_{2A} 受体结合，发挥其生理效应。A_1 受体是腺苷的主要受体之一，广泛分布在大脑皮层、海马体和 SCN 内。当腺苷与 A_1 受体结合时，A_1 受体激活抑制性 G 蛋白（Gi），进而抑制腺苷酸环化酶（adenylyl cyclase）活性，减少环磷酸腺苷（cyclic adenosine monophosphate，cAMP）的生成。cAMP 水平降低会抑制神经元的兴奋性，因此 A_1 受体的激活通常表现为镇静作用，促进睡眠。A_{2A} 受体的作用：A_{2A} 受体主要通过 G 蛋白偶联途径（Gαs）调节 cAMP 的合成，cAMP 水平的升高会增加神经元的兴奋性。在 SCN 中，A_{2A} 受体的活化促进了觉醒和活动的增强，抑制了睡眠的产生。因此，A_{2A} 受体在调节觉醒状态中起着重要作用。失眠的出现可能与腺苷信号传导的失调、腺苷受体功能的异常等因素密切相关。

5. 调控体温和能量代谢节律，辅助睡眠与觉醒的切换

SCN 在夜间通过调控下丘脑的温度控制中枢，抑制交感神经系统的活性，减少热量的产生。交感神经活性的降低使得血管扩张，促进热量散发，从而降低体温，这有助于降低大脑的代谢活动，从而促进深度睡眠的发生，降低觉醒度。而白天（觉醒时段）时，SCN 激活交感神经系统和肾上腺素分泌，促进热量产生。此时体温的升高可维持机体清醒、活跃的状态。

（四）内分泌系统在睡眠调节中的核心作用

内分泌系统通过分泌多种激素，与睡眠的产生、维持及质量密切相关。这些激素不仅直接影响睡眠周期，还通过调控神经递质、昼夜节律及机体代谢，参与睡眠的精细调节。褪黑素、HPA轴对睡眠行为的重要作用上文已经详述。除此之外，胰岛素、生长激素等其他激素也在不同程度上影响着睡眠行为：

1. 生长激素

生长激素（growth hormone，GH）由垂体前叶分泌，其分泌具有显著的昼夜节律，与睡眠阶段密切相关，尤其在慢波睡眠（slow-wave sleep，SWS）阶段达到高峰。GH 的分泌主要受到下丘脑促生长激素释放激素（GHRH）和生长激素抑制素（somatostatin）的调控。在慢波睡眠中，GHRH 水平升高，促进垂体分泌 GH，同时增强睡眠深度。GHRH 通过激活腺苷酸环化酶（AC）-cAMP-PKA 信号通路调控 GH 分泌。而在清醒或快速眼动睡眠阶段，生长激素抑制素水平较高，会抑制 GH 的释放。

GH 通过与靶细胞上的生长激素受体（GHR）结合，激活 JAK-STAT、PI3K-AKT 和 ERK-MAPK 等信号通路，发挥重要的睡眠调节作用。其中，JAK-STAT 信号通路诱导胰岛素样生长因子-1（IGF-1）的分泌，IGF-1 被证实可促进慢波睡眠的深度和持续时间。PI3K-AKT 通路通过调控能量代谢，支持睡眠期间的低能耗状态，而 ERK-MAPK 通路则在组织修复和神经元修复中发挥作用。这些分子机制不仅优化了睡眠质量，还促进了机体的恢复与免疫稳态。

此外，GH 的分泌与慢波睡眠之间存在正反馈关系。慢波睡眠通过增强 GHRH 的释放进一步刺激 GH 分泌，而 GH 分泌减少（如睡眠剥夺时）会降低 IGF-1 水平，导致睡眠质量下降，影响免疫功能和代谢稳态。GH 通过促进脂肪分解和优化能量储备，维持睡眠期间的能量代谢平衡，为深度睡眠的发生创造条件。

2. 胰岛素

胰岛素（insulin）是一种由胰腺 β 细胞分泌的多肽激素，在调节体内血糖水平和能量代谢方面具有核心作用，同时也在睡眠调节中扮演重要角色。胰岛素的分泌具有昼夜节律性，通常在白天进食后达到高峰，而在夜间休息时降低。研究表明，胰岛素通过调节中枢神经系统的代谢状态和神经递质的释放，间接影响睡眠－觉醒周期。例如，胰岛素能够作用于下丘脑弓状核（ARC）中的胰岛素受体（insulin receptor，IR），激活 PI3K–AKT 信号通路，调控食欲和能量代谢，这一过程与入睡和维持睡眠密切相关。

胰岛素还通过影响脑内的神经递质系统对睡眠产生直接调节作用。其作用于下丘脑时，可降低食欲相关的神经肽 Y（neuropeptide Y，NPY）的释放，同时增加瘦素（leptin）的敏感性，这种状态有助于睡眠驱动力的增强。此外，胰岛素对血脑屏障的渗透性使其能够调控 5- 羟色胺和 γ- 氨基丁酸等促进睡眠的神经递质水平，间接促进睡眠的发生和维持。

高胰岛素水平或胰岛素抵抗还可能破坏睡眠的正常结构。胰岛素抵抗会导致能量代谢紊乱，引发肥胖和血糖异常，进一步影响下丘脑－垂体－肾上腺轴（HPA 轴）的功能，增加皮质醇分泌水平，抑制深度睡眠的发生。此外，胰岛素抵抗与褪黑素分泌减少存在关联，可能破坏昼夜节律的协调，导致失眠或睡眠紊乱。

3. 甲状腺激素

甲状腺激素（thyroid hormone）通过与下丘脑－垂体－甲状腺轴（HPT 轴）的反馈调控参与睡眠调节，其昼夜分泌节律与睡眠－觉醒周期密切相关。在夜间，甲状腺激素水平通常较低，有助于机体代谢降低并进入深度睡眠；而在清晨，其分泌逐渐升高，为觉醒和日间活动提供能量支持。

甲状腺激素通过作用于中枢神经系统中的甲状腺激素受体（thyroid hormone receptors，TRs），调控与觉醒和睡眠相关的神经元活动。例如，三碘甲状腺原氨酸 T3 和甲状腺素 T4 能够通过影响下丘脑视交叉上核的神经活动，调节昼夜节律的核心机制。此外，甲状腺激素还可增强去甲肾上腺素和多巴胺等促进觉醒的神经递质的释放，延迟睡眠的发生时间。

甲状腺激素水平异常也会对睡眠结构和质量产生显著影响。甲亢（甲状腺功能亢进症）患者通常表现为睡眠时间减少、难以入睡和觉醒频繁，主要与过高的甲状腺激素水平导致基础代谢率升高、交感神经活动过度有关。而甲减（甲状腺功能减退症）患者则多出现嗜睡或过度疲劳，可能是因为甲状腺激素不足，导致中枢神经系统的能量供应减少及昼夜节律紊乱所致。

4. 性激素

性激素（sex hormones）通过其在中枢神经系统的受体（如雌激素受体 ER、孕激素受体 PR 和雄激素受体 AR）发挥作用，调节下丘脑、脑干和边缘系统中的睡眠相关神经回路。

雌激素和孕激素在睡眠调节中具有互补作用，通过多种分子机制影响睡眠的质量和结构。雌激素通过调节下丘脑视交叉上核中的昼夜节律基因（如 CLOCK 和 BMAL1）的表达，从而影响褪黑素分泌，调节睡眠 – 觉醒周期。此外，雌激素还能通过增强中枢神经系统中促进觉醒的多巴胺和 5– 羟色胺的活性，提升觉醒水平，同时优化睡眠的延续性和深度，尤其是非快速眼动睡眠（NREM）的维持。相比之下，孕激素则主要通过其代谢产物（如孕烯醇酮）作为 $GABA_A$ 受体的正向调节剂，增强抑制性神经递质 γ– 氨基丁酸（GABA）的效应，发挥镇静作用，显著促进快速眼动睡眠（REM）的发生。此外，孕激素还能够调节脑干对呼吸的敏感性，维持睡眠期间的呼吸稳定。

睾酮在睡眠调节中也扮演了关键角色。其水平呈现昼夜节律性变化，尤其与深度睡眠（NREM 第三阶段）的维持密切相关。在男性中，睾酮水平通常在睡眠过程中自然升高，特别是在深度睡眠阶段，这种升高有助于促进修复性睡眠，并提高整体睡眠质量。现代研究表明，睾酮通过调节神经系统中的神经递质和受体，如增强 γ- 氨基丁酸的抑制效应，以及调节多巴胺和 5- 羟色胺等神经递质的活性，促进深度睡眠的发生。然而，低睾酮水平常常与睡眠质量下降、觉醒频繁和白天嗜睡等症状相关，可能通过影响这些神经递质系统的平衡及自我修复过程来扰乱睡眠结构。另一方面，过高的睾酮水平或外源性睾酮补充剂的使用，可能会引发一系列负面影响，特别是睡眠呼吸障碍，这可能是因为睾酮对呼吸系统的调节作用，通过增加上气道的肌肉张力，导致呼吸道塌陷或呼吸暂停，从而干扰睡眠的连续性和质量。

性激素水平的异常或波动与多种睡眠障碍有关。例如，女性更年期雌激素水平下降通常导致失眠、夜间觉醒和睡眠断续；妊娠期孕激素升高则可能延长总睡眠时间，但减少 REM 睡眠比例。此外，男性随着年龄增长，睾酮水平下降，也可能伴随睡眠质量恶化和昼夜节律紊乱。总的来说，性激素通过复杂的神经调控和分子机制，对睡眠的发生、维持和质量产生重要影响。

三、免疫系统

（一）免疫系统概述

免疫系统是人体用来保护自己免受外界有害物质（如细菌、病毒、真菌和寄生虫）及内源性异常细胞（如肿瘤细胞和变异细胞）攻击的复杂的生物学网络。它由免疫器官、免疫细胞和免疫分子组成。这些组成部分包括负责免疫细胞生成与分化的胸腺和骨髓，参与免疫监视的淋巴结和脾脏等免疫器官；T 细胞、B 细胞、巨噬细胞、自然杀伤细胞（NK 细胞）等免疫细胞；以及抗体、细胞因子、补体等免疫分子。

免疫系统通过主要组织相容性复合体（MHC）分子等机制，将入侵的病原微生物及机体内突变的细胞和衰老、死亡的细胞识别为"非己"物质。为了保护机体的健康，免疫系统会迅速启动一系列复杂的机制，清除这些"非己"物质，这一过程被称为免疫应答。免疫应答可分为初始快速的固有免疫（先天性免疫或非特异性免疫）和精确针对特定病原体的适应性免疫（获得性免疫或特异性免疫）两大类。

这一复杂又精细的防御网络覆盖人体全身。为了更清晰地理解免疫系统的有序协调运作，其防御体系可分为三道防线，各自承担不同的作用：

第一道防线由皮肤和黏膜构成，它们能够阻挡大多数病原体侵入人体，同时其分泌物具有杀菌作用。如呼吸道、消化道、泌尿道和生殖道等部位的黏膜，有特殊的细胞层，能够分泌黏液，包裹和清除病原体。

第二道防线由体液中的杀菌物质和吞噬细胞组成，协同抵御病原体的入侵。杀菌物质，如溶菌酶，通过水解革兰氏阳性菌细胞壁中的肽聚糖，破坏病菌的结构完整性，导致其溶解或死亡。溶菌酶广泛存在于体液中，如唾液、泪液和呼吸道分泌物中，发挥着重要的抗菌作用。同时，分布在血液、组织及免疫器官（如淋巴结、脾脏和肝脏等）中的吞噬细胞（如巨噬细胞和嗜中性粒细胞）通过识别病原体表面的病原相关分子模式（PAMPs），利用内吞作用将其吞噬，并通过与溶酶体融合释放消化酶降解病原体，同时将部分病原体抗原片段通过 MHC 分子提呈给淋巴细胞，从而触发适应性免疫反应。第二道防线是人类在进化过程中逐渐建立起来的天然防御功能，其特点是不针对某一种特定的病原体，而是通过广泛识别和抵御多种病原体起作用，因此称为非特异性免疫（又称先天性免疫）。

第三道防线主要由免疫器官（如胸腺、淋巴结和脾脏等）、免疫细胞（尤其是淋巴细胞）组成。免疫系统的核心细胞是淋巴细胞，其中包括 B 细胞和 T 细胞。当病原体侵入人体时，抗原会激活 B 细胞或 T 细胞。抗原提呈细胞（APCs）在其中发挥着桥梁作用，它们将病原体降解后，通过 MHC 分子将抗原片段提呈给 T 细胞，从而激活适应性免疫反应。激活后的 B 细胞产生抗体，抗体通过与抗原结合，能够中和病原体或标记病原体，以便被其他免疫细胞（如吞噬细胞）识别和清除。抗体与抗原的结合是高度特异性的，使免疫反应能够精确地针对特定的病原体。通过这种机制，免疫系统能够有效清除入侵的病原体，或防止其进一步侵害机体。第三道防线是人体通过适应性免疫系统逐步建立的后天防御功能，其特点是在接触病原体或异物后逐步完善，并通过特异性识别和针对性清除某一特定病原体或异物而发挥作用，因此被称为特异性免疫（又称后天性免疫）。

（二）细胞因子

机体免疫细胞之间高度有序的分工与协调合作依赖于有效的细胞间信息交换，其中细胞因子介导的信号传递在这一生理病理过程中起着重要作用。细胞因子是一类由免疫细胞及其他组织细胞分泌的小分子可溶性蛋白质或多肽，通过与特异性受体结合，在细胞间传递和调控信息，以此调节细胞生长、分化及效应功能，并在免疫应答和炎症等生理及病理过程中发挥关键作用。

淋巴细胞（包括 T 细胞和 B 细胞）、单核－巨噬细胞、树突状细胞、粒细胞（如中性粒细胞、嗜酸性粒细胞）、肥大细胞，以及非免疫细胞（如成纤维细胞、内皮细胞、上皮细胞）均可分泌细胞因子。这表明细胞因子在机体多个系统中广泛参与调节。

自 1957 年首次发现干扰素（IFN）以来，科学家已鉴定出

200 余种细胞因子。这些细胞因子种类繁多，命名方式多样。根据分泌细胞的不同，可将其归类为淋巴因子、单核因子等，但由于许多细胞因子可由多种细胞共同分泌，这种分类方式存在一定局限性。更常见的是基于功能或结构对细胞因子进行分类，主要包括干扰素（IFN）、白细胞介素（IL）、肿瘤坏死因子（TNF）、集落刺激因子（CSF）、趋化因子（CXCL/CCL），以及生长因子等家族。这种以功能与结构为依据的分类方式更加全面，有助于深入理解细胞因子的多样性及其在免疫应答、炎症反应等生理与病理过程中的关键作用：

白细胞介素（interleukin，IL），早期发现是由白细胞及其他细胞分泌的一类细胞因子，主要作用于免疫系统的细胞，调节免疫应答，故命名为白细胞介素。白细胞介素能够促进细胞的生长、分化、活化、增殖及调节免疫反应。根据其不同的功能和作用机制，已被分为多个亚型，如 IL-1、IL-2、IL-6、IL-10 等。每种白细胞介素都具有特定的作用。例如，IL-2 主要促进 T 细胞的增殖和活化；IL-6 参与急性期反应并具有免疫调节功能；IL-10 是一种免疫抑制性细胞因子，能抑制过度的免疫反应。

集落刺激因子（colony-stimulating factor，CSF）是一类能够刺激造血干细胞及不同发育阶段的造血细胞分化和增殖的细胞因子，主要包括粒细胞 - 巨噬细胞集落刺激因子（GM-CSF）、巨噬细胞集落刺激因子（M-CSF）、粒细胞集落刺激因子（G-CSF）等，它们分别在不同类型血细胞的生成过程中发挥重要作用。此外，红细胞生成素（EPO）和血小板生成素（TPO）虽然参与造血过程，但主要促进特定类型血细胞的生成，EPO 主要促进红细胞的生成，TPO 则主要促进血小板的生成，因此它们不完全属于典型的 CSF 类。干细胞因子（SCF）也促进造血干细胞增殖和分化，虽然与 CSF 密切相关，但通常不被归类为 CSF。

干扰素（interferon，IFN）因其能够干扰病毒复制而得名。

根据其结构和生物学活性，干扰素可分为Ⅰ型、Ⅱ型和Ⅲ型。Ⅰ型 IFN 主要包括 IFN-α 和 IFN-β，通常由病毒感染的宿主细胞、浆细胞样树突状细胞（pDC 细胞）等产生，主要发挥抗病毒、免疫调节等作用。Ⅱ型 IFN 即 IFN-γ，主要由活化的 T 细胞和 NK 细胞产生，参与免疫调节并增强细胞介导的免疫反应。Ⅲ型 IFN 包括 IFN-λ1（IL-29）、IFN-λ2（IL-28A）和 IFN-λ3（IL-28B），主要由树突状细胞（DC 细胞）产生，其抗病毒作用类似Ⅰ型 IFN，尤其作用于上皮细胞等非免疫细胞。干扰素在抗病毒、抗肿瘤、免疫调节等方面发挥重要作用。

肿瘤坏死因子（tumor necrosis factor，TNF）家族最初被发现其能造成肿瘤组织坏死而得名，主要包括 TNF-α 和 TNF-β。TNF-α 主要由活化的单核 - 巨噬细胞产生，而 TNF-β（又称淋巴毒素，LT）则主要由活化的 T 细胞产生。除了 TNF-α 和 TNF-β，TNF 家族成员还包括肿瘤坏死因子相关凋亡诱导配体（TRAIL）、FasL、CD40L 等 30 余种细胞因子。TNF 家族的成员在调节免疫应答、杀伤靶细胞及诱导细胞凋亡等过程中发挥重要作用。

生长因子（growth factor，GF）是指一类促进细胞生长和分化的细胞因子，其种类繁多。常见的生长因子包括转化生长因子 -β（TGF-β）、血管内皮细胞生长因子（VEGF）、表皮生长因子（EGF）、成纤维细胞生长因子（FGF）、神经生长因子（NGF）和血小板源性生长因子（PDGF）等。这些生长因子在不同类型细胞的增殖、分化、迁移和修复过程中起着重要作用。

趋化因子（chemokines）是指一类结构相似，分子量8～12kDa，具有诱导免疫细胞定向迁移功能的细胞因子。几乎所有的趋化因子都含有由 2 对或 1 对保守的半胱氨酸残基（C）形成的分子内二硫键。根据靠近氨基端的半胱氨酸的个数及排列顺序，趋化因子可分为 4 个亚家族：CXC、CC、CX3C 和 XC。

（三）免疫系统在睡眠调节中的作用

免疫系统在睡眠调节中的作用日益受到关注。研究表明，免疫系统在睡眠调节中扮演着重要角色，特别是通过细胞因子等免疫分子来发挥调控作用。以下是细胞因子对睡眠的调节作用。

免疫细胞在炎症反应中产生的细胞因子，尤其是肿瘤坏死因子（TNF）、白介素 -1（IL-1）和白介素 -6（IL-6）等，能够促进睡眠。IL-1 被认为是一种重要的睡眠促进因子，IL-1 通过与 IL-1 受体结合，受体的胞内结构与髓样分化因子 88 等适配蛋白相互作用激活多种下游的信号分子，包括 NF-κB（核因子 κB）和 MAPK（丝裂原活化蛋白激酶）途径，增加 TNF-α、IL-6 等促炎细胞因子的表达，这些因子进一步增强神经元活动，参与调节大脑的睡眠 - 觉醒周期。NF-κB 的激活还可能影响中枢神经系统的其他调节网络，增强对睡眠的需求。IL-1 也通过作用于下丘脑的免疫细胞、神经元及神经胶质细胞，增加神经活动，促进深度睡眠（SWS）。此外，IL-1 作为促炎细胞因子，在感染和免疫反应期间的分泌增加，通常会伴随着睡眠需求的增加。这种现象称为免疫性嗜睡（sickness behavior）。IL-1 通过上调睡眠相关神经回路，特别是促进深度睡眠和 REM 睡眠的发生，帮助机体恢复免疫功能并应对炎症。

IL-6 在睡眠中的作用不仅与免疫反应相关，还通过神经 - 免疫相互作用，调节睡眠的质量和深度，帮助机体恢复和修复。临床研究表明，睡眠剥夺会显著提高 IL-6 水平，提示免疫反应和炎症增强。IL-6 通过与 IL-6 受体结合，激活 JAK-STAT 信号通路，影响中枢神经系统的免疫细胞和神经元，调节睡眠的各个阶段。IL-6 的升高通常与急性炎症反应和免疫激活相关，可能通过改变大脑皮层、下丘脑等关键脑区的神经活动，促进深度睡眠或慢波睡眠的产生。研究还表明，IL-6 可激活下丘脑 NF-κB

通路，促进下丘脑中炎症介质的释放，改变神经递质的释放（如去甲肾上腺素和 5-HT）及调节睡眠相关的神经网络，最终引起 REM 睡眠的抑制。总的来说，IL-6 在睡眠调节中发挥双向作用，并通过调节免疫反应影响神经系统功能，促进修复性睡眠。

肿瘤坏死因子（TNF）是一种具有杀伤肿瘤细胞、免疫调节等多种生物学功能的重要细胞因子。研究表明，TNF 可通过促进脑内 5-HT 的合成和释放，提高 5-HT 及其代谢产物 5- 羟吲哚乙酸（5-HIAA）的水平，从而增加慢波睡眠的深度和稳定性。此外，TNF 通过与其受体（TNFR1/TNFR2）结合，激活下游的 NF-κB 等信号通路，调控下丘脑视上核及其他睡眠中枢的神经活动，进一步促进睡眠的发生。

在睡眠调节中，TNF 与白细胞介素 -1（IL-1）具有显著的协同作用，IL-1 可以通过刺激 TNF 的释放增强其睡眠促进效应，两者共同作用于视上核和其他睡眠调控区域，调节昼夜节律和睡眠 - 觉醒周期。研究还发现，TNF 和 IL-1 能够通过调节炎症介质（如前列腺素 E2）的活性，间接影响其他神经递质（如 GABA 和谷氨酸）的平衡，从而进一步调控睡眠结构和质量。在失眠等睡眠障碍中，TNF 和 IL-1 的水平可能发生异常，导致慢波睡眠的减少或紊乱，提示它们在睡眠的生理和病理过程中发挥着关键作用，是干预睡眠障碍的重要靶点。

四、神经 - 内分泌 - 免疫系统

神经系统、免疫系统和内分泌系统在睡眠调节中形成了高度复杂的交叉网络，通过多层次的相互作用协同调控睡眠的启动与维持。在这一过程中，三者的交互机制不仅体现在分子信号的传递上，还涉及多种生理路径的动态调节。

首先，神经系统与免疫系统之间的交互在睡眠调节中扮演了重要角色。神经系统通过迷走神经和脑干单胺神经元对免疫系统

施加调控作用。例如，迷走神经的信号传递可以通过释放乙酰胆碱调节外周免疫细胞的活性，减少炎症反应。反过来，免疫系统通过分泌细胞因子（如白细胞介素 –1 和肿瘤坏死因子 –α）影响中枢神经系统的功能。这些细胞因子能够作用于下丘脑视前区的神经元，激活睡眠调节回路，促进慢波睡眠的发生。此外，在感染或炎症状态下，免疫系统通过增强细胞因子的分泌进一步激活睡眠驱动力，体现了神经 – 免疫系统之间的双向调控机制。

其次，神经系统与内分泌系统的协同作用是睡眠 – 觉醒周期的重要调节机制。神经系统中的下丘脑视交叉上核作为昼夜节律的主时钟，通过调节褪黑素和皮质醇等激素的分泌影响睡眠周期。例如，SCN 调控松果体在夜间分泌褪黑素，褪黑素通过与 MT1 和 MT2 受体结合促进睡眠启动。同时，SCN 还通过 HPA 轴控制皮质醇的分泌，皮质醇在清晨达到高峰，帮助机体从睡眠状态过渡到觉醒状态。如果皮质醇的分泌受到干扰，例如 HPA 轴过度激活，则可能引发失眠或其他睡眠障碍。此外，激素分泌还能够反过来调控中枢神经系统的神经递质活性，例如褪黑素对视前区 GABA 能神经元的调控，体现了两者的相互依赖的关系。

最后，免疫系统与内分泌系统的交互作用通过调节炎症和激素水平间接影响睡眠。免疫系统通过细胞因子调控 HPA 轴的活性，改变皮质醇的分泌。例如，IL–1 和 TNF–α 能够刺激下丘脑释放促肾上腺皮质激素释放激素（CRH），从而激活 HPA 轴，导致皮质醇分泌增加。皮质醇作为抗炎激素，通过抑制炎症因子的释放维持机体的炎症平衡。然而，在慢性炎症或应激状态下，HPA 轴的过度激活可能导致皮质醇水平升高，从而抑制细胞因子的分泌，进一步干扰睡眠的结构和质量。这种免疫 – 内分泌之间的双向调控不仅影响炎症的程度，还对神经系统的睡眠调控产生深远影响。

总体而言，神经系统、内分泌系统和免疫系统通过多层次的交叉与协同作用，共同调节睡眠的启动与维持。神经系统通过直接作用于下丘脑的睡眠中枢，起到核心调控作用；内分泌系统通过激素的昼夜分泌节律，为睡眠的时间安排和深度提供重要的信号支持；而免疫系统则通过细胞因子调控睡眠压力和炎症反应，与神经和内分泌系统形成反馈回路。这三大系统相互作用确保了睡眠与觉醒周期的正常运行，同时在应对感染、应激或炎症等病理状态时，通过整合神经、内分泌和免疫信号，动态调整睡眠的结构和质量。然而，当这些系统的平衡被打破时，例如慢性应激或免疫失调，则可能导致睡眠障碍的发生，进一步影响机体的整体健康。这表明正常的睡眠行为需要多系统参与协作，这种复杂的网络既是睡眠调节的基础，也是研究睡眠障碍的关键切入点。

第四节　脑－肠轴学说

一、脑－肠轴学说的现代研究

脑－肠轴学说（gut-brain axis theory）是一个涵盖神经、内分泌和免疫系统的复杂网络，强调中枢神经系统（central nervous system，CNS）与肠道之间的双向通信机制。这一学说认为，大脑和肠道通过神经、内分泌、免疫和代谢等途径建立起复杂的网络，调控身体的生理功能、情绪和睡眠等。

中枢神经系统（CNS）通过脑肠轴调节胃肠道功能及机体的内脏活动功能，而胃肠信号也可通过脑肠轴传递到中枢的躯体、情感和认知中枢，使机体对各种胃肠道刺激产生反应。脑肠肽（如 GLP-1、胃饥饿素、肽 YY 等）是一种由肠道内分泌细胞分泌的神经活性物质，其分泌受到肠道菌群代谢产物（如短链脂肪

酸）的调控。肠道菌群通过调节脑肠肽的分泌，间接利用神经 –
免疫系统（如细胞因子）、神经 – 内分泌系统（如 HPA 轴）和自
主神经（如迷走神经）等途径，进一步调控中枢神经系统的功
能，例如影响情绪、认知和行为。中枢神经系统通过脑 – 肠轴的
反馈机制，将信号传递至胃肠道以调节其功能。脑肠肽和肠道菌
群在这一双向调节的信号通路中共同发挥着关键作用，是连接中
枢与胃肠道的核心枢纽。

精神因素和环境刺激可通过影响中枢神经系统（尤其是下丘
脑 – 垂体 – 肾上腺轴，简称 HPA 轴）及自主神经系统，引发机
体神经、内分泌和免疫系统的功能变化，进而改变胃肠道的运动
和分泌功能。同时，胃肠道的异常信号（如炎症、菌群失调、刺
激性物质的存在）也能通过迷走神经、炎症介质（例如细胞因子）
及肠道菌群代谢产物等途径，反向作用于中枢神经系统，导致脑
功能活动的改变，从而影响患者的情绪、认知功能和睡眠状态。

近年来，越来越多的研究表明，消化系统疾病与失眠之间存
在显著的相关性。这种相关性可能与脑功能异常、脑肠肽水平失
衡、迷走神经调控障碍及肠道微生态紊乱等因素密切相关。例
如，神经影像学研究发现，消化系统疾病和失眠患者可能共同表
现出边缘系统、前额叶皮层等脑区的异常活动。此外，肠道菌群
通过脑肠轴在调控睡眠、情绪和胃肠功能方面发挥着重要作用。
这些发现进一步揭示了脑肠轴在调节精神、睡眠与消化系统功能
中的核心作用，为相关疾病的诊断与治疗提供了新的视角和思路。

（一）神经因素介导的通路与失眠的关系

脑肠轴通过肠神经系统、自主神经系统和中枢神经系统三个
层次实现胃肠道与神经系统的双向调控。

1. 肠神经系统

肠神经系统（enteric nervous system，ENS），常被称为"第

二大脑"，包含超过 1 亿个神经元，能够独立调控胃肠道的蠕动、分泌、血流及其他功能。ENS 与中枢神经系统（CNS）密切联系，同时具备一定的独立性。在没有中枢神经系统直接支配的情况下，肠神经系统依然能够自行调节胃肠功能，因此它也被称为"胃肠微脑"。ENS 可分为肌间神经丛和黏膜下神经丛，包含感觉神经元、中间神经和运动神经元。肠神经系统对胃肠的调控包括胃肠运动（特别是蠕动）与分泌、肠道血流量的调节、肠道上皮物质的转运及胃肠免疫反应和炎症过程的调节。研究表明，肠神经系统与肠道黏膜功能密切相关，涉及黏膜通透性、黏膜细胞增殖和修复等，并在肠道屏障的构建中发挥重要作用。此外，肠神经系统通过投射神经元将胃肠感觉信号传递给中枢神经系统及交感神经节，实现胃肠与中枢神经系统的双向调控。

在失眠的机制中，肠神经系统功能异常可能通过肠道微生物群产生的神经递质（如 GABA、谷氨酸等）影响中枢神经系统的活动，进而调节大脑的觉醒和睡眠节律。肠神经系统与迷走神经的相互作用可能在此过程中起到了关键的传递作用，从而影响睡眠的质量和周期性。

2. 自主神经系统

迷走神经是将胃肠信息传递至中枢神经系统的主要通路。胃肠道的感觉信号通过迷走神经传入纤维和脊髓传入神经元传递至延髓孤束核，并进一步调控丘脑、下丘脑等大脑区域的活动，从而影响觉醒和睡眠状态。在这一过程中，γ- 氨基丁酸（GABA）和谷氨酸（Glu）是参与神经冲动传导的重要神经递质，对睡眠节律的调节具有重要作用。GABA 是中枢神经系统中主要的抑制性神经递质，能够介导 30%～40% 中枢神经元的传导功能。有研究表明，原发性失眠患者脑内 GABA 含量显著低于正常水平，提示 GABA 功能障碍可能是失眠的重要机制之一。Glu 作为兴奋性神经递质，通过激活 Orexin 神经元及胆碱能神经元来提高大脑皮层的觉醒状态，进一步调控睡眠与觉醒的平衡。此外，某些肠道细菌（如乳酸杆菌和双歧杆菌）也能够产生 GABA 和 Glu，并通过迷走神经和血脑屏障调控中枢神经系统内神经递质的分泌和释放，从而影响睡眠节律和情绪状态。肠道菌群还可以通过代谢产物（如短链脂肪酸）调节下丘脑 – 垂体 – 肾上腺轴（HPA轴）的活动，间接影响觉醒水平。

尽管迷走神经在胃肠调节中占主导地位，交感神经系统也在调节胃肠功能时发挥重要作用，尤其是抑制作用。交感神经通过释放去甲肾上腺素，减弱胃肠平滑肌的收缩力，抑制蠕动并减少肠道血流，从而保障核心器官的血液供应，还通过抑制胃酸分泌减缓消化过程，这有助于应对外界的威胁。迷走神经与睡眠密切相关，其功能异常可能导致 GABA 分泌不足，从而引发失眠。肠道细菌通过迷走神经影响 GABA 分泌，肠道微生物失衡也可能引起睡眠障碍。交感神经的过度激活可能加重失眠症状。因此，迷走神经和交感神经在胃肠功能和睡眠中的相互作用揭示了胃肠 – 大脑轴的调节机制。

（二）内分泌因素介导的通路与失眠的关系

内分泌途径即肠道菌群及其代谢产物和肠上皮屏障相互作用，促使肠黏膜细胞（肠嗜铬细胞）和肠上皮细胞分泌神经化学物质，如 5– 羟色胺（5–HT），通过循环系统流入大脑，从而影响中枢神经系统。尽管 5–HT 在肠道中的浓度远高于大脑，但它在肠道中主要负责调节肠道运动、分泌和免疫反应等功能，而在中枢神经系统中则参与情绪调节和睡眠等重要生理过程。此外，肠道菌群通过其代谢产物（如短链脂肪酸）和免疫调节分子，也能够影响肠道屏障功能，进而通过神经 – 免疫通路调节中枢神经系统的功能。这些途径揭示了肠道与大脑之间的双向调节机制，尤其在调节睡眠等方面具有重要意义。

脑肠肽（BGP）是内分泌因素介导通路中的一种重要肽类物质，由胃肠道内分泌细胞分泌，主要存在于 CNS、ENS 和胃肠道内分泌细胞中，具有激素和神经递质双重功能，对脑肠系统的活动起着重要的调控作用。我们熟知的生长抑素（SS）、胃泌素（GAS）和褪黑素（MT）均属于 BGP。近年研究证实，SS、GAS、MT 等部分脑肠肽与失眠相关，长期失眠患者与健康人相比，相关 BGP 水平会发生明显改变。SS 是重要的睡眠因子之一，广泛存在于下丘脑和胃肠道内，其水平与促觉醒机制关系密切，若其水平降低则促觉醒机制会发生障碍，使睡眠时间延长。GAS 主要由十二指肠、胃窦及空肠黏膜中的 G 细胞分泌的胃肠道多肽激素，同时也存在于中枢神经系统的延髓迷走神经背核中。GAS 不仅在胃肠道的分泌功能中发挥重要作用，还与食欲和胃肠运动的调节密切相关。MT 是一种具有多种生物活性的胺类激素，由人体视交叉上核部位的松果体合成并分泌，能够调节机体睡眠 – 觉醒周期变化的生物节律，降低应激时血液皮质醇浓度，进而改善睡眠。脑肠肽在调节胃肠功能和睡眠方面的作用，揭示了胃肠系统与中枢神经系统之间复杂的相互调控机制。

（三）免疫因素介导的通路与失眠的关系

免疫途径是指肠道菌群及其代谢产物激活肠道和循环系统中的先天免疫细胞（如巨噬细胞、树突状细胞）和适应性免疫细胞（如 T 细胞），这些免疫细胞通过淋巴系统和血液循环转移到脑内，影响中枢神经系统的功能。

肠道是人体免疫系统的重要组成部分，也是人体最大的免疫器官，全身约有 70% 的淋巴组织附于肠道黏膜上，淋巴系统内含有大量免疫细胞，这些免疫细胞起到保护机体的作用。近年研究证实，脑肠轴中的免疫因子通过调节免疫反应、神经系统和行为表现，对失眠的发生和发展起着重要作用。

白介素 1（IL-1）作为脑肠轴中的重要免疫因子，既通过肠道局部免疫反应发挥作用，又通过迷走神经与大脑相互作用，其水平失调可能导致失眠及其他与脑肠轴相关的疾病。正常情况下，IL-1 在体内的表达与睡眠节律具有一致性，且两者的高峰期高度吻合。当肠道菌群失调或肠道免疫反应过度时，会导致 IL-1 过度分泌，通过与肠道内的免疫细胞（如巨噬细胞、树突状细胞等）结合，调节局部免疫反应，影响肠道屏障的完整性。肠道屏障受损后，有害物质可以进入血液和神经系统，导致系统性炎症反应，并通过迷走神经与大脑相互作用，影响睡眠模式，特别是 NREM 睡眠的延长和觉醒周期调节。同时，IL-1 还可通过改变神经递质的平衡（如 5-HT 和 GABA），导致睡眠障碍。而当抑制 IL-1 分泌使其水平降低时，机体睡眠时间减少。因此，IL-1 通过多途径作用于脑肠轴，其失调与失眠及其他与脑肠轴相关疾病的发生密切相关。

肿瘤坏死因子（TNF）主要由肠道免疫细胞（如巨噬细胞、T 细胞）分泌，其水平受肠道菌群状态调控。肠道菌群失衡会引发 TNF 分泌异常，导致肠道炎症反应，破坏肠黏膜屏障，增加肠道通透性，使炎性因子更易进入血液循环和大脑。TNF 通过脑肠轴的多种途径影响中枢神经系统。其一，通过迷走神经途径，TNF 可作为信号分子将肠道炎症状态传递到大脑，诱发脑内微胶质细胞的激活，进一步引发局部炎症反应。其二，TNF 可以直接通过血脑屏障，作用于下丘脑、杏仁核等与情绪和睡眠相关的脑区，改变神经递质如 5- 羟色胺（5-HT）和 γ- 氨基丁酸（GABA）的水平，从而影响睡眠、认知和情绪。研究表明，TNF 的分泌存在昼夜节律，其在夜间的适度增加有助于调节 NREM 睡眠，而其水平紊乱或过高则可能导致睡眠障碍，如失眠和觉醒周期紊乱。因此，机体中 TNF 分泌紊乱也是导致失眠的重要原因之一。

（四）肠道菌群与失眠的关系

肠道菌群是指生活在人体肠道中的微生物群体，包括细菌、病毒、真菌和古生菌等，其中细菌占绝大多数，主要分布在小肠和大肠，尤其是结肠区域。人体肠道菌群的种类多达1000余种，总数超过100万亿个，重量可达1~2千克。肠道菌群与人体形成相互依赖、相互制约、和谐共生的整体，构成人体最复杂、最主要的微生态系统，其基因总量远超人体自身基因总量，被称为"人体的第二基因组"。近年来大量研究发现，肠道菌群失调与睡眠障碍之间存在强相关性。

1. 短链脂肪酸（SCFAs）对神经递质的影响

肠道菌群能够代谢膳食纤维产生短链脂肪酸（如乙酸、丙酸和丁酸），这些代谢产物不仅为肠道上皮细胞提供能量，还能通过多种方式调控睡眠。一方面，SCFAs可通过调节色氨酸羟化酶（TPH1）的表达影响5-羟色胺的合成，而5-HT作为调控睡眠节律的重要神经递质，其70%以上在肠道合成，并可通过迷走神经或肠-脑轴的其他途径影响中枢神经系统，进而调控昼夜节律，其中一部分5-HT进一步转化为褪黑素（melatonin），促进睡眠。另一方面，SCFAs在维持肠道屏障功能和调节免疫反应方面具有重要作用，尤其是丁酸，可增强肠道屏障完整性并抑制炎症反应。肠道菌群失调可能导致SCFAs产量减少，进而增加炎症因子的分泌，而慢性炎症已被证实与睡眠障碍（如失眠和碎片化睡眠）密切相关。此外，SCFAs还可能通过影响大脑的能量代谢和神经递质水平，促进非快速眼动（NREM）期睡眠，但具体机制仍需进一步研究。

2. 炎症因子与中枢神经系统的干扰

肠道菌群失调（dysbiosis）可能导致肠道屏障功能受损，使紧密连接蛋白（如occludin、claudin、ZO-1）表达下降，增加肠漏（leaky gut）风险，从而使内毒素（如脂多糖，LPS）进入血液。LPS 主要通过激活 Toll 样受体 4（TLR4）诱导单核细胞 / 巨噬细胞释放促炎细胞因子（如 IL-1β、IL-6 和 TNF-α），引发全身性炎症反应，并通过血脑屏障（BBB）影响中枢神经系统（CNS）。适量的 IL-1β 和 TNF-α 在生理范围内可促进睡眠，但当其水平过高时，会破坏丘脑下部和前脑的神经网络，抑制慢波睡眠（SWS）、增加觉醒次数，并降低非快速眼动（NREM）睡眠的稳定性。此外，系统性炎症可能导致小胶质细胞（microglia）活化，引发神经炎症，破坏脑内炎症因子的平衡，影响下丘脑 – 视前区（POA）、蓝斑核（LC）等睡眠调控中枢，最终导致睡眠结构紊乱，如入睡延迟、浅睡增加和睡眠片段化。

3. 应激反应与下丘脑 – 垂体 – 肾上腺（HPA）轴的激活

肠道菌群通过肠 – 脑轴调节下丘脑 – 垂体 – 肾上腺（HPA）轴的活性，影响宿主的应激反应，而肠道菌群失调（dysbiosis）可能导致 HPA 轴过度激活，使下丘脑分泌促肾上腺皮质激素释放激素（CRH），进而刺激垂体释放促肾上腺皮质激素（ACTH），最终促使肾上腺分泌过量皮质醇（cortisol）。皮质醇在正常情况下遵循昼夜节律，白天水平较高，夜间降低，但慢性应激或肠道菌群失调可能导致夜间皮质醇异常升高，从而抑制松果体褪黑素（melatonin）的分泌，扰乱生物钟，表现为入睡延迟、夜间觉醒增多或昼夜节律紊乱。此外，迷走神经在 HPA 轴的负反馈调节中起关键作用，能够通过抑制交感神经活动降低皮质醇水平，而肠道菌群可通过短链脂肪酸（SCFAs）及神经递质（如 γ- 氨基丁酸，GABA）调节迷走神经的活性。然而，当肠道菌群失调时，这种负反馈机制可能被削弱，使高皮质醇状态持续，导致应激反应失控，进一步加剧睡眠障碍，如失眠、浅眠和夜间觉醒。

4. 神经递质失衡

肠道菌群是多种神经递质（如 5- 羟色胺、γ- 氨基丁酸、多巴胺）的重要调节者，其平衡对于维持睡眠－觉醒周期至关重要。其中，乳酸杆菌（lactobacillus）和双歧杆菌（bifidobacterium）等菌株可促进肠道 5-HT 的合成，而 5-HT 作为褪黑素的前体，间接影响昼夜节律和睡眠质量。然而，肠道菌群失调可能削弱 5-HT 生成，进而影响褪黑素水平，导致睡眠时间缩短或质量下降。此外，乳酸杆菌还能合成 GABA，这一抑制性神经递质可降低神经兴奋性，帮助放松并促进睡眠。但当肠道菌群紊乱时，GABA 的合成可能减少，表现为焦虑、失眠和睡眠紊乱等问题。尽管肠道中的 5-HT 和 GABA 主要作用于肠神经系统（ENS），但它们可能通过迷走神经或免疫系统影响中枢神经系统（CNS），进而调节睡眠和情绪。因此，维持健康的肠道菌群对于睡眠的稳定性具有重要意义。

5. 肠道菌群对昼夜节律的影响

肠道菌群本身具有昼夜节律，其多样性和代谢产物的变化与宿主的昼夜节律密切相关。在健康状态下，特定菌群的丰度随昼夜周期波动，从而与宿主的生物钟信号同步，帮助维持正常的睡眠－觉醒周期。例如，乳酸杆菌和双歧杆菌等益生菌在夜间通常较为活跃，能够促进 5-羟色胺和褪黑素的合成，进而调节睡眠结构和质量。然而，肠道菌群失调时，这种波动规律可能被破坏，进而影响宿主的昼夜节律。例如，肠道菌群失调可能导致肠道中某些特定益生菌的减少，从而破坏褪黑素的合成，引发夜间入睡困难、昼夜节律紊乱等睡眠障碍。研究表明，肠道菌群通过代谢色氨酸来调节褪黑素的合成，褪黑素是调控睡眠－觉醒周期的重要激素。当肠道菌群失调导致褪黑素分泌减少时，可能引发夜间入睡困难、昼夜节律紊乱及其他睡眠障碍。比如，某些研究发现，在慢性炎症性肠病患者中，肠道菌群的失调与褪黑素分泌不足存在关联，导致这些患者容易出现失眠和昼夜节律紊乱。肠道菌群与中枢神经系统（CNS）通过肠－脑轴、迷走神经等途径相互作用，这进一步凸显了肠道健康对睡眠和生物钟调节的重要性。

二、脑－肠轴学说与中医理论

中医理论十分重视脑与胃肠道的联系，无论是在脏腑功能、经络循行，还是在病理变化等方面都有体现。所以，胃、大肠、小肠功能失调可导致脑部活动异常，引发不寐。

（一）经络联系

经络是联系脏腑、气血、精神的通道。虽然脑居头部，位于人体上部，肠居腹部，位于人体中下部，但脑与胃肠之间也存在着密切而广泛的经络联系。手三阳经从手走头，足三阳经从头走足，手足六阳经交会于头部，胃、大肠和小肠的经脉直接与头部和脑部相连。

《灵枢·经脉》记载："胃足阳明之脉，起于鼻，交頞中……过客主人，循发际，至额颅。""足阳明之别……其别者，循胫骨外廉，上络头项，合诸经之气，下络喉嗌。""大肠手阳明之脉，起于大指次指之端……上出于柱骨之会上，下入缺盆，络肺，下膈，属大肠。""小肠手太阳之脉……其支者，从缺盆循颈上颊，至目锐眦……至目内眦，斜络于颧。"由此可知，胃、大肠、小肠在经络循行上均与头部有密切的关系。

而当阳明受邪，《伤寒论》对此记载："阳明病，其人多汗，以津液外出，胃中燥，大便必硬，硬则谵语。"另外，《灵枢·经脉》有云："胃足阳明之脉……是动则病洒洒振寒，善伸、数欠、颜黑……甚则欲上高而歌，弃衣而走。"《素问·厥论》亦曰："阳明之厥，则癫疾欲走呼，腹满不得卧，面赤而热，妄见而妄言。"此皆记载阳明病会导致神志（即脑腑）的异常，并影响寤寐。

（二）脏腑相关

脑位于头部，是生命的枢机，主宰人的生命活动与精神意识。《素问·脉要精微论》对此有著述："头者，精明之府，头倾视深，精神将夺矣。"意为头部是精气和智慧汇聚的地方，主导精神、思维和感官功能；如果头部下垂、目光呆滞，说明人的精神和精气正在衰退。由于脑是神、魂、魄、意、志所聚集之所，所以大脑能够协调平衡五脏及其所对应的情志活动与寤寐规律，也因此，后世将脑称之为"元神之府"。

《灵枢·经脉》云："人始生，先成精，精成而脑髓生。"此言精乃生命之本，先天之元气所化，而脑髓则由精气凝聚而成。然则，先天之精有限，虽为髓海之本，却需后天精微不断充养，方能使脑髓盈满，不致亏虚。故脑髓之充盈，尤赖后天脾胃运化所生之精微物质，以滋髓海，养育脑府，使神明清朗，生命活动得以维持。《灵枢·海论》云："髓海有余，则轻劲多力，自过其度；髓海不足，则脑转耳鸣，胫酸眩冒，目无所见，懈怠安卧。"可见髓海盛衰，关乎人之一身精力，若脾胃健运，则化生气血充足，则髓海得养。是以，后天之本全在运化得宜，升降有序，以滋先天，充髓海，使元神之府丰盈，而神明得以主宰。

"后天"相对"先天"而言，指出生后将食饮化生气血精津液等精微物质，以维持生命和促进生长发育功能的脏腑。狭义的"后天之本"主要指脾胃，但其运化功能涉及多个脏腑的协同作用，因此广义上"后天之本"包括参与将食饮化生气血，充养五脏六腑、四肢百骸，并排除糟粕的脾胃、大肠、小肠等脏腑。

脾胃为仓廪之本，营之居处。当五谷入于胃，其糟粕、津液、宗气，分为三隧，五谷之精气上注于脾，由脾气升清散精上输于脑，充养脑髓，正如《灵枢·决气》记载："谷入气满，淖泽注于骨，骨属屈伸。泄泽，补益脑髓。"上归于肺补充宗气；肺通调水道，肃降肠气，排出糟粕。因此，后天之本的运化及升降功能正常，清阳得以上荣、浊阴得以下降，元神之府才能主宰神明，人夜间得以安卧；反之，则髓海不足，出现脑转耳鸣，目无所见，精神无主，甚至懈怠安卧，或者气机升降异常，最终影响寐寐。

《素问·逆调论》曰："阳明者胃脉也，胃者六腑之海，其气亦下行，阳明逆不得从其道，故不得卧也。"这是对"胃不和则卧不安"病机的深入阐释。此处虽名曰"胃"，但又不局限于现代意义上的胃，实则包括脾胃、大小肠及阳明经等参与受纳腐熟、传导降浊功能的脏腑。如《灵枢·本输》记载："大肠属上，小肠属下，足阳明胃脉也。大肠小肠，皆属于胃，是足阳明也。"

脑作为元神之府，主宰一身之精神意识和感觉运动。在藏象学说中，心藏神、主神明，为"君主之官"，心与小肠相表里，而脑代心统神，故脑与肠共属于广义的神系统。胃为"仓廪之官"，主受纳和腐熟水谷；小肠为"受盛之官"，主泌别清浊，吸收精微；大肠为"传导之官"，主传化糟粕。三者相辅相成，腐熟水谷，化生气血，传导糟粕，为人体生命活动提供精微物质。若胃肠气机不畅，腑气失调，导致水谷精微生成不足或运行失常，无法上荣于脑，使人无法安睡；或因腑气不通，痰湿、水饮、瘀血等病理产物留聚并上扰脑神，影响睡眠；或因大肠传导失职，体内糟粕不能及时排出，致浊气上逆，冲击脑海，损伤脑髓，导致神志异常，令人不寐。

脑与胃肠的相互关系，体现了中医脏腑理论中的整体观念和相辅相成的作用。胃肠的健康直接影响脑髓的充盈与神明的清朗，而脑髓的亏虚则会导致精神、意识、寐寐等方面的失调。通过保持脾胃的正常运化和气机的顺畅，可以保证水谷精微的正常生成与传导，从而维持脑的充养与神明的主宰，促进健康的睡眠与精神状态。西医学对脑肠轴的研究也为这一理论提供了科学依据，证明了肠道与大脑的密切联系，进一步阐明了中医脏腑学说中的智慧与精妙。

第五节 中医"肾""脑"相济学说

中医学观察到肾与脑之间存在密切的生理联系，即所谓的"肾脑相济"学说。该学说强调肾精对脑髓的濡养作用，以及脑对肾精的调控和反馈，二者互相依存，共同维系人体的生命活动和精神意识功能。

中医的"肾"不是现代解剖学的肾，它是一个功能概念。肾为先天之本，在志为恐，在体合骨，在液为唾，与冬气相应。从藏象来看，肾主水，即肾气具有主司和调节全身水液代谢的功能；肾主纳气，即肾气有摄纳肺所吸入的自然界清气的作用，保持吸气深度，防止呼吸表浅的作用；肾藏精，主生长发育和生殖；肾主骨生髓，调节骨骼的生长发育；肾通于脑、肾开窍于耳、其华在发等，可见中医学的"肾"是一个包括生殖系统功能在内的涉及多个系统的功能概念。

脑藏于颅腔之中，与脊髓相通，为髓汇聚而成。《杂病源流犀烛·头痛源流》载有："上至脑，下至尾骶，皆精髓升降之道路。"脑又名"髓海"。肾藏精，精生髓，髓聚而成脑，故脑与肾的关系密切。在《医学入门·天地人物气候相应图》中就有"脑者髓之海，诸髓皆属于脑……髓则肾主之"的认识。常人肾精盈满，髓化有源，髓海充而神得养，则神机运转自如，称之为"肾脑相济"。

一、"肾脑相济"的中医机制

（一）阴阳相济

阴阳是中国古代哲学理论范畴，是古人用以认识自然和解释自然变化的自然观和方法论，二者的对立统一是天地万物运动变化的根本规律。阴阳最初的含义，即向日为阳，背日为阴。《说文解字》解释为："阴，暗也。水之南，山之北也。""阳，高明也。"朝向日光、明亮者为阳；背向日光、晦暗者为阴。随着对自然现象的深入观察与思考，阴阳的含义逐渐被引申，如天地、日月、上下、明暗、寒热、动静、水火、男女等。春秋战国时期，阴阳观念被应用到医学领域。中医学以阴阳交感、对立、互根、消长、转化及和合，以及阴阳的对立统一关系归纳五脏六腑、四肢百骸、气血津液，来认识和说明生长壮老已的生命过程。

中医学将肾归为阴脏。《素问·金匮真言论》中记载："腹为阴，阴中之阴，肾也。"王冰也在此批注："肾为阴脏，位处下焦，以阴居阴，故为阴中之阴也。"杨上善在《太素·阴阳杂说》中解释："肾肝居膈以下，又近下极，所以为阴也。肾以属水，水为太阴，故为阴中之阴也。"故肾为人体属阴之脏。

脑位居人体最高处，为诸阳之会，百神所聚。古人取象于天，观法于地，将头类天。在《证治准绳·诸痛门》中有"盖头象天，三阳六腑清阳之气皆会于此；三阴五脏精华之血亦皆注于此"的论述。人身清阳之气汇聚于脑，故脑在阴阳中分属阳，《先醒斋医学广笔记·脑漏》也曾记载："脑者至阳之物，清气所居。"

老子曰："人法地，地法天，天法道，道法自然。"而天地之道，法于阴阳。正如《素问·阴阳应象大论》所言："清阳为天，浊阴为地。地气上为云，天气下为雨；雨出地气，云出天气。"雨出而通地气，云出而通天气，阴阳得位则云行雨施，品物流形。比之于人体，位于至高处之脑须与最低处之肾阴阳相济，在上之阳下降，在下之阴上升，升降相宜，"肾脑相济"，方能维持"阴平阳秘"的生理状态。在《素灵微蕴·藏象解》中有关精与神的相通相济，保持阴平阳秘和谐状态的记载："盖阴以吸阳，故神不上脱；阳以煦阴，故精不下流。……故阳自至阴之位而升之，使阴不下走；阴自至阳之位而降之，使阳不上越。上下相包，阴平阳秘，是以难老。"肾属阴藏精，脑属阳主神，因此肾脑在阴阳属性方面密切相关。

（二）精髓互生

"肾者，主蛰，封藏之本，精之处也。"(《素问·六节藏象论》) 肾主蛰，以越冬虫类的伏藏喻指肾有潜藏、封藏、闭藏精气的生理特性，故又称肾为"封藏之本"。特指肾具有摄纳、贮藏精气的生理功能。

脑为奇恒之腑，《内经》提出了"脑为髓之海""诸髓者皆属于脑"的认识，认为髓充于脑，脑髓是大脑构成的生理物质基础。《灵枢·海论》曰："脑为髓之海，其输上在于其盖，下在风府。"表明脑主宰精神情志活动主要依赖脑髓。《华洋脏象约纂》指出："夫居元首之内，贯腰脊之中，统领官骸，联络关节，为魂魄之窟宅、性命之枢机者，脑髓是也。"说明脑髓与周身联系密切，是精髓和神明高度汇聚之所。脑的生理活动正常进行，依赖于髓海充足。

脑髓由肾精所化生。"肾不生，则髓不能满。"(《素问·逆调论》) 提示脑髓需依靠肾精的不断充养才能保持盈满。因此，其功能联系表现为"肾脑相济"。脑髓作为脑主神明功能的物质基础，其化生源于肾中所藏的先天之精。肾藏精，肾精上奉于脑，化生脑髓，肾精足则脑髓化生有源，因此肾精充足则脑髓丰盈、神志清明。而若过度思虑等劳伤脑神，则耗损精气，肾精髓海俱耗，形神俱疲。肾与脑相辅相成，生理功能互为表里，共同调节精神与思维的澄明与敏锐。因此，"肾脑相济"如同珠联璧合，相互滋养，方能使精髓充盈，维持人体精气神的和谐流转。

（三）气机升降

气是人体内活力很强、运动不息的极细微物质，是构成和维持人体生命活动的基本物质。人体生命活动的基本过程可概括为气机的升降出入。正如《素问·六微旨大论》所述："是以升降出入，无器不有……故无不出入，无不升降……死生之机，升降而已。"

肾居于下焦，属阴而主水，其气当升。命门之火是其元气上升的动力之源。脑位于人身之巅，属阳而主火，其气宜降。且脑之"神"主宰着气的升降出入运动。二者在气机运动上相互配合、协调统一。精生髓，精髓上充以养脑，这正是肾气上升的体现。升已而降，清阳之气上升则浊阴之气下降，故肾与脑对一身之气的升降平衡具有重要意义。循常出入、循序升降，则精藏神旺，神志安定。

（四）经脉络属

脑为奇恒之腑，奇恒之腑与经脉并无直接互相络属的关系，而脑居于巅顶，为"诸阳之会"，手足三阳经及督脉均循行于头面部，六腑清阳之气，五脏精华之血，皆会于高颠。其中，督脉和足太阳膀胱经是脑和肾之间的重要桥梁。

《灵枢·经脉》记载："膀胱足太阳之脉，起于目内眦，上额交巅……其直者，从巅入络脑，还出别下项，循肩髆内，夹脊抵腰中，入循膂，络肾属膀胱。"足太阳膀胱经上从巅入脑，下络肾属膀胱,在经络循行上直接将肾、脑两者联系起来。此外,督脉在循行上也联系了肾与脑。《针灸大成》曰:"督脉者,起于少腹,以下骨中央……贯脊属肾;与太阳起于目内眦,上额交巅上,入络脑……夹脊抵腰中,入循膂络肾。"督脉以行于脊髓正中者为主干,将肾与脑直接联系起来。作为阳脉之海,督脉总督一身之阳,同时也是肾中精气上输灌注于脑的重要经络,是使脑髓得以充实的关键通道。

因此,脑与肾通过督脉和足太阳膀胱经相沟通,使经脉中的气血能够在肾、脑之间相互流注,顺畅沟通,共同发挥生理作用。神明以脑为主宰,通过肾脑轴调控而发挥其功能。而肾精的传输,也正是通过督脉这一通路,上输于脑,以成脑神之用。

二、"肾脑相济"的西医机制

下丘脑 – 垂体 – 肾上腺轴主要由下丘脑室旁核、腺垂体(前叶)和肾上腺皮质组成,形成神经 – 内分泌调节系统,负责调控机体的应激反应、代谢、免疫和炎症反应等功能。现代研究发现,HPA 轴的调节机制可为中医"肾脑相济"理论提供西医依据。

当机体受到刺激时,下丘脑室旁核释放促肾上腺皮质激素释放激素(CRH),CRH 通过下丘脑 – 垂体门静脉系统作用于腺垂体,促使促肾上腺皮质激素(ACTH)的合成和释放,ACTH 随血液循环至肾上腺皮质,促进糖皮质激素(主要是皮质醇)的合成与分泌。而皮质醇在 HPA 轴中发挥重要的反馈调节作用,它可以通过负反馈作用抑制下丘脑 CRH 及垂体 ACTH 的合成和分泌,以维持机体内环境的稳态。除此之外,皮质醇还在能量代谢、免疫抑制、神经调节等方面发挥重要作用,例如促进糖异生,提高血糖水平,以适应应激状态,同时影响海马体、杏仁核及大脑皮层的功能,与记忆、情绪和应激反应密切相关。HPA

轴的功能受中枢神经系统调控，其中海马体主要发挥负反馈作用，抑制 HPA 轴过度激活；杏仁核在应激和情绪调控中起关键作用，可增强 HPA 轴的激活；前额叶皮层则在 HPA 轴调节过程中发挥平衡作用，长期应激可能导致其抑制功能下降。

从"肾脑相济"的角度来看，中医学认为肾藏精，主骨生髓，髓聚于脑。肾精通过化生脑髓滋养大脑，而大脑的神志活动又能影响肾的功能。这与 HPA 轴的双向调节作用相符合。一方面，肾精充足有助于维持神经内分泌系统的稳定，使 HPA 轴调节平衡，避免过度应激反应；皮质醇过高可导致肾上腺功能衰竭，影响肾的藏精功能。另一方面，HPA 轴长期过度激活会影响下丘脑 – 垂体 – 性腺轴（HPG 轴）的功能，进而影响肾的生殖、代谢功能，表现为肾精亏损、早衰、免疫力下降等。因此，HPA 轴在"肾脑相济"中扮演着神经 – 内分泌调节桥梁的角色，通过 CRH–ACTH– 皮质醇途径调节应激和代谢，同时受到大脑高级中枢的调控。HPA 轴长期失衡可能导致皮质醇分泌异常，影响肾精和脑髓的代谢，进而引发"肾精亏损"或"脑髓不足"的病理状态，从西医学角度验证了"肾藏精，精生髓，髓海充脑"的理论。

三、"肾脑失济"与不寐

"肾脑失济"是肾精不足、髓海空虚，导致脑主精神意识功能失常，从而出现失眠等一系列症状。正常情况下，脑髓必须依靠肾精的充足才能化生、滋养，直至髓满，进而主宰人体的一切生命活动。《素问·逆调论》有云："肾不生，则髓不能满。"若先天禀赋不足，后天失养，或因六淫、七情、饮食、劳倦、时行疫毒等因素耗损肾气，或通过它脏累及肾脏，均可导致肾精亏虚。对此，《医学从众录·卷四·眩晕》中就有"肾为肝母，肾主藏精，精虚则脑海空而头重"的论述。当肾精不足，髓海失充，元神失养；或者肾气日衰，温煦推动无力，气血运化失常，均可导致不寐的发生。若肾精亏损日久，还可能影响肾阳与肾阴的平衡，进而影响心肾相交的功能，出现"心肾不交"之证，表现为入睡困难、多梦易醒、睡眠浅等症状。

从西医学角度来看，肾精不足可影响下丘脑 – 垂体 – 肾上腺轴（HPA 轴）及下丘脑 – 垂体 – 性腺轴的调节功能，导致神经内分泌系统失衡。HPA 轴过度激活会使得皮质醇水平升高，进而影响褪黑素的分泌，干扰昼夜节律，从而引发失眠。同时，HPA 轴紊乱还可能引起交感神经兴奋，使得夜间神经系统难以进入抑制状态，导致入睡困难或夜间易醒。此外，肾精亏虚还可能进一步影响神经递质的合成与释放，如 γ- 氨基丁酸（GABA）、5- 羟色胺（5-HT）、多巴胺等，使得大脑无法有效调节觉醒与睡眠状态，从而加重失眠症状。

因此，在治疗因"肾脑失济"所致的失眠时，可从补肾填精、养脑安神的角度入手，在中医辨证施治的基础上，以调和阴阳、补益精髓、宁心安神为治疗原则，参考左归丸、右归丸、黄连阿胶汤、天王补心丹、归脾汤、交泰丸等经典名方，或配伍补肾安神的中药（如熟地黄、枸杞子、酸枣仁、首乌藤、远志等），或结合针灸调节脑部神经功能，以恢复阴阳平衡，使精髓充盈，脑得所养，从而改善不寐。

第六节　生物钟基因学说

生物钟（biological clock），又称生理钟，是生物体内的一种内在自主计时系统，能够调控生理活动和行为节律，以适应环境的周期性变化。它广泛存在于各种生物体内，从细菌（如蓝藻）到真核生物（如植物、动物和人类），并通过调控睡眠 – 觉醒周期、激素分泌、体温变化等生理过程，帮助机体维持正常功能。

生物钟具有自主运行性，即使在恒定环境下（如持续黑暗），仍能维持接近 24 小时的节律，但同时也会受到光照等外界时间同步因子的调节。此外，它具备温度补偿性，不会因环境温度变化而显著改变运行节律。地球自转带来的昼夜交替等环境变化虽然影响生物钟的同步，但生物钟本身并非由环境直接决定，而是生物体在长期演化过程中形成的适应机制。

对生物钟的深入研究催生了时辰生物学、时辰药理学和时辰治疗学等新兴学科，揭示了药物吸收、代谢和疗效的时间依赖性。例如，某些抗高血压药物和化疗药物的最佳服用时间已纳入治疗方案，以提高疗效并减少不良反应。2017 年，Jeffrey C. Hall、Michael Rosbash 和 Michael W. Young 因发现控制昼夜节律的分子机制（如 PER 基因）而获得诺贝尔生理学或医学奖，进一步证实了生物钟在生命科学中的重要性。可见，生物钟的研究不仅对医学发展具有深远的意义，也对生物学的基础理论研究起到了重要的推动作用。

一、生物钟的组成

输入系统：生物钟的输入系统主要负责接收外界环境的时间同步信号（zeitgeber），如光照、温度、食物供应等，并将其传递至生物振荡器，以调节钟基因的表达，使生物钟与外界环境保持同步。在哺乳动物中，视交叉上核是生物钟的主要中枢，位于下丘脑，可通过视网膜 – 视交叉上核通路接收光照信号，从而调控昼夜节律。此外，食物摄取和体温变化等非光信号也可以影响外周组织的生物钟。

生物振荡器：由一组节律性表达的钟基因及其编码的蛋白质组成，形成转录 – 翻译负反馈环路（transcription–translation feedback loop，TTFL），确保生物钟的自主运作。核心钟基因包括 CLOCK、BMAL1、PER（period）、CRY（cryptochrome）等，它们通过相互作用形成负反馈调节回路，使得生物钟即使在无外界信号输入的情况下，也能保持接近 24 小时的节律。然而，这个生物钟系统同时也会受到输入系统的校正和同步作用。

输出系统：负责将生物振荡器产生的节律信号传递至机体各组织和器官，调控生理、生化和行为的昼夜节律。输出信号涉及代谢调节、体温变化、激素分泌（如褪黑素、皮质醇）、睡眠 – 觉醒周期等，并最终通过钟控基因（clock-controlled genes，CCGs）实现调节。生物钟的输出系统确保机体功能与昼夜节律相协调，对于维持生命活动的正常运行具有重要意义。

二、哺乳动物的生物钟由中枢生物钟和外周生物钟组成

（一）中枢生物钟和外周生物钟的关系

中枢生物钟位于下丘脑的视交叉上核，它通过接收光照信号来调控昼夜节律，并通过自主神经系统、体温变化、激素信号（如皮质醇、胰岛素）和饮食等方式同步和调节外周生物钟。外周生物钟则存在于肝脏、心脏、肾脏、肺、脂肪组织、骨骼肌等器官中，虽然具备独立性，但它们的节律性主要依赖于中枢生物钟的信号传递，尤其是激素、神经递质等的调节。外周器官的节律性虽然存在，但它们的稳定性和一致性大部分由 SCN 来保持。

（二）转录 – 翻译负反馈环路

转录 – 翻译负反馈环路（transcription-translation feedback loop，TTFL）是生物钟调控的核心机制之一，涉及生物钟基因的转录和翻译产物的相互作用，通过负反馈调节维持 24 小时的昼夜节律。该机制由一系列生物钟基因的表达和蛋白质相互作用组成，其核心基因包括 BMAL1、CLOCK、NPAS2 等，它们

形成二聚体并激活下游基因的表达。负反馈基因如 PER1–3 和 CRY1–2 通过反馈抑制 BMAL1–CLOCK 复合物的活性，形成昼夜节律的负反馈调控。此外，钟控基因如核受体子家族 1D 成员 1（REV-ERBα）、核受体子家族 1D 成员 2（REV-ERBβ）、视黄酸受体相关孤儿受体 α（RORa）、小周期基因 DBP、Tef、核因子 IL-3 等则调节代谢、免疫、睡眠等生理功能，共同维持机体的生物节律。

TTFL 的具体过程包括以下环节。基因转录与蛋白质合成：CLOCK 和 BMAL1 作为转录因子，形成异二聚体，结合到特定的 DNA 序列（E-box 元件）上，启动 PER、CRY 等基因的转录。这些基因的表达产生 PER 和 CRY 蛋白。蛋白质积累与核内反馈：PER 和 CRY 蛋白逐渐积累，并与彼此结合形成复合物，进入细胞核。这些复合物通过与其他转录因子（如 CLOCK、BMAL1）的相互作用，抑制这些基因的进一步转录，从而实现负反馈调节。具体来说，PER 和 CRY 蛋白通过与 CLOCK/BMAL1 复合物结合，抑制它们对目标基因的激活作用，从而减少 PER 和 CRY 的表达。周期性波动：随着 PER 和 CRY 蛋白的降解，抑制作用逐渐减弱，CLOCK 和 BMAL1 复合物重新激活 PER、CRY 等基因的转录，启动新的循环。整个过程形成了一个约 24 小时的周期，从而保持昼夜节律的稳定性。

这种转录–翻译负反馈环路的精细调节使得生物体能够适应外界环境的变化，如光照、温度等因素，从而协调生物体的代谢、免疫、睡眠等生理过程。这一机制在维持昼夜节律的准确性和稳定性中起到了至关重要的作用，任何环路中的异常或突变都可能导致生物体的昼夜节律失调，进而影响睡眠、情绪、代谢等多方面的健康。

（三）BMAL1、CLOCK、PER、CRY 基因在睡眠调控中的作用

1. BMAL1 基因

BMAL1（brain and muscle ARNT-Like 1）基因是生物钟系统的核心组成部分，作为昼夜节律调控的关键转录因子，与 CLOCK 基因形成异二聚体，共同调控许多生理过程，包括代谢、免疫功能和睡眠 – 觉醒周期等。在生物钟中，BMAL1 与 CLOCK 激活 PER 和 CRY 基因的表达，并通过负反馈机制抑制自身的活性，从而维持 24 小时的昼夜节律。BMAL1 不仅在生物钟调控中起重要作用，还通过与其他神经递质和激素系统的交互，调节睡眠的质量和周期，特别是通过影响下丘脑视交叉上核（SCN）调节褪黑激素的分泌，间接控制睡眠。研究表明，BMAL1 缺失会导致昼夜节律的紊乱和睡眠时间的减少，尤其是慢波睡眠（SWS）和快速眼动睡眠（REM）的比例变化，影响生物体的睡眠模式。

BMAL1 通过调节神经递质如 GABA、谷氨酸、去甲肾上腺素等，进一步协同控制睡眠的不同阶段。此外，BMAL1 与其他生物钟基因的相互作用，也对睡眠周期的调节起到了协同作用。缺失 BMAL1 的小鼠表现出睡眠周期的紊乱，尤其是在夜间表现出明显的睡眠时间减少和睡眠剖面变化。BMAL1 在维持正常睡眠模式和昼夜节律中的作用，表明其缺失或功能障碍可能是睡眠障碍的重要原因。通过深入研究 BMAL1 及其调控机制，或许能为睡眠障碍的治疗提供新的方向。

2. CLOCK 基因

CLOCK 基因是生物钟的核心基因之一，参与维持生物体的昼夜节律。它与 BMAL1 等基因形成复合物，启动下游基因的转录，调节昼夜节律的稳定。CLOCK 基因的表达水平与其蛋白质

的活性密切相关，而不仅仅是通过 mRNA 量的增加来加快节律。CLOCK 基因通过与 PER、CRY 等基因的负反馈调控来维持节律的正常运行。如果 CLOCK 基因缺失或突变，生物体的昼夜节律可能会发生紊乱，表现为睡眠 – 觉醒周期的异常，甚至节律完全丧失。CLOCK 基因的突变确实会影响睡眠 – 觉醒周期。研究表明，它可能导致睡眠时间缩短，但这一现象并非普遍适用于所有突变，且需要考虑其他基因和环境因素的影响。

3. PER 基因

PER 基因是生物钟系统的核心基因之一，参与生物钟的负反馈调节。PER 蛋白与 CRY 蛋白结合后，进入细胞核并抑制 CLOCK-BMAL1 复合物的活性，从而维持昼夜节律。PER 基因家族中的 PER1 和 PER2 对昼夜节律的调控起着关键作用。其中，PER1 突变或缺失会导致昼夜节律周期缩短，而 PER1 和 PER2 的缺失则会导致昼夜节律完全丧失。PER 基因的突变或异常可能会引发睡眠障碍。例如，失眠或过度嗜睡，表明 PER 基因对昼夜节律和正常睡眠的维持至关重要。

4. CRY 基因

CRY 基因是生物钟系统的核心部分，尤其是 CRY1 基因，对生物钟节律调节起着重要作用。CRY 蛋白与 PER 蛋白结合形成异二聚体，进入细胞核后抑制 CLOCK 和 BMAL1 基因的表达，维持昼夜节律的负反馈调节机制。生物钟基因通过转录 – 翻译反馈环路调节睡眠 – 觉醒周期，影响睡眠的维持与质量。研究表明，BMAL1 基因的缺失会导致睡眠时间减少和睡眠质量下降，而携带 BMAL1 无效等位基因的小鼠表现出睡眠维持困难。此外，PER3 基因的多态性与失眠密切相关，短基因型（PER3-4/4）与较长的慢波睡眠时间相关，而长基因型（PER3-5/5）与较短的慢速动眼睡眠时间相关。CLOCK 基因的突变会导致睡眠时间减少，并增加多巴胺能神经元的活性。

　　随着睡眠医学技术的发展和研究的深入，生物钟节律系统对睡眠的影响受到了越来越多学者的关注，其紊乱可能引发睡眠障碍。因此，调控这些基因有望成为治疗失眠的潜在方法。此外，睡眠障碍的发生通常是多因素作用的结果，生物钟基因的紊乱只是其中之一。环境因素（如光照、温度、工作时长等）和心理因素（如压力、情绪等）也能影响睡眠质量。因此，生物钟调控失衡与睡眠障碍的关联性不仅要从基因角度分析，还要考虑其他因素的综合作用。

第四章　不寐的中医辨证治疗

不寐又称"不得卧""目不瞑"，是以经常不能获得正常睡眠为特征的一类病证，主要表现为睡眠时间、深度的不足，轻者入睡困难，重则彻夜不眠，常影响人们的正常工作、生活、学习和健康。人之寤寐，由心神控制，并与肺、肝、脾、肾密切相关，故五神脏功能失调，皆能影响寤寐，且各自证候也各具特点。

第一节　五脏神与不寐

一、五神脏的基础理论研究

（一）五神脏

《素问·宣明五气》记载："心藏神，肺藏魄，肝藏魂，脾藏意，肾藏志。"神、魄、魂、意、志是精神活动的不同表现，五种神气分居于五脏，故把心、肺、肝、脾、肾合称为"五神脏"。《难经·论脏腑·三十四难》中记载："脏者，人之神气所舍藏也。"肝藏魂，肺藏魄，心藏神，脾藏意与智，肾藏精与志，所以又有五脏藏七神之说。五脏所藏的精气，即"五神"化生的物质基础，五脏精气充盛，则五神得以安藏守舍，表现为神志清明、思维敏捷、行动灵活、寤寐安和、意志坚定且刚柔相济。精、气、血、津液充盈滋养五脏，使之强健有力，进而五神旺盛，人体功能和谐有序。

（二）七情五志通于五神脏

1. 七情五志通于五神脏

喜、怒、悲、忧、恐，简称五志。《素问·阴阳应象大论》记载："人有五脏化五气，以生喜怒悲忧恐。"由此可见，五志由五脏气化而生。宋代陈无择基于五志而发挥，提出七情，即喜、怒、忧、思、悲、恐、惊，是人对外界事物的反应。

2. 七情五志致病与五神脏的关系

陈无择创立了"三因学说"，将七情致病归为内因之一。在《三因极一病证方论》中，他详细阐述道："七情，人之常性，动之则先自脏腑郁发，外形于肢体，为内所因。"七情若作为病因，往往因其过于强烈或持续不断，导致所关联的脏腑、气血逆乱，从而引发疾病。

在古籍中，有关七情五志致病的记载比比皆是，如明代医家王肯堂在《证治准绳·杂病·惊悸恐总论》中说道："若夫在身之阴阳盛衰而致惊恐者，惊是火热烁动其心，心动则神乱，神用无方，故惊之变态亦不一状，随其所之，与五神相应而动，肝藏魂，魂不安则为惊骇，为惊妄。肺藏魄，魄不安则惊躁。脾藏意，意不专则惊惑。肾藏志，志慊则惊恐，心惕惕然。"此言语详述了五神脏可被过极之惊恐等七情五志所伤。七情五志内应五神脏，情志失常会影响脏腑气机；反之，脏腑气血阴阳失其常度也会导致情志失常。

二、从五神脏论治不寐的理论基础

（一）形神合一是神志活动的基础

"形神合一"是中医学情志病理论的基本指导内容。"形"有形状、形质、形象等意思。在中医学中，"形"指五脏六腑、四肢百骸、五官九窍等组织器官和精、血、津液等精微物质。"神"在《内经》中多次提及，如"神明""神气""神志"等。在中医学中，神是对建立在形体之上，以精血、营卫、气血、津液、五脏六腑、四肢百骸为物质基础的人体生命运动的总概括。

"神"具有两层含义，一是"广义的神"，指人体生命活动的整体表现，包括精神、意识、思维、目光、呼吸、声音等，是各种生命活动的外在表现；另一方面是"狭义的神"，指人类特有的精神、意识、思维活动。"神"即神、魂、魄、意、志五神，是人体健康生命运动的主宰，既包括对气血阴阳精生化的协调，又包括对七情五志的统摄。如《灵枢·天年》曰："血气已和，营卫已通，五脏已成，神气舍心，魂魄毕具，乃成为人。"在生命之初，只有气血阴阳调和，五脏形成，神归藏于心，魂魄意志生化齐全，精神调和，才能生化为人。

故形与神是生命不可缺少的两个方面，形乃神之体，神乃形之用，形为神之舍，神为形之主。形是神的载体，神需要依附于形才能完成生命活动，形神之间相互依存，不可分离。形神合一，即物质与意识、机体与功能的统一。形神正常，人体生命运动及神志功能才能正常，反之，若其中一项异常，会影响另一方面逐渐出现异常。形神一体观在诊断、治疗等方面皆有指导意义，不寐属身心疾病，形神共治更是治疗不寐的关键。

（二）五脏藏精是神志化生的物质基础

清代林佩琴在《类证治裁·卷之首·内景综要》中谈到了精气神的关系："一身所宝，惟精气神，神生于气，气生于精，精化气，气化神，故精者身之本，气者神之主，形者神之宅也。"这不仅表明了气是生命的本源，也说明了五脏藏精等"形"是化生"神"的物质基础。

神对人形体及其七情的调控是通过主宰气的运动变化来实现

的，气与神的关系体现在：神是生命活动的主宰，神之外在表现即为气的运动，具体表现为气的升降出入运动，即气机。在"神"的调节下，气的运动保持规律性和整体性。气机运动正常，体现出神主有司，表现为人气血阴阳的平衡协调与精神意志的正常和谐。

《灵素节注类编·卷二·阴阳脏腑总论》注曰："心藏神，肝藏魂，脾藏意，肾藏志，魂意志者，皆出神明之运动也。故必由神明，以摄精气，留藏于脏。"说明五神皆为神明表现形式，生于精也能反过来统精驭气，五脏藏精化生气血是神志化生的物质基础。《素问·阴阳应象大论》曰："人有五脏化五气，以生喜怒悲忧恐。"说明五脏所藏之精能化气生神。水谷由脾胃消化吸收转化为精微物质，其中精气通过肝养筋、经由心养血脉、通过肺输送到百脉并输送到皮毛。如五脏六腑功能正常，则精微物质充足神明得养。此外精能生血，血是神志活动的最主要物质基础，血虚伤及五神脏，是神志异常不寐的最主要原因。心主血脉，肺助心行血，营血的生成需要脾的运化，肾精肾髓也可以化血，肝主疏泄而藏血，都与五神脏有关。总之，五脏不仅能藏精化生气血，同时也是神志化生的基础。

三、五脏神与寤寐

（一）心藏脉，脉舍神

1. 心藏神与心主血脉的关系

《灵枢·本神》言："心藏脉，脉舍神。"心藏神的功能与心主血脉密切相关。心主血脉，指心气具有推动营血在脉中运行，使其流注全身，发挥营养和滋润之效的功能。在心－血－脉系统中，心脉相连，并且心气推动营血行于脉中，濡润和营养周身的同时，心气又将脾胃上奉之水谷精微化气生血，营血充实以化神蕴神。故《灵枢·平人绝谷》云："故气得上下，五脏安定，血脉和利，精神乃居。"可见，血脉和利则血清神明。

2. 心藏神与心主血脉的关系

《素问·灵兰秘典论》云："心者，君主之官也，神明出焉。"心所藏之神，既是主宰人体生命活动的广义之神，又包括精神、意识、思维、情志等狭义之神。《类经·十八卷·梦寐》曰："盖心为君主之官，神之舍也。神动于心，则五脏之神皆应之，故心之所至即神也，神之所至即心也。"神、魂、魄、意、志分属于五脏，但心起主导作用。心总统五神，"神"居"五神"之首，统治七情五志。心动于心，五脏之神随之应和。心主明则下安，心主不明则十二官危，它们共同协调主宰着生命活动。

3. 脑在神志活动中的重要地位

神志活动的实现不仅与心密切相关，还涉及脑的功能。《黄帝内经素问集注·脉要精微论》曰："诸阳之神气，上会于头。诸髓之精，上聚于脑，故头为精髓神明之府。髓海不足，则头为之倾，神气衰微，则视深目陷也。"说明心藏神是神志活动的重要基础，同时也强调了脑在神志活动中的重要地位。

4. 不寐与心的关系密切

不寐与心关系密切，如《太平圣惠方·治胆虚不得睡诸方》提出："夫胆虚不得睡者，是五脏虚邪之气，干淫于心。心有忧恚，伏气在胆，所以睡卧不安。"此言强调了不寐的病位主要在心。

5. 历代医家从心论述不寐

历代医家对于不寐的病因病机多以心立论。《景岳全书·不寐》认为卫气不入于阴，心神被扰是不寐的主因："心有事亦不寐者，以心气之被伐也……凡卫气入阴则静，静则寐……心为事扰则神动，神动则不静，是以不寐也。故欲求寐者，当养阴中之阳，及去静中之动，则得之矣。"也有医家认为心主血脉对寤寐影响最为重要。人的神志活动建立在心血的基础上，寤寐的交替依赖于心血的充养，心血不足是不寐的病因之一。如《严氏济生方·怔忡论治》曰："思虑过制，耗伤心血，心帝无辅，怔忡恍惚，善悲忧，少颜色，夜多不寐。"说明心血不足是不寐的原因之一。此观点在《血证论·卧寐》也有类似的记载："心病不寐者，心藏神，血虚火妄动，则神不安，烦而不寐。"《脉经·心手少阴经病证》中有："心气虚则梦救火阳物，得其时则梦燔灼，心气盛则梦喜笑及恐畏。厥气客于心，则梦丘山烟火。"指出心气虚与心气实分别会导致情绪低落与过度兴奋，进而影响睡眠，梦境中的特定场景也反映了心神状态。这一观点强调了心功能状态与睡眠质量的密切关系。

（二）肺藏气，气舍魄

《灵枢·本神》言："肺藏气，气舍魄。"肺藏气功能正常是肺藏魄功能正常的基本保障。《素问·灵兰秘典论》说："肺者，相傅之官，治节出焉。"肺气具有调节、治理呼吸，调控全身气血津液的作用。肺的作用主要体现在治理、调节呼吸运动，调节全身气机，以及血液运行和津液代谢。

《说文解字·鬼部》解："魄，阴神。从鬼，白声。"魄为阴，肺属阴脏，故藏阴神。"魄之为用，能动能作，痛痒由之而觉也"，其中魄指人的本能感觉活动。《灵枢·本神》曰："并精而出入者，谓之魄。"即父母生殖之精结合的瞬间，就有了魄。《灵枢·本神》又曰："肺藏气，气舍魄。"可见魄为先天所得，成于父母并精，以肺之气为舍、为充、为养。

"魂魄者，心神之左辅右弼也"，肺吸入的清气与脾胃运化的水谷之气生成宗气，宗气可以助心行血，肺气功能异常，可导致神不安舍，出现不寐。肺宣发卫气。《灵枢·口问》曰："卫气昼日行于阳，夜半则行于阴，阴者主夜，夜者卧……阳气尽，阴气盛，则目瞑，阴气尽而阳气盛，则寤矣。"卫气与寤寐关系密切，卫气来源于脾胃所化生的水谷精微中慓疾滑利的部分，但卫气的宣散由肺所主，营卫二气的规律运行是人体寤寐的保证。"魄，亦神之别灵也"，肺藏魄异常，神不安于舍常导致不寐。孙思邈在《备急千金要方·卷第十三心脏·心脏脉论第一》云："五脏者魂魄之宅舍，精神之所依托也。魂魄飞扬者，其五脏空虚也，即邪神居之，神灵所使鬼而下之，脉短而微，其脏不足则魂魄不安，魂属于肝，魄属于肺，肺主津液，即为涕泣出，肺气衰者即泣出，肝气衰者魂则不安，肝主善怒，其声呼。"明确提出了五脏虚损可导致魂魄不安而不寐。肺藏魄，肝藏魂，魂为阳之精，魄乃阴之精，肺气衰泣出，肝气衰善怒，魂魄不安不寐。寤寐多梦及梦境与肝魂、肺魄有关。

《症因脉治·不得卧论》中讲："肺壅不得卧之因：或肺素有热，金被火刑；或肺家有痰，肺气闭塞；或肺燥液干，肺热焦满；或肺家有寒，肺气不利。凡此皆成肺壅不得卧之症也。"痰湿蕴肺，肺气不利，魄神不安而不寐；或肺之阴精不足，魄失所养而不寐；或肺失宣降，肺气虚弱，无力鼓动，卫气失常而致不寐。不同病因导致肺的功能异常，均可导致魄神不安而不寐。

（三）肝藏血，血舍魂

1. 肝藏血与魂的关系

《灵枢·本神》曰："肝藏血，血舍魂。"肝藏血功能正常是神志活动的物质基础。《景岳全书·卷三十·杂证》曰："人有阴阳，即为血气，阳主气，故气全则神王；阴主血，故血盛则形强。人生所赖惟斯而已……灌溉一身，无所不及。故凡为七窍之灵，为四肢之用，为筋骨之和柔，为肌肉之丰盛，润颜色，充营卫，津液得以通行，二阴得以调畅。凡形质所在，无非血用也。"血为运行于脉道内的精微物质，具有濡养全身的作用，是神志活动的物质基础。

《素问·六节藏象论》曰："肝者，罢极之本，魂之居也。"肝藏魂，一是指能随心意而动，最快作出反应的功能；二是指梦幻活动。

2. 肝藏魂的内涵

《说文解字·鬼部》曰："魂，阳气也。从鬼，云声。"古人认为魂属阳，像云一样运动变化。《灵枢·本神》云："随神往来者谓之魂。"魂属阳神。《中西汇通医经精义·五脏所藏》曰："魂者阳之精，气之灵也……肝主血，而内含阳气，是之谓魂。"

对魂魄内涵探讨最为深入的医家，当属明代张景岳，在其著作《类经》中，张氏阐述道："魂之为言，如梦寐恍惚、变幻游行之境皆是也。神藏于心，故心静则神清；魂随乎神，故神昏则魂荡。此则神魂之义，可想象而悟矣。精之与魄皆阴也，何谓魄并精而出入？盖精之为物，重浊有质，形体因之而成也。魄之为用，能动能作，痛痒由之而觉也。"张景岳将感觉、动作、记忆等归属魄，寤寐、梦境等归属魂，认为两者相辅相成，互为体用。

3. 肝藏血与魂的关系体现

肝藏血，指肝有储藏营血，调节血量及防止出血的功能。《医学入门·内伤》云："血乃水谷之精变成，生化于脾，生息于心，藏于肝。"血由脾胃运化的水谷精微所化生，并储存于肝。《素问·五脏生成》云："故人卧血归于肝，肝受血而能视。"说明人寐血归于肝经以安神魂，魂神得以安养。肝藏血功能正常，血足则魂有所养，神得以安，寤寐正常。

4. 肝主疏泄对情志的调畅及神志活动的影响

肝主疏泄，在营血的生成运行方面亦起重要作用。肝主疏泄，能够促进营血的运行，促进脾胃运化，维持正常的气机升降运动，有利于化生营血。肝主疏泄还具有调畅情志的作用。《类经·卷十九·刺分四时逆则为害》注曰："肝藏魂，肝气受伤则神魂散乱，故令人欲卧不能眠，或眠而有见，谓怪异等物也。"《类经·卷三·本神》云："魂之为言，如梦寐恍惚，变幻游行之境皆是也。"可见肝藏魂的功能与寤寐密切相关，寤寐梦境归属魂，肝魂不安多出现寤寐梦境异常，导致不寐。肝血虚则魂不能随神往来，不寐多梦等就会随之发生。

（四）脾藏营，营舍意

《灵枢·本神》曰："脾藏营，营舍意。"意与脾的关系主要体现在脾化生营血及营运营养物质方面。营，即营气，是化生营血的水谷精微等营养物质，具有化生血液和营养全身的作用。脾主运化，为气血生化之源，脾气健旺则水谷精微化生充足，脾意得养，这些水谷精微上输心肺，经心气的作用化赤为血，神得以滋养。

"意"字从心和音会意，表明意是由心所发的语言或思维活动，通过体察人的语言或思维活动可以了解一个人的意愿。《灵枢·本神》称："心有所忆谓之意。"中医学对"意"的论述颇为丰富。关于"意"，《三因极一病证方论》有"意者记所往事"，此处的"意"为"忆"，即记忆。《类经·卷三·本神》中有"一念之生，心有所向而未定者，曰意"，意指心中刚产生一个念头或意向，但尚未确定下来时，称之为"意"。《医宗金鉴》中提及"意是心机动未形"，"意"是心动而未形成具体行动或表现的思维活动。这两处的"意"均强调其为一种初步的、未定的意向或思维活动，是将从外界获得的感性认识，经过初步思考取舍后形成的印象或倾向。

脾藏意，一方面为脾之神的功能，另一方面与记忆密切相关。脾在志为思，过思伤脾，"思以气结伤意，意伤则脾伤也""因思则意舍不宁"，思虑过度导致脾气郁结，使意不能安于脾舍。《类证治裁·不寐》曰："思虑伤脾，脾血亏损，经年不寐。"意由脾所主，脾主运化功能正常，脾气健运，则气血化源充足，能上荣头目，髓海得养，从而记忆力增强，睡眠正常；反之，若忧思伤脾过多，导致营血亏虚，意不能安于脾舍，神失所养而出现健忘、不寐等。

中土五行学说认为，脾胃是肝魂和肺魄升降之枢纽。《素灵微蕴·藏象解》曰："五脏皆有神而藏之于心，五脏皆有精而藏之于肾。神为阳而精为阴，土居阴阳之交。魂者自阴而之阳，阳盛则生神，魄者自阳而之阴，阴盛则生精……盖阴浊则有质，阳清则有气。将结此质而质之魄先生，将化此气而气之魂先见。"论述说明了中气（脾胃之气）及其枢轴作用的重要性。脾胃升降功能正常是脾藏意功能得以发挥的保证，同时也是肝魂、肺魄正常化生的重要环节。

（五）肾藏精，精舍志

《灵枢·本神》言："肾藏精，精舍志。"肾藏精，是指肾具有贮存和封藏人体精气的功能。肾所藏之精，是精舍志功能的物质基础，源于父母的先天之精，是五脏之精的根本。

肾精由父母禀赋的先天之精与后天摄入的水谷之精共同构成。肾藏精，精能生髓，脑为髓海。肾藏精，精舍志，志乃肾之神的外在表现。《类证治裁·健忘论治》曰："肾之精华，上升于脑。精能生气，气能生神，神定气清。"表明肾精充足则人精力充沛，寤寐如常。肾精不仅能濡养脑髓以保证寤寐，还能滋养五脏之精，维持正常的生命活动。

《说文解字·心部》曰："志，意念。从心，之声。"从字形构造上看，"志"字象征着内心追求及想要达到的目标。《医宗金鉴》曰："意之所专谓之志。"《类经·藏象类》中有"意之所存，谓意已决而卓有所立者，曰志"的注释，这与现代语境中的"动机"或"意志"颇为相似。王肯堂在《证治准绳》中对志与意进行比较，"志意并称者，志是静而不移，意是动而不定"，清晰地阐述了志与意之间的关系。"意之所存谓之志"，这一观点进一步强调了志的持久性和稳定性。志与意的区别在于，志确立后长久不变，而意只是心中一个暂时、可改变的想法。从意到志的转化，是由不稳定的意向、动机（意）发展到稳固不变的意志（志）的过程。"意、志从广义上讲是心任物后所进行的思维活动"，即任物–所忆–所存–存变–远慕–处物等全部思维意志过程。

关于志与意的作用，《灵枢·本脏》曰："志意者，所以御精神，收魂魄，适寒温，和喜怒者也。"其中"御"，有统率、支配与协调的意思。"收魂魄"就是通过志意的统帅和支配作用，使魂魄得以安定和收敛。同时，志意还具有调节人体以适应自然界变化的能力，并协调精神和情绪，使之保持平衡和谐。所谓"志意和则精神专直，魂魄不散"，充分阐明意志在调控人体精神活动、维护魂魄安定方面的重要作用。

《景岳全书·卷二·传忠录中·阳不足再辨》曰："夫形，阴也；神气，阳也……盖先天之气，由神以化气化精。后天之气，由精以化气化神。是三者之化生，互以为根，本同一气。"神能驭精役气，精能化气生神。肾阴为一身阴液之本，肾阴充足则可上滋于肺，使肺阴得以滋养而魄得安定。精血同源，精能生血，肾精充足则肝血充盈，魂得以滋养而安定；肾阴也可以滋养肝阴，以平衡肝阳，确保魂的安定；肾阴上济于心可滋养心阴，使心火不至于过亢，心火下降于肾，使得肾水不至于过寒。心主血而藏神，肾藏精而舍志。精血可以相互滋生、转化。神由心所藏，是生命活动的主宰和体现，神旺则精充。脾主运化需要依赖肾阳的温煦作用。总之，肾为先天之本，主藏精而寓元阴元阳，通过调节阴阳平衡，是维持五脏生理功能和神志活动正常进行的根本保证。

从五神脏论治不寐的理论基础方面，历代医家最重视的是心神，其次是肝藏魂。肺藏魄与梦的关系最密切，尤其是肺气虚或肺火盛时可能影响梦境。对于脾意和肾志对不寐的影响，论述较少，多是通过脾、肾对心神的影响加以阐述。这主要体现了心神对于其他四神脏（肝、肺、脾、肾）的调控作用，而脾意和肾志与记忆、意志相关，睡眠正常有助于提高记忆力和学习能力。同时，改善记忆的方法也可以用于改善睡眠。

第二节　五脏神乱所致不寐

不寐的发生，多由饮食不节、情志失常、劳逸失调及病后或年迈体虚等原因导致，出现心神不安、神不守舍，乃至不寐的发生。

一、五脏神乱所致不寐的病因

（一）饮食不节

暴饮暴食，饮食停滞，脾胃受损，化生痰热，壅遏中焦，痰热上扰，胃气不和，而不能安寐。

（二）情志失常

喜怒哀乐等过极均可致脏腑功能失调，或由情志不畅，暴怒伤肝，忧思伤脾，过度哀伤损耗肺气等心神失养而不寐；或喜笑无度，心神激越，神志不安而不寐；或暴受惊恐，导致心虚胆怯，神魂不安，夜不能寐。

（三）劳逸失调

劳倦过度则伤脾，过逸亦致脾虚气弱，运化不健，气血生化无源，不能上呈于心，导致心神失养。

（四）病后体虚

久病、年迈均引起心血不足，心失所养，心神不安而不寐，或阴阳耗损而导致不寐。若素体阴虚，又有房劳过度，肾阴不足，水火失济，心火独亢，火盛而致神动，心肾失交而不寐。

各种原因使得神不安于舍，进而引发不寐之证。如肝郁化火，或胆实痰扰，或心火亢盛，此类神不安宅者多以实证为主。心脾两虚，或气阴不足，或心阴亏虚，或阴虚血少，或心胆气虚，或肝血匮乏，或心肾不交，或髓海不足，导致心神失养、神不安宁者，多属虚证。

综上可见，不寐的病因虽多，但归其根本仍为神不安。阴阳气血皆为水谷精微所化，达于心，则心神得养；藏于肝，则肝体柔和，肝气顺达；摄于脾，则生化有源；藏于肾，肾精上承于心，心气下交于肾，水火相济，心神安宁。

二、五脏神乱所致不寐的病机

（一）心不藏神

《景岳全书·卷十八·不寐》曰："不寐证虽病有不一，然惟知邪正二字则尽之矣。盖寐本乎阴，神其主也，神安则寐，神不安则不寐。"张景岳认为，神安则寐，神不安则不寐，将不寐分为虚实两大类。

1. 心血虚，无以养神

《景岳全书·卷十八·不寐》指出："无邪而不寐者，必营气之不足也，营主血，血虚则无以养心，心虚则神不守舍。"心血亏虚，心失所养，无以养神，神不守舍则不寐。

2. 心气虚，无以养神

《金匮要略·五脏风寒积聚病脉证并治第十一》云："邪哭使

魂魄不安者，血气少也；血气少者属于心，心气虚者，其人则畏，合目欲眠，梦远行而精神离散，魂魄妄行。阴气衰者为癫，阳气衰者为狂。"邪哭者，指心气不足，血液亏虚或五脏空虚，导致心神失养、神不归位。此时遇"邪"则精神离散，魂魄不安，从而引起以"神志异常"为主要表现。心气虚，在寤寐中产生了远行或荒唐的梦境，在寤寐中魂魄出现了离散妄行。"邪哭使魂魄不安者，血气少也"，指出"邪哭"就像是"中邪一样"，没有明确原因，无故哭泣，总是莫名其妙地哭。张仲景认为，这种现象的发生是心伤血气不足所导致的。

当心血不足时引发不寐，古文这样论述"血气少者属于心，心气虚者，其人则畏，合目欲眠"，指出心伤血气不足，心气虚的人常表现为胆小畏惧。临床上这类患者经常会有惊悸，易受惊吓，心跳加速，心慌心悸，神疲乏力，精神恍惚，多喜睡眠。"梦远行而精神离散，魂魄妄行"指出合眼而睡，但是梦多，梦到远方或不确定的地方，或自己都觉得特别荒唐的梦。这是魂魄妄行的表现，就是魂魄不宁的意思。心藏神，肺藏魄，肝藏魂；心不藏神，肺不藏魄，肝不藏魂，故魂魄飞扬不宁。

"阴气衰者为癫，阳气衰者为狂。"《说文解字·衣部》载"衰，草雨衣"，作"重叠"讲。说明这个"衰"字更偏向于"重叠"的含义。"阴气衰""阳气衰"可以理解为"阴气盛为癫""阳气盛为狂"。所以心气虚，致使魂魄飞扬不宁，梦多惊悸而不寐。

3. 心阴虚，无以舍神

心阴虚多因思虑劳神太过，暗耗阴血；或温热火邪，灼伤心阴；或肝肾阴亏，累及于心所致。《景岳全书·不寐》曰："盖寐本乎阴，神其主也，神安则寐，神不安则不寐，其所以不安者，一由邪气之扰，一由营气之不足耳。有邪者多实证，无邪者皆虚证。"若心为邪扰，神不守舍，或心阴血不足，神无所藏，均可致不寐。

《血证论·卧寐》:"心病不寐者,心藏神,血虚火妄动,则神不安,烦而不寐。"心阴虚火旺,虚火妄动,神受虚火困扰亦可出现不寐。

4. 心肾不交,无以舍神

正常情况下,心肾相交又名水火既济,指心阳下交于肾以防肾水过寒,肾阴上济于心以防心火过亢。心火、肾水之间对立统一,共同维持生命活动的平衡。

《景岳全书·卷十八·杂证谟不寐》言:"舍此之外,则凡思虑劳倦,惊恐犹疑,及别无所累而常多不寐者,总属真阴精血之不足,阴阳不交,而神有不安其室耳。"当情志病因如思虑、惊恐、疑虑等影响脏腑功能,导致精血亏虚、肾阴不足,而使心阳不能下交于肾,或肾阴不能上济于心,心肾不交,神志不归于舍,导致不寐。

《辨证录·卷之十·离魂门》曰:"人有心肾两伤,一旦觉自己之身分而为两,他人未见,而己独见之,人以为离魂之症也,谁知心肾之不交乎?""故梦虽不安,魂犹恋于心之中;神虽发躁,魂尚依于肾之内,魂欲离而不能离也。惟心肾之两亏,则肾之精不能交于心,而心之液不能交于肾,而魂乃离矣。"心肾两伤导致心肾不交的不寐,古称离魂证或失魂证,表现为多梦、躁动不安、幻觉、睡眠时自觉身体一分为二。肝藏魂,心肾不交影响肝的功能,导致魂不能藏,出现一系列症状。

5. 心火亢盛,无以安神

《医效秘传·不得眠》说:"热病邪热盛,神不清,故不眠。"意指外邪或情志等因素扰心,导致心火亢盛而不寐,症状常表现为心烦神乱、狂躁妄动、惊悸怔忡等症。火邪伤及心神,扰乱神明,易出现口干津少、五心烦热,甚至神昏谵语等严重症状。《古今医统大全·卷之七十·不寐候》曰:"痰火扰乱,心神不宁,思虑过伤,火炽痰郁而致不眠者,多矣。"此句阐释了痰热化火，上扰心神，导致精神过度兴奋，眩晕惊悸，狂躁不寐。痰火扰神，心神不宁或思虑过度郁化痰火，神受其扰而不寐，常表现为头晕目眩、痰多胸闷等。

（二）肝不藏魂

《血证论·卧寐》曰："肝病不寐者，肝藏魂，人寤则魂游于目，寐则魂返于肝。若阳浮于外，魂不入肝，则不寐。其证并不烦躁，清睡而不得寐。"此言揭示了肝病导致不寐的机制。《普济本事方·卷一·中风肝胆筋骨诸风》曰："平人肝不受邪，故卧则魂归于肝，神静而得寐。"此句进一步强调了魂归肝、神得静的重要性。白天肝魂游于目，使我们能够感知外界事物；夜间神安魂归于肝，神得以静养，从而实现正常的寤寐循环。若肝病导致魂不归肝，则会发生不寐。不寐之证，与情志因素关系密切，情志为病，无不伤肝，肝郁气滞，易化火生痰成瘀，魂不得安藏，神明受扰，引发不寐。

1. 肝血虚，无以养魂

《血证论·脏腑病机论》曰："肝之清阳，即魂气也。故又主藏魂，血不养肝，火扰其魂，则梦遗不寐。"肝血虚，魂不得养，虚火扰神而不寐。

《辨证录·卷之四·不寐门》曰："夫肝主藏魂，肝血足则魂藏，肝血虚则魂越，游魂亦因虚而变也。今肝血既亏，肝脏之中无非邪火之气，木得火而自焚，魂将安寄？自避出于躯壳之外，一若离魂之症，身与魂分为两也。然而离魂之症与不寐之症，又复不同。离魂者魂离而能见物，不寐而若离魂者，魂离而不能见物也。其所以不能见物者，阴中有阳，非若离魂之症绝于阴耳。治法祛肝之邪，而先补肝之血，血足而邪自难留，邪散而魂自归舍矣。"此段详尽阐述了肝血与魂不归肝之间的联系，以及离魂与不寐的异同。肝血充足则魂得以归，若肝血虚则魂难归肝，游移不定，肝血亏虚而生内火，煎灼肝魂，导致肝魂不安舍，进而出现离魂之症。

2. 肝气郁，无以舍魂

肝木条达，则魂有所舍，若情志不舒、血行不畅等引起肝失疏泄，则气机郁结，易导致肝魂难舍，出现不寐。

《素问·灵兰秘典论》有言："肝者，将军之官，谋虑出焉。"肝藏魂，主情志，喜条达，恶抑郁。若数谋不决，或情志不畅，则肝气郁结，气枢不转，郁甚则内扰神魂而致不寐。肝喜条达恶抑郁，情志因素等可使肝气疏泄不及，气机郁结，气机升降失调，神魂不安而不寐。

陈士铎《辨证录·离魂门》曰："人有终日思想情人，杳不可见，以至梦魂交接，醒来又远隔天涯，日日相思，宵宵成梦，忽忽如失，遂觉身分为两，能知户外之事，人以为离魂之症，谁知心肝之气郁乎？夫肝本藏魂，气郁则肝气不宣，宜乎魂之不出矣。"因情志因素而致肝气郁结，疏泄失司，影响气血化生，魂不得安，心神失养出现离魂证，出现精神恍惚或神志异常、不寐多梦等。对于抑郁证、精神分裂症的不寐具有借鉴意义。

《金匮要略》云："见肝之病，知肝传脾，当先实脾。"肝藏血，血舍魂，肝喜调达恶抑郁，主疏泄，体阴而用阳。若情志因素导致肝失条达，肝气横逆乘脾，脾失运化，气血乏源，肝郁脾虚血亏，则肝魂失养，阴阳失调，阳不得入阴，魂不入肝而致不寐。

《傅青主女科·女科上卷·调经·经水先后无定期》云："夫经水出诸肾，而肝为肾之子，肝郁则肾亦郁矣，肾郁而气必不宣，前后之或断或续，正肾之或通或闭耳。"指出了女子绝经前后经水时断时续与肝肾有关，肝为肾之子，子病及母，肝郁则肾亦郁，魂不得藏，心神失养，肾郁失养，心肾不交而不寐。

3. 肝火上炎，无以安魂

肝为刚脏，将军之官，体阴而用阳，肝气有升发的特性，若疏泄太过，肝气上逆，急躁易怒，魂不安于舍，导致不寐。

《素问·刺热》说："肝热病者，小便先黄，腹痛多卧，身热。热争则狂言及惊，胁满痛，手足躁，不得安卧。"因情志、外邪或气郁痰火等导致肝经有火，则火煎灼肝魂，肝魂难安而导致不寐。

（三）肺不藏魄

1. 肺藏魄与不寐的理论基础

肺藏魄，肺气虚，魄失所养，魂魄不安而发生不寐。明代秦景明在《症因脉治·卷三·不得卧论》中指出："肺素有热，金被火刑；或肺家有痰，肺气闭塞；或肺燥液干，肺热焦满；或肺家有寒，肺气不利。"认为诸多病因伤肺均可导致魄失所养，魂魄不安，神受其扰而不寐。

《素问·病能论》曰："人之不得偃卧者，何也？岐伯曰，肺者脏之盖也，肺气盛则脉大，脉大则不得偃卧，论在《奇恒阴阳》中。"指出肺为华盖，朝百脉，通调水道，主宣发肃降以调节全身的气血津液。若肺脏受邪，宣发肃降功能失常，水道不通，则营卫失调，阳不入阴，而致不寐。

2. 肺气虚，无以养魄

清代高学山的《高注金匮要略·血痹虚劳病脉证治第六》注曰："夫心藏神，肺藏魄者也，脉得芤而心血虚，则神不安于其宅，脉得微而肺气虚，则魄不宁于所居，又得动紧之下气凑之。凡五脏之气，相见于魂梦，除虚劳无生我、我生之顺境，其所胜、所不胜，以及比和者，皆夫妻子女之象也。况因动妄情，缘生幻境，如影随形。"芤脉则心血亏虚，脉微则肺气虚，神魄失养，魄不藏于肺而产生失精或梦交。

《血证论·卧寐》言："梦乃魂魄役物，恍有所见之故也。魂为病，则梦女子花草神仙欢喜之事，酸枣仁汤治之。魄为病，则梦惊怪鬼物争斗之事，人参清肺汤加琥珀治之。梦中所见即魂魄，魂善魄恶，故魂梦多善，魄梦多恶。然魂魄之所主者，神也，故安神为治梦要诀，益气安神汤治之。"阐述了魂魄为病，梦境的不同。魂为病，魂善多梦女子、花草、神仙等愉悦的梦；魄为病，魄恶多梦鬼怪争斗等噩梦。

3. 肺阴虚，无以养魄

《高注金匮要略·妇人杂病脉证并治》曰："妇人脏躁，喜悲伤欲哭，象如神灵所作，数欠伸，甘麦大枣汤主之。"又注解曰："脏当指心肺而言。脏躁，言脏中阳液干枯，而脏真之气，尝不能自立，而有躁急之义。故其心神肺魄，如失援失依，不可自支。而悲伤欲哭者，烦冤之所致也，如神灵所作。正言无故而悲伤欲哭，如有凭借之象，气失所依，而时引上下则欠，气自微长，而时欲外达则伸也。"脏躁之人喜悲伤欲哭，伤及心肺，或因燥热伤肺，或汗出伤津，或久病咳喘，老年体弱，渐致肺阴亏虚而成，心肺阴虚，神魄不宁，神不安则不寐，魄为病多梦鬼怪争斗等噩梦。

4. 邪扰肺宁

外邪侵袭或素体丰腴，痰湿内盛，肺失宣降，痰阻气逆，肺魄不安，邪扰神乱不寐者，治以宣肺润降、化痰止咳，使肺肃而神安，魄静而有守；对于燥邪犯肺，阴伤而不寐者，治以清燥润肺安神。

（四）脾不藏意

《素问·阴阳应象大论》曰："中央生湿……在藏为脾……在志为思。"《灵枢·本神》曰："因志而存变谓之思。"脾主思，包括思考、思虑。思是对事物的内在认知，脾主思则主要体现在脾所藏意向的思量，正常的思考有利于思维活动。

《景岳全书·杂症谟不寐》载："凡人以劳倦思虑太过者，必致血液耗亡，神魂无主，所以不寐。"忧思伤脾，可导致脾气虚弱，气血生化不足，营血亏耗，进而影响心神，使心神不宁，难以入眠。

1. 脾气虚，无以养心神

心主血脉，脾主运化，化生营血，心与脾在营血的生成和运行方面关系密切。《灵枢·决气》曰："中焦受气取汁，变化而赤，是谓血。"脾为气血生化之源，脾主运化，脾气健运则气血化生充足，心藏神，心血足则神宁寐安。若因情志、劳倦、体虚等因素损伤脾胃，可导致脾失运化，气血生化乏源，进而影响心，导致心脾两虚，心血虚无以养神，神不安舍而不寐。

2. 脾阳虚，无以养心神

不寐还包括多睡不易醒、多梦、寤寐质量差的情况，脾阳虚可出现此类情形，若阳虚有寒湿邪还会有相应梦境。《秘传证治要诀及类方》曰："有病后虚弱及年高人阳衰不寐。有痰在胆经。神不归舍。亦令不寐。"这里的阳虚可能包括脾阳虚，脾阳是全身阳气的重要组成部分。《难经·四十六难》曰："老人血气衰，肌肉不滑，荣卫之道涩，故昼日不能精，夜不得寐也，故知老人不得寐也。"虽然主要讨论的是老年人血气衰退导致的不寐，但脾阳虚时，运化功能减弱，气血生化不足，心神失养可能导致多梦、寤寐质量差等症状。同时，脾阳虚还可能导致水湿内停，形成痰湿等病理产物，蒙蔽心神，进一步加重多梦等症状。

3. 脾不升清，无以养心神

脾胃为气机升降之枢纽，脾以升为健，胃以降为健。脾气虚则无以升清，气机紊乱，水谷精微等营养物质无以上输于心肺，导致心脾失于濡养，心脾两虚，神失所养而不寐、健忘。或升降无权，聚湿生痰，痰蒙心神而不寐。脾与胃互为表里，共为气机升降枢纽，脾不升清，胃难和降，影响心神，故有"胃不和则卧不安"之说。

营卫二气来源于脾胃化生的水谷精微，营为水谷精微中精粹柔和的部分，卫为水谷精微中慓疾滑利的部分。当脾胃出现异常，一方面影响水谷精微的运化，从而影响营卫二气；另一方面气机升降失司，导致阴阳不循其道，神难归舍而不寐。如《证治准绳·幼科·集之二》曰："胃不和则卧不安。夫人身之卫气，昼则行于阳，夜则行于阴，阳主动，阴主静，寤则魂魄志意散于腑脏，发于耳目，动于肢体，而为人身指使之用，寐则神气各归五宫，而为默运之妙矣，若脾胃气盛，则腑脏调和，水谷之精，各各融化以为平和之气，若胃气一逆，则气血不得其宜，腑脏不得其所，不寐之证，由此生焉。"阐述了营卫与寤寐的关系，白天卫气行于阳，五神散于五脏，行于四肢官窍，从事生命活动；夜晚卫气从阳入于阴，五神各藏于脏而寐。若气机逆乱导致卫气不能由阳入阴，五脏神不得归于各脏而藏，而导致不寐。

4. 胃阴虚，无以养神

《素问·逆调论》曰："胃不和则卧不安。"后世医家对"胃不和则卧不安"的理解有以下两种：一是指因病痛而无法平卧；二是指因为脾胃功能失调影响心神而表现出的不寐等症状。

此证多因温病后期，胃阴耗伤；或情志郁结，气郁化火，灼伤胃阴；或吐泻太过，伤津耗液；或过食辛香燥热之品，过用温热辛燥的药物，耗伤胃阴所致。胃喜润而恶燥，以降为顺。胃阴不足，虚热内生，则胃脘隐痛而伴灼热感，嘈杂不舒，痞胀不适，影响寤寐。《素问·逆调论》曰："阳明者胃脉也，胃者六腑之海，其气亦下行，阳明逆不得从其道，故不得卧也。"胃居于中州，为气机升降运动的枢纽，若胃阴不足，腐熟水谷功能减退，阻滞气机，导致气机升降失常。

（五）肾不藏志

肾藏精，在志为恐，肾伤则肾水不固下泄，肾水下泄不能上济于心，心火独亢，则心神不宁，惊恐不眠；老年人肾精虚损，或劳伤肾阴，肾虚精血不足，神失所养，志无所定，均可致不寐。

1. 肾阴虚，无以养心神

《罗氏会约医镜·卷之七·杂证论不寐》曰："肾虚则不能藏纳心神于中，故寐不能沉，并不能久。是以少年肾足，则易睡而长。老年阴衰，则难睡而短。且肾水既亏，相火自炽，以致神魂散越，睡卧不宁。"老年人肾阴亏虚，阴虚火旺，肾水不能上济于心，心火独亢于上，心肾不交，心神不安，是导致老年不寐的关键原因。

2. 肾阳虚，无以养心神

肾阳为一身阳气的根本，阳气充足则五脏六腑得以推动和温煦，人的精力充沛，神志及生命活动正常，肾志得阳气温养而有益于寤寐。郑钦安在《医法圆通·不卧》曰："不卧一证……因内伤而致者，由素秉阳衰，有因肾阳衰而不能启真水上升以交于心，心气即不得下降，故不卧。"说明肾阳虚，阳损及阴，肾阴也不能上交心阴，可导致不寐。此外，肾主水，对全身的津液有输布和排泄的作用。肾阳虚水泛为痰可导致阴阳失交、肾失闭藏，痰扰心神，影响寤寐。

3. 肾精不足，无以养志

《灵枢·经脉》记载："人始生，先成精，精成而脑髓生，骨为干，脉为营，筋为刚，肉为墙，皮肤坚而毛发长，谷入于胃，脉道以通，血气乃行。"肾藏精，精生髓，髓化血，肾精不足，血少神失所养而无所倚。《素问·六节藏象论》明确指出"肾者主蛰，封藏之本，精之处也"，直接阐述了肾的封藏功能和精的储存场所。《诸病源候论·虚劳病诸候下》中阐述："夫蒸病有五：一曰骨蒸，其根在肾，且起体凉，日晚即热，烦躁，寝不能安……二曰脉蒸，其根在心，日增烦闷，掷手出足，翕翕思水，口唾白沫，睡即浪言。"五劳七伤以五脏虚损为主，如男子房劳伤及肾精，精少不能充养髓海，伤及肾精，可以兼见不寐、多梦、遗精。

三、五脏神乱所致不寐的病位

五脏神乱所致不寐的病位主要在心，与肝、脾、肺、肾及脑密切相关。五脏神乱的病机多从五脏之精的盛衰进行辨治，虚实皆有，但以五脏虚证为多见。《医宗金鉴·神之变化》注文曰："盖神机不离乎精气，亦不杂乎精气，故曰妙合而有也。故指神而言，则神超乎精气之外。指精气而言，则神寓乎精气之中。"五脏神是以五脏藏精为基础的，精气的盛衰影响五脏神的盛衰。

《医宗金鉴·神之治法》提及"神"病的病机为"失志伤神心胆弱，痰饮九气火相乘"，治疗时主要从心论治。五神异常有虚有实，实证常因痰浊湿气或阳明实热所致，治疗以化湿通腑泄热为主。五脏之精容易虚耗，因此虚证多见。虚证常因思虑过度，精气亏损所致，治疗时宜滋养心肾，多注重补心血、填肾精。

四、五脏神乱所致不寐的辨证要点

不寐的发生与五神脏关系密切，临床上单纯由某个脏腑引起不寐的情况较为少见。在心神的统领下，脏与脏、脏与腑及奇恒之腑间的相互影响，常导致兼证的出现。

（一）五脏神乱所致不寐各具不同特点

心神不安于舍的不寐特点是迟寐即入寐艰难，彻夜不寐。肺魄不安于舍的不寐特点是寤寐轻浅，容易惊醒。脾意不安于舍的不寐特点是入睡前思绪纷纭，难以自制。肝魂不安于舍的不寐的特点是梦境纷纭，常伴有呓语、梦魇（梦境惊险，欲呼不出，欲醒不能）和梦游（在睡眠中起床活动，醒后对所发生之事一无所知）。肾志不安于舍的不寐的特点：早醒（醒得过早），多见于老年人，有时伴有梦遗。

（二）辨证分型

1. 心

【虚证】

（1）心气虚

临床表现：不寐伴心悸、怔忡。

证机概要：心气不足，魂魄飞扬不宁，梦多惊悸。

治法：补益心气，安神定惊。

代表方：生脉饮和甘麦大枣汤加减。

常用药：小麦滋养心肝，益阴除烦安神；甘草补心气，和中缓急，调和药性；大枣益气润燥，缓急和中；党参补中益气，强健脾胃；麦冬养阴润肺生津；五味子收敛固涩，益气生津；柏子仁、酸枣仁养心安神定志。气虚重则重用人参、党参、黄芪补气；心悸明显加茯神、远志安心神；多汗则加龙骨、牡蛎、五味子固表止汗。

（2）心血虚

临床表现：不寐伴心悸怔忡，健忘眩晕，面色苍白无华。

证机概要：血虚则无以养心，心虚则神不守舍，脑失濡养而眩晕健忘。

治法：补养心血，宁心安神。

代表方：酸枣仁汤加味。

常用药：酸枣仁滋养心血，安定心神；茯苓淡渗利湿，宁心安神；知母苦寒质润，清热养阴，润燥生津，助心血滋养并防虚火扰动；川芎辛温行散，活血行气，使血流畅，神安得养；甘草甘平，调和药性，缓急止痛。加当归补血活血，针对心血虚。血虚明显者，加熟地黄、白芍补血；健忘严重者，加远志、石菖蒲开窍益智；眩晕不宁者，添天麻、钩藤平肝息风，安神定眩。

（3）心阴不足

临床表现：入睡困难，虽感困倦但无睡意，伴有心慌心悸、记忆力减退、面色少华，手足心热，舌红或舌淡苔少，脉细无力等。

证机概要：元气不足，阴液亏虚，精气耗散，心失所养。

治法：益气养阴，敛汗生脉，调和阴阳。

代表方：生脉散加减。本方益气补肺，滋阴生津，敛汗生脉，适用于入睡困难、气短体倦、汗多神疲等气阴两虚之证。

常用药：人参大补元气，益肺生津，固脱止汗；麦冬养阴生津，润肺清心；五味子益气生津，收敛固涩。元气大伤，虚损严重，宜用红参。阴虚明显者，选用生晒参或西洋参；对于气阴不足轻症，为避免人参之峻补，可用党参或太子参代替，以平和补气养阴。阴虚生内热，五心烦热，夜寐不安者，可加生地黄、知母、鳖甲以清热滋阴，凉血除烦。汗出较多，卫气不固者，可加山茱萸、麻黄根、煅龙骨、煅牡蛎等以收敛止汗，固涩精气。

（4）阴虚血少，虚火内扰

临床表现：虚烦少寐，夜间难以安眠，伴心悸神疲，梦遗健忘，手足心热，大便干结，口舌生疮，舌红少苔，脉细数。

证机概要：心肾阴亏，心火妄动，神志不安。

治法：补心安神，滋阴清热。

代表方：天王补心丹加减。本方滋阴养血，清泻虚热，补心安神，适用于心悸不寐、手足心热等阴虚亏耗之证。

常用药：生地黄上养心血，下滋肾水，并清泻虚火；玄参、天冬、麦冬滋阴清热，生津养液；酸枣仁、柏子仁养心安神；丹参、当归补血和血，养心除烦；五味子涩精敛汗，宁心安神；远志交通心肾，安神定志；人参补益心气；茯苓健脾安神。若虚热

153

不甚者，可去玄参、天冬、麦冬；若不寐较重者，可酌加龙齿、夜交藤；若见精关不固，遗精滑泄较甚者，加金樱子、芡实、牡蛎等。

（5）气阴不足

临床表现：入睡困难，肢体困倦，伴有气短声低，汗多懒言，活动后加重，口燥咽干，时有不适，舌干红，少苔，脉微细弱或虚大而数。

证机概要：元气不足，阴液亏虚，精气耗散。

治法：益气养阴，敛汗生脉。

代表方：生脉散加减。此方益气补肺，滋阴生津，敛汗生脉，适用于入睡困难、气短体倦、汗多神疲等气阴两虚之证。

常用药：人参大补元气，益肺生津，固脱止汗；麦冬滋阴润燥；五味子益气生津。若气虚偏重，可加黄芪、白术益气固表，健脾益气。若阴虚偏重，可加生地黄滋阴清热，枸杞子滋补肝肾之阴、益精明目。若汗多不止，可加麻黄根固表止汗，浮小麦益气除热、止汗，与麻黄根、五味子相伍，可增强止汗固表的功效。

【实证】

（1）痰火扰心，心神不宁

临床表现：入睡困难，睡眠质量差，睡中容易惊醒，伴胸闷脘痞，头重，舌质暗红，苔黄厚腻，脉滑数。

证机概要：痰火互结，上扰心神。

治法：清热涤痰，清心除烦。

代表方：黄连温胆汤合栀子豉汤加减。清实热之痰证，可用于因痰火扰心所致的神志异常之不寐。

常用药：黄连苦寒泻火，清心除烦，为痰火扰心之要药；竹茹清热化痰，除烦止呕；枳实破气消积，化痰散痞；半夏燥湿化痰，降逆止呕，和胃气；陈皮理气健脾，燥湿化痰，与半夏同用可增强化痰效果；栀子清热泻火，除烦利尿，与豆豉同用可加强清心除烦的作用；甘草调和药性。痰热重，加瓜蒌、贝母、胆南星清热化痰；心烦不眠，加酸枣仁、远志、合欢皮养心安神；大便秘结，加大黄、芒硝泻热通腑。

（2）心火亢盛

临床表现：入睡困难，精神亢奋无睡意，伴焦虑烦躁，口舌生疮，小便黄赤，大便秘结，舌尖红，苔薄黄，脉弦滑数、左寸上溢鱼际。若还见睡后易醒，醒后难以入睡，舌后部少苔或苔白，则提示合并心肾不交之证。

证机概要：心火亢盛，上扰心神，同时心与肾之间的水火既济关系失调，导致心肾不交所致。心火亢盛则心神不宁，焦虑烦躁；心肾不交则水火不济，睡眠不安。

治法：清心泻火，交通心肾。

代表方：栀子豉汤、朱砂安神丸、黄连阿胶汤、交泰丸，可配莲子心、灯芯草、淡竹叶以加强清心除烦的作用。

常用药：栀子清热泻火，凉血解毒，除烦利尿；淡豆豉解表除烦，宣发郁热；朱砂镇心安神，但有毒性需谨慎。黄连清热燥湿，泻火解毒，清心除烦；阿胶滋阴润燥，养血止血。肉桂与黄连相伍，调和阴阳，交通心肾。莲子心、灯芯草清心安神，利尿通淋；淡竹叶增强清心泻火、利尿作用。口舌生疮加生地黄、玄参滋阴清热；小便黄赤、大便秘结加大黄、芒硝泻下通便，清除热毒燥屎。

（3）心火亢盛，肾水不足

临床表现：心烦不寐，即难以入睡或睡眠不深，伴口燥咽痛，手足心热，舌红少苔，脉细数。

证机概要：心火亢盛，肾水不足，心肾不交，神受其扰。

治法：清心火，滋肾水，调和心肾。

代表方：黄连阿胶汤加减。黄连阿胶汤具有清心泻火、滋阴养血的功效，适用于心火亢盛、肾水不足所致的不寐症。

常用药：黄连清心泻火，阿胶滋阴养血润燥止血，滋养肾水，与黄连相伍清心火、滋肾水；黄芩助黄连清心泻火，白芍养血敛阴柔肝，与阿胶同用增强滋阴养血的效果；鸡子黄滋阴润燥养血安神，加强阿胶滋阴养血安神的作用。失眠伴心烦酌加潜阳凝神药如生赭石、煅龙骨、煅牡蛎；口燥咽痛重用玄参、麦冬滋阴润燥利咽；手足心热加知母、黄柏滋阴降火；舌红少苔脉细数等阴虚证重，加生地黄、熟地黄滋养肾阴，调和阴阳。

（4）气血瘀阻，心神不宁

临床表现：心烦意乱，胸胁满闷，气短不寐，情志抑郁不畅，头胀昏，舌光紫或有瘀斑，脉弦或弦滑。

证机概要：气血运行不畅，瘀阻于经络脏腑，魂不得藏，心神受扰。

治法：活血化瘀，安神定志。

代表方：血府逐瘀汤加减。血府逐瘀汤具有活血化瘀、行气止痛的功效，适用于气血瘀阻所致的心神不宁证。

常用药：桃仁、红花活血化瘀，润肠通便、通经止痛；赤芍、川芎活血行气，散瘀；柴胡、枳壳疏肝理气解郁，助气血疏通；桔梗、牛膝调畅气机；生地黄滋阴养血防伤阴；甘草调和诸药缓急止痛。心烦意乱、情志抑郁重用郁金、合欢皮解郁安神；胸胁满闷、气短加瓜蒌、薤白宽胸理气；头部胀痛昏沉重用天麻、钩藤平肝息风止痛；舌质紫暗、瘀斑明显加丹参、三七加强活血；脉象弦紧或弦滑提示肝气郁结或痰湿内阻，加香附、半夏疏肝理气化痰。

【脏腑兼证】

（1）心肾不交

临床表现：不寐多梦，烦躁不安，心悸怔忡，伴头晕目眩，耳鸣耳聋，腰膝酸软，遗精盗汗，五心烦热，口燥咽干，舌质红苔少，脉沉细数。

证机概要：肾阴不足，心火偏亢，水火不济。

治法：滋阴补肾，清心泻火，交通心肾。

代表方：交泰丸、黄连阿胶汤加减。治疗心火亢盛，肾阳不足导致心肾不交之证，可用交泰丸；治疗心肾不交不寐，用黄连阿胶汤。

常用药：熟地黄滋阴补肾，填精益髓；山萸肉滋补肝肾；山药健脾固肾；泽泻利湿泄浊；茯苓淡渗脾湿；肉桂引火归原，化气生津。阴虚火盛为主者，可加知母、黄柏，加强清热降火之功。彻夜不眠，烦躁不安者，加朱砂、龙骨、琥珀、丹皮清泻相火；黄连泻心火以挫热势；磁石重镇安神。

（2）心脾两虚

临床表现：不易入睡，多梦易醒，心悸怔忡，神疲食少，伴头晕目眩，四肢倦怠，盗汗，腹胀腹泻，面色萎黄，舌淡苔薄，脉细弱。

证机概要：脾虚不运，气血生化乏源，心神失养，神明不安。

治法：益气补血，健脾养心。

代表方：归脾汤加减。本方益气健脾，补血养心，适用于不寐多梦，神疲健忘，心悸盗汗，面色少华等心脾两虚证。

常用药：人参补气生血，养心益脾；白术、黄芪、甘草益气补脾；当归、龙眼肉养血补心；茯神、远志、酸枣仁宁心安神；木香理气醒脾。血虚不足较甚，面色无华、头晕心悸者，加熟地黄、阿胶以加强补血；不寐较重者，加酸枣仁、夜交藤、茯神养心安神；伴见食少纳呆，苔腻者重用白术，加半夏、砂仁、陈皮、茯苓、薏苡仁以健脾利水渗湿；产后大虚伴有心悸不安、神志不宁、时有恍惚恐惧、夜不得眠，虚烦少气者，方用人参、甘草、茯苓、麦冬、石菖蒲等养心安神之药。

（3）心胆气虚

临床表现：体质脆弱，善惊易怒，虚烦不寐，心悸多梦而易惊醒，每晚噩梦为多，舌质淡，脉弦细。

证机概要：心虚胆怯，心神不宁。

治法：安神定志，益气镇惊。

代表方：安神定志丸合酸枣仁汤加减。安神定志丸重于安神定志，用于不寐，梦中惊跳，心悸胆怯之症；酸枣仁汤偏于清热除烦，养血安神，用于虚烦不安，咽干口燥，头晕目眩之症。

常用药：人参补气生血，养心益脾；茯苓、甘草渗湿和中；茯神、远志、酸枣仁养心安神；龙齿重镇安神；石菖蒲化湿和胃；川芎、赤芍调血行气；知母清热泻火，生津润燥。血虚较重者，重用人参，并加当归、黄芪、白芍以补气养血；肝气乘脾，胸胁痞闷，食少纳呆者，加柴胡、枳壳、陈皮、木香、山药、白术以疏肝解郁，理气健脾。

（4）心脾两虚，胆胃失和

临床表现：不寐兼见倦怠乏力，食欲不振，食后胃脘部不适或腹胀便溏，夜烦不寐，胆怯心悸，处事易惊，终日惕惕，伴有头晕目眩，口苦，嗳气反酸，舌淡红苔薄白或微黄，脉弦细或弦滑。

证机概要：心脾两虚，胆胃不和，气机不畅，血不养心，心神不宁。

治法：补益心脾，清胆和胃。

代表方：归脾汤合温胆汤加减。归脾汤重于补益心脾、养血安神，用于脾虚血亏，心神失养，不易入睡，多梦易醒，醒后难以再次入睡之症；温胆汤偏于清胆和胃，祛痰降逆，胆胃同治，用于伴有胃胀、恶心、呃逆等。

常用药：人参、白术、黄芪益气健脾；当归、龙眼肉补血养心；酸枣仁、茯神、远志宁心安神；木香理气和中；半夏、陈皮、茯苓燥湿化痰，理气和胃；竹茹、枳实清胆胃之热，降胆胃之逆；甘草、生姜、大枣调和药性。心血不足较重者，可加熟地黄、白芍、阿胶以养血补血；失眠较重者，可加合欢皮、夜交藤、五味子等以助安神；胆虚气怯较甚者，可加琥珀粉、磁石以重镇安神；心悸较甚者，可加柏子仁、朱砂（不宜久服）以重镇安神。

（5）心肝火旺，肾阴不足

临床表现：不寐多梦，甚则彻夜不眠，急躁易怒，伴头晕头胀，目赤耳鸣，腰膝酸软，口干而苦，不思饮食，便秘溲赤，男子遗精，女子月经不调，舌红少苔，脉细数。

证机概要：心肝火旺，热扰神明，肾阴不足，不能上济心火，心火独亢，心神被扰。

治法：宜清心养阴，疏肝补肾。

代表方：龙胆泻肝汤合交泰丸加减。龙胆泻肝汤重于疏肝泻热、镇心安神，用于多梦，甚则彻夜不眠，急躁易怒之症；交泰丸则能交通心肾，用于心烦不寐，入睡困难，心悸多梦，伴头晕耳鸣等。

常用药：龙胆草苦寒清热，配栀子、黄芩增强泻火之力，柴胡疏肝解热，泽泻、木通、车前子泻火利湿，使湿热从小便排出；当归、生地黄滋阴养血，防泻火药伤阴，黄连苦寒入心，清降心火，佐以肉桂温助肾阳，二药相伍使心火降、肾阳复、肾水上承、心肾相交。急躁易怒、目赤耳鸣重，可加夏枯草、钩藤以平肝息风；便秘溲赤、口干口苦明显，可加大黄、枳实清热泻火、通便导滞。

（6）心阴不足，肝气失和

临床表现：寤寐不安，心中烦乱，精神恍惚，常悲伤欲哭，不能自主，甚则言行失常，哈欠频作，舌淡红，苔少，脉细微数。

证机概要：忧思过度，损伤心阴，肝气失和，心神失养。

治法：养心安神，柔肝缓急。

代表方：甘麦大枣汤加减。柔肝缓急，宁心安神，适用于寤寐不安、精神恍惚、心中烦乱等心阴不足之证。

常用药：小麦养肝补心，除烦安神；大枣益气和中，润燥缓急；甘草补养心气，和中缓急。心烦不寐、舌红少苔等心阴虚较甚者，可加百合、柏子仁；寤寐不安，脉细弦属肝血虚甚者，可加酸枣仁、当归、白芍。

2. 肝

【虚证】

（1）肝阴虚

临床表现：不寐多梦，头晕目眩，两目干涩，视力减退，五心烦热，两胁隐痛，肢体麻木，爪甲失养不荣，面白无华，舌红少苔，脉弦细。

证机概要：肝血不足，脏不藏神，或肝受邪，母病及子，心神不安。

治法：养血柔肝，清热除烦。

代表方：酸枣仁汤加减。酸枣仁汤滋养肝阴、安魂定志，适用于肝阴亏虚合并肝血不足之症。

常用药：酸枣仁养肝安神，知母清热润燥，川芎活血行气以助肝血流通，茯苓宁心安神，甘草调和药性。若燥热显著，见小便黄、大便干者，可用滋水清肝饮加减以清热润燥；燥热重者加生地黄、麦冬以增液润燥；肝郁脾虚者加白术、茯苓、薄荷以增强健脾疏肝之力；若血虚风动，肢体麻木明显，可加当归、白芍养血柔肝，鸡血藤、天麻祛风通络。

（2）肝血虚

临床表现：不寐多梦，头晕目眩，肢体麻木，爪甲枯槁不荣，面白无华，舌淡苔白，脉细。

证机概要：肝血亏虚，无以涵养心神，神不守舍。

治法：滋养肝血，安定肝魂。

代表方：引寐汤、酸枣仁汤。肝血亏虚所致离魂之证，治疗宜滋养肝血、养肝魂，用引寐汤治之。酸枣仁其宁心安神功效显著，历来为治疗不寐之要药。

常用药：酸枣仁养肝安神，当归、白芍养血柔肝，川芎活血行气以助肝血运行，茯苓、远志宁心安神，炙甘草调和药性。若头晕目眩重者，可加天麻、钩藤以平肝息风；肢体麻木明显者，加鸡血藤、丹参以活血通络；爪甲不荣者，重用熟地黄、枸杞子以滋补肝肾之精；面色苍白无华、血虚甚者，加阿胶、龙眼肉以补血养心；若兼有心脾两虚，表现为食欲不振、神疲乏力者，可合用归脾汤以健脾养心、益气补血。

【实证】

（1）肝气不舒

临床表现：多梦易醒，睡后仍觉疲累，精神抑郁、情绪低落、胸闷憋气，时有呃逆，两胁胀痛，自觉周身窜痛，痛无定处。

证机概要：肝气郁结不畅，气机升降出入失调，阳难入阴而致不寐。

治法：疏肝理气，安定肝魂。

代表方：柴胡疏肝散合菖蒲郁金汤、栀子豉汤加减。柴胡疏肝散调理气机，疏肝解郁；合菖蒲郁金汤解郁宽胸，行气活血；栀子豉汤清心除烦，导热下行。

常用药：柴胡疏肝解郁，枳壳、香附理气宽中，白芍养血柔肝，川芎活血行气，郁金、石菖蒲开窍解郁，栀子清热除烦，淡豆豉宣发郁热，炙甘草调和药性。若胸闷憋气甚者，可加瓜蒌、薤白宽胸理气；两胁胀痛明显者，加青皮、延胡索行气止痛；周身窜痛无定处者，加秦艽、防风祛风通络；情绪低落、抑郁重者，可加合欢皮、玫瑰花解郁安神；若兼有心火亢盛，表现为心烦易怒、舌尖红者，可加黄连、竹叶清心泻火。

（2）肝气郁滞

临床表现：多梦易醒，睡后精神不振，仍觉疲累，情绪抑郁不宁，胸胁胀闷，脘腹不适，食欲不振，大便时干时稀，舌质暗红，脉弦。

证机概要：肝气郁滞，致脏腑气血失调，神不得安，魂不宁定；肝郁日久，还可影响脾胃运化，化生食郁、湿郁、痰郁；气郁日久又可化热成为热郁。气行则血行，气郁则血行不畅而成血瘀。气郁、血郁、痰郁、火郁、湿郁、食郁六郁均可成为导致不寐的诱因。

治法：疏肝解郁，理气安魂。

代表方：四逆散合柴胡疏肝散加减。

常用药：醋香附疏肝解郁，郁金活血行气解郁，八月札理气宽中，素馨花、玫瑰花疏肝解郁、和胃理气，陈皮理气健脾、燥湿化痰，白芍养血柔肝、缓急止痛，生山药健脾益肾、固涩安神，茯神宁心安神，酸枣仁养肝安神。若胸胁胀痛甚者，可加青皮、延胡索以增强行气止痛之力；食欲不振、脘腹胀闷明显者，加山楂、神曲以消食导滞；大便秘结者，加大黄、枳实以通腑泄热；若兼有痰郁，表现为咽中如有物梗阻者，可加半夏、厚朴化痰行气；若兼有血瘀，表现为舌质紫暗或有瘀斑者，可加桃仁、红花以活血化瘀。

【脏腑兼证】

（1）肝脾不调

临床表现：不寐伴腹胀，纳呆，两胁作痛，神疲食少，大便偏稀或时干时稀，舌尖边红。

证机概要：肝失疏泄，脾失健运。

治法：疏肝健脾和胃。

代表方：丹栀逍遥散加减。西医学的肠易激综合征，是老年人不寐的常见原因，多考虑为肝脾不调，治疗予痛泻要方加味。

常用药：柴胡疏肝解郁，理气宽中；白术、茯苓健脾益气，化湿和中；当归、白芍养血柔肝，缓急止痛；牡丹皮、栀子清泄肝胆郁火，除烦安神。若腹胀甚者，可加枳壳、大腹皮行气消胀；若大便溏泄明显者，加扁豆、薏苡仁健脾止泻；若兼有心烦易怒、郁火内盛者，可加龙胆草、黄芩清泻肝火；若失眠较重者，可加酸枣仁、合欢皮养心安神。

特色疗法：离魂门方颇具特色，适用于治疗忧思过度所致肝郁脾虚、神失所养而出现的不寐。方用舒魂丹，可疏肝健脾、养心安神。肝郁脾虚影响营血化生，血虚则心神失养，出现不寐多梦、神志异常。《万病回春》中的记载对于抑郁症、精神分裂症伴不寐者具有借鉴意义。

女子更年期不寐、忧郁等症与肝关系密切。古籍《傅青主女科》指出，女子绝经前后经水时断时续与肝肾有关，肝郁则肾亦郁，治疗肝郁不寐的基础方剂为仲景的四逆散，该方剂具有调和肝脾、透邪解郁、疏肝理气的作用。逍遥散、柴胡疏肝散等方剂均是在四逆散的基础上加减化裁而来，临床上可根据具体病情灵活选用。

（2）肝火扰心

临床表现：不寐多梦，甚则彻夜不眠，性情急躁易怒，伴头晕头胀，目赤耳鸣，口干口苦，不思饮食，大便秘结，舌红苔黄，脉弦数有力。

证机概要：情志过激，恼怒伤肝，肝郁气滞，郁而化火，火热扰心，阳不入阴而不寐。

治法：疏肝泻火，清心安神。

代表方：龙胆泻肝汤加减。龙胆泻肝汤具有清泻肝胆实火、清利下焦湿热的作用，适用于肝郁化火、肝火上炎所致的不寐多梦、急躁易怒、头痛目赤、胁痛口苦等症状。

常用药：茵陈清热利湿，黄芩清热燥湿，龙胆草清泻肝火，泽泻、车前草利水渗湿，当归养血活血，萆薢利湿去浊，菊花疏散风热、清肝明目，胆南星清热化痰，白蒺藜平肝解郁，黄连清热燥湿、泻火解毒，素馨花疏肝解郁，柴胡疏肝理气。若肝胆实火较盛，可加栀子、大黄以加强泻火之力；若头晕头胀、目眩耳鸣、头痛欲裂、不寐狂躁、便秘目赤者，可用当归龙荟丸以泻火通便、清肝明目；若因郁怒伤肝引起不寐，且伴有胸胁胀痛者，可加郁金、香附以疏肝解郁；若火热伤阴，出现口干咽燥、舌红少苔者，可加麦冬、生地黄以养阴生津；若大便秘结严重者，可加大黄、芒硝以通便泻火。

（3）胆实痰扰

临床表现：心烦不眠，胸闷多痰，泛恶呃逆，伴口苦，头重，目眩，舌偏红，苔黄腻，脉滑数。

证机概要：湿食生痰，郁痰生热，或火热炼痰，痰火内生，扰动心神。

治法：肝胆同治，平肝养肝以柔，兼散少阳郁火之热，清化痰热之邪，和中安神定志。

代表方：黄连温胆汤加减。本方善清降心火，理气化痰浊，清胆和胃，尤适用于胆胃不和、痰热内扰之证，症见虚烦不眠、胸闷脘痞等。

常用药：黄连清心降火，清热除烦；半夏燥湿化痰，和胃降逆；陈皮、枳壳、茯苓健脾燥湿，理气和中；竹茹清热化痰，除烦止呕；可酌加竹沥汁、黛蛤散、天竹黄、僵蚕、地龙等，以增强清热化痰、息风止痉之效。不寐兼见胸痞腹胀，大便不爽，小便黄赤，舌苔黄腻者，可加藿香、茵陈、通草；饮食不节，留滞胃脘，脘腹痞满，嗳腐吞酸，再加神曲、麦芽、焦山楂、鸡内金、莱菔子以消食导滞、和胃降逆。

（4）心阴不足，肝气失和

临床表现：寤寐不安，心中烦乱，精神恍惚，常悲伤欲哭，不能自主，甚则言行失常，哈欠频作，舌淡红，苔少，脉细微数。

证机概要：忧思过度，损伤心阴，肝气失和，心神失养。

治法：养心安神，柔肝缓急。

代表方：甘麦大枣汤加减。本方柔肝缓急，宁心安神，适用于瘛疭不安，精神恍惚，心中烦乱等心阴不足之症。

常用药：小麦养肝补心，除烦安神；大枣益气和中，润燥缓急；甘草补养心气，和中缓急。心烦不寐、舌红少苔等心阴虚较甚者，可加百合、柏子仁；瘛疭不安，脉细弦属肝血虚甚者，可加酸枣仁、当归、白芍。

（5）胆气虚寒，痰涎沃心

临床表现：入睡困难，寐而不实，多梦易醒，甚则彻夜不眠，急躁易怒，胆怯心悸，处事易惊，虚烦不眠，终日惕惕，胆怯易惊，气短自汗，倦怠乏力，胸闷脘痞，泛恶嗳气，伴头重，目眩。舌淡，苔薄白或黄腻，脉弦细。

证机概要：胆气虚寒，痰浊内生，扰动心神，以致心神不宁，神不守舍。

治法：益气镇惊，安神定志，化痰降浊，温胆宁神。

代表方：安神定志丸加减。安神定志丸偏于镇惊安神、益气养心，可用于失眠多梦、善惊易恐、胆怯心悸、气短倦怠等胆气虚寒之症。

常用药：龙胆草、黄芩、栀子以清泻肝火；柴胡以疏肝解郁；泽泻、木通、车前子以利湿泻热；当归、生地黄以养血和肝；生甘草以和中缓急。若急躁易怒、口苦咽干症状明显，可加入黄连、夏枯草以增强清肝泻火之力；若兼见头晕胀痛、目赤肿痛，可加菊花、钩藤以平肝息风；若兼见便秘溲赤，可加入大黄、芒硝以通腑泄热；若兼见心悸不宁，可加珍珠母、磁石以重镇安神；若兼见胁肋胀痛，可加郁金、青皮以疏肝理气；若火热伤阴，阴虚较重，可加入生地黄、麦冬、玄参以养阴清热。

3. 脾

【虚证】

（1）脾胃虚弱

临床表现：症见不寐伴头昏沉，多思不能自主，胸闷不适，纳呆，便溏。

证机概要：湿浊内蕴，湿邪阻滞气机，导致心神不宁，意不能藏。

治法：健脾祛湿，宁心安神。

代表方：四神汤。适用于湿气过重、脾胃功能失调所致的不寐。

常用药：山药能扶正补虚、健脾益气；茯苓可以渗湿，引导三焦湿气外排；莲子能健脾祛湿、止泻，并清心安神；芡实能健脾祛湿、补肾固精。若湿气偏重，可加苍术、白术以增强祛湿之力；若胸闷、气短明显，可加陈皮、枳壳以理气宽胸；若食欲不振严重，可加神曲、麦芽以消食和胃；若大便稀薄、腹泻不止，可加扁豆、薏苡仁以增强止泻效果。若心神不宁、烦躁不安，可加酸枣仁、柏子仁以养心安神。

（2）脾胃虚弱，气机失调

临床表现：早醒难眠，腹胀，纳呆，嗳气，形瘦疲乏。

证机概要：胃气失于和降，进而影响脾之升清，脾胃失去"枢纽"的作用，五脏之神失于协调而见不寐。

治法：补益脾胃，调和气机，安神定志。

代表方：四君子汤加减。适用于脾胃虚弱、气机不畅所致的失眠。

常用药：人参甘温益气，健脾养胃；白术苦温，健脾燥湿；茯苓甘淡，健脾渗湿；炙甘草益气和中，调和诸药。若痰湿较重者，可加陈皮、半夏化痰燥湿，和胃降逆；若气血不足者，可加当归、川芎养血活血，助脾气生化之源；若腹胀者，可加厚朴、大腹皮行气消胀，宽中除满；若食欲不振、消化不良，可加神曲、麦芽以消食和胃。

（3）脾胃阳虚

临床表现：多见于老年人，入睡困难，伴有纳差、便秘或五更泄泻，舌淡苔薄，脉濡缓或弦细。

证机概要：若患者素体中阳不足，或长期过食生冷，致使阳虚阴盛或脏腑功能衰退，老年人脾胃运化多有不足，后天气血生化乏源，气血不能养神，神无所养而不寐。

治法：温阳健脾，散寒行气，安神定志。

代表方：黄芪建中汤加减。若以五更泄泻为主要症状而影响睡眠者，予四神丸治疗，以温肾散寒，涩肠止泻。

常用药：黄芪补气升阳，固表止汗。桂枝温阳散寒，通经活络，助黄芪温阳益气。白芍养血柔肝，缓急止痛，与桂枝相伍，调和营卫。生姜、大枣调和脾胃，生姜温胃散寒，大枣养血安神。炙甘草益气和中，调和诸药。若五更泄泻严重者，可加肉豆蔻、吴茱萸以温肾散寒，涩肠止泻。若食欲不振、消化不良者，可加神曲、麦芽以消食和胃。若便秘者，可加火麻仁、郁李仁以润肠通便，但需注意温阳药物与润肠通便药物的配伍，避免药性相冲。若心神不宁、烦躁不安者，可加酸枣仁、柏子仁以养心安神。

（4）胃阴虚

临床表现：胃脘嘈杂不适，饥不欲食，或伴有痞胀不舒，隐隐灼痛，兼见干呕，呃逆，口燥咽干，大便干结，小便短少，舌红少苔，脉细数。

证机概要：久患胃病，加之过服辛香燥热之品，损津耗液，耗伤胃液，或素体胃阴津液亏少，导致中土阴虚之证。

治法：养阴生津，润土和胃。

代表方：《金匮要略》麦门冬汤加减、益胃汤。

常用药：麦冬养阴生津，润肺清心，为滋养胃阴之要药。

半夏：和胃降逆，燥湿化痰，与麦冬相伍，润燥相宜。人参、甘草、粳米益气和中，养胃生津。沙参、石斛加强养阴生津之力。白芍养血柔肝，缓急止痛。茯苓健脾渗湿，兼能安神。若胃火较盛，灼痛明显者，可加黄连、栀子以清热泻火。若大便干结难解者，可加火麻仁、郁李仁以润肠通便。若干呕、呃逆频繁者，可加柿蒂、丁香以和胃降逆。若心神不宁、烦躁不安者，可加酸枣仁、柏子仁以养心安神，或加合欢皮、夜交藤以解郁安神。

【实证】

（1）脾胃失和，食积内停

临床表现：多见于小儿，以夜间啼哭不休为主要表现，或表现为面黄、肌瘦、纳差、大便不调，舌淡苔腻，脉濡弦或滑等。也可见于成年人痰湿内阻，醒后困倦乏力等。常伴有胃脘部不适，反酸、胀气。

证机概要：小儿为纯阳之体，不知调节饥饱，多因过食而伤食，脾胃两伤，食积内停。

治法：消食导滞，和胃安神。

代表方：保和丸合半夏秫米汤加味。

常用药：山楂消食化积，尤善消肉食油腻；神曲消食和胃，兼解表，适用于食积兼外感；莱菔子消食除胀，降气化痰，善消面食积滞并行气。半夏和胃降逆，燥湿化痰，与消食药相伍增效并缓解胃脘不适。秫米和胃安神，与半夏相伍，增强安神作用。陈皮理气健脾，燥湿化痰，可改善胃脘胀气、反酸。茯苓健脾渗湿，兼安神，疗痰湿内阻、醒后困倦。面黄肌瘦、营养不良加党参、白术健脾益气；大便不调加白术、枳实健脾行气；反酸、胀气严重者加吴茱萸、黄连和胃制酸；心神不宁加酸枣仁、柏子仁养心安神。

（2）湿热酒毒，损伤脾意

临床表现：睡醒后头痛，心烦，眩晕呕吐，胸膈痞满，食少体倦，小便不利，大便泄泻，舌淡苔白滑，脉濡。

证机概要：过度饮酒导致湿热酒毒蕴结脾胃，损伤脾意，意伤神动而不寐。胃不和，起因多端，若外感湿热之邪，或过食肥甘之品，酿成脾胃中焦湿热之证。

治法：健脾祛湿，清热化湿和胃，兼以醒酒安神。

代表方：葛花解酲汤合甘露消毒丹加减。

常用药：葛花解酲、茯苓、白术健脾渗湿，黄芩、黄连清热燥湿，厚朴、陈皮行气消胀，藿香、石菖蒲芳香化湿醒脾，滑石、木通利尿通淋，神曲、麦芽消食和胃。头痛眩晕，加天麻、钩藤平肝息风；心烦失眠，加酸枣仁、柏子仁养心安神；大便泄泻，加山药、扁豆健脾止泻；小便短赤，加车前子、泽泻利尿通淋。

（3）脾胃失调，痰湿内阻

临床表现：不寐多梦、醒后困倦乏力等，常伴有胃脘部不适，反酸、胀气，舌淡苔腻，脉濡弦或滑。

证机概要：中土失运，积湿生痰，或情志郁结，气郁生痰，痰浊内扰，影响气机，导致气机升降失调。

治法：祛痰化浊，和胃调气，恢复升降气机。

代表方：平胃散加味或黄连温胆汤加减。

常用药：苍术、厚朴燥湿运脾，行气消胀；陈皮理气燥湿，和胃化痰；甘草调和药性，兼能益气和中；黄连清热燥湿，尤善清心胃之火；竹茹清热化痰，除烦止呕；枳实行气消痰，气行则痰自消；半夏燥湿化痰，和胃降逆；茯苓健脾渗湿，兼能安神；生姜、大枣调和脾胃，其中生姜温胃散寒，大枣养血安神。若反酸严重者，可加瓦楞子、海螵蛸以制酸和胃；若胀气明显者，可加莱菔子、佛手以行气消胀。

4. 肾

【虚证】

（1）肾阴不足

临床表现：耳鸣耳聋，健忘遗精，多梦不寐，腰酸膝软，舌红苔少，脉细数。

证机概要：肾中阴精亏虚，精不养志，阴阳平衡失调，阳不入阴。

治法：滋补肾阴，调和阴阳。

代表方：六味地黄丸加减。

常用药：熟地黄滋阴补肾，填精益髓；山茱萸补养肝肾，并能涩精；山药补益脾阴，亦能固肾；泽泻利湿泄浊，以防熟地黄之滋腻恋邪；茯苓淡渗脾湿，并助山药健运；丹皮清泄相火，并制山茱萸之温涩。若耳鸣耳聋严重者，可加磁石、石菖蒲聪耳明目；若遗精频繁者，可加金樱子、芡实固精止遗；若多梦不寐者，可加酸枣仁、柏子仁养心安神；若腰酸膝软明显者，可加杜仲、牛膝补肾强腰。

（2）心火炽盛，煎灼肾水

临床表现：难以入眠，伴有头晕，口干面红，烦躁多梦，脱发，小便频繁，口舌生疮，耳鸣，舌红无苔，脉细数。

证机概要：心火炽盛，煎灼肾水，肾阴亏虚。

治法：清心泻火，滋养肾阴。

代表方：泻心汤合六味地黄丸加减。

常用药：大黄、黄连、黄芩清心泻火；熟地黄、山茱萸、山药补肾填精；泽泻、茯苓利湿健脾助肾；丹皮清泄相火兼凉血。若烦躁多梦严重者，可加酸枣仁、柏子仁养心安神；口舌生疮者，可加竹叶、石膏清热生津；脱发严重者，可加何首乌、枸杞子滋养肝肾，生发乌发。

（3）心阴不足，下不济水

临床表现：虚烦心悸，潮热盗汗，兼见双下肢凉、腰脊不舒，不易入寐，舌红少苔，脉细数等虚热症状。

证机概要：思虑劳神太过暗耗心阴，或热病、久病耗伤阴液所导致的心阴亏虚，难以下济肾水。

治法：滋心阴，调和心阳。

代表方：黄连阿胶汤或交泰丸加减。相较于心火独亢证，本方应重滋阴、少清热。

常用药：黄连清心泻火，阿胶、鸡子黄滋养心阴；白芍养血柔肝，助阿胶滋养阴血；黄芩清热燥湿，兼制黄连之燥；肉桂少量以引火归原，交通心肾。若心悸严重者，可加酸枣仁、柏子仁养心安神；潮热盗汗严重者，可加地骨皮、知母清热养阴敛汗；腰脊不舒者，可加杜仲、桑寄生补肾强腰。

（4）肾水不足，难克心火

临床表现：与心火炽盛相似，表现为不易入寐，头晕，口干面红，烦躁多梦，脱发，小便频，口舌生疮，舌红无苔，脉细数等。

证机概要：肾阴乃一身阴气之本，肾阴亏虚，则无寒水上升，心阳失制而独亢。此多由纵欲失度或久病煎熬而致的肾水不足、难以制心火。

治法：补肾滋阴，清心降火。

代表方：知柏地黄丸或左归丸加减。

常用药：熟地黄、山茱萸、山药补肾填精；知母、黄柏清热滋阴降火；茯苓、泽泻利湿健脾；龟甲、牛膝滋阴潜阳，强腰膝；若心烦不眠严重者，可加酸枣仁、合欢皮养心安神；口舌生疮严重者，可加竹叶、石膏清热生津；脱发严重者，可加何首乌、枸杞子滋养肝肾，生发乌发。

（5）肾阳不足

临床表现：乏力神疲，耳鸣脱发，小便清长且频，腰膝酸软，畏寒肢冷，遗精阳痿，面青身肿，舌淡苔白，脉沉迟而弱。老年患者可能伴有夜尿频多，甚至五更泄泻而影响睡眠。

证机概要：肾阳虚衰，温煦失职，气化无权，经脉运行不畅；肾阳不足，难以温化水液，导致夜尿频多、五更泄泻等症状。

治法：温补肾阳，散寒行气，兼以健脾。

代表方：桂附地黄丸、金匮肾气丸或四神丸加减。

常用药：肉桂、附子温补肾阳；熟地黄、山茱萸、山药补肾填精；茯苓、泽泻利湿健脾；丹皮清泻相火，兼制温补药物之燥；若腰膝酸软严重者，可加杜仲、牛膝补肾强腰；畏寒肢冷严重者，可加鹿角胶、淫羊藿温阳散寒；遗精阳痿严重者，可加菟丝子、巴戟天补肾壮阳；面青身肿严重者，可加白术、茯苓健脾利水消肿。

（6）心阳不振，水气凌心

临床表现：除乏力神疲、耳鸣脱发、腰膝酸软等肾阳虚症状外，还可见气短胸闷，心悸不安，有奔豚欲发之感，苔滑，脉弱，以及水气凌心之象，如咳嗽、咳痰清稀、平卧时加重等。

证机概要：心阳不足，心脉运行受阻，气不化水，水湿困脾，脾失健运；水气上逆于心肺。

治法：温通心阳，健脾化湿，化气行水。

代表方：苓桂术甘汤合真武汤加减。

常用药：茯苓、白术健脾利湿；桂枝、附子温通心阳，散寒行气；生姜温胃散寒，助阳化气；白芍养血柔肝，缓急止痛，兼制附子之燥。若心悸严重者，可加酸枣仁、柏子仁养心安神；咳嗽咳痰严重者，可加杏仁、桔梗宣肺止咳；若水肿严重者，可加猪苓、泽泻利水消肿。

（7）肾阳虚损，心肾两虚

临床表现：心悸怔忡，身倦乏力，体寒畏冷，手脚冰凉，心慌气短，神疲乏力，腰酸腰痛，小便不利，尿量减少，面色晦暗无光泽，舌淡暗脉沉。

证机概要：肾阳为五脏阳气之根本，有温煦作用。久病或久劳损伤肾阳，不能温煦心阳，致心肾阳两虚。

治法：温补心肾，益气养血。

代表方：保元汤。若兼有水饮表现，如下肢浮肿，小便频，目肿，面虚浮等，可选真武汤。

常用药：黄芪、人参大补元气；肉桂、附子温补心肾之阳；甘草调和药性。若心悸严重者，可加酸枣仁、柏子仁养心安神；腰酸腰痛严重者，可加杜仲、牛膝补肾强腰；小便不利严重者，可加茯苓、泽泻利水渗湿；若兼有水饮，加茯苓、白术健脾利湿，生姜散寒行气，利水消肿；若阳虚水泛为痰，加半夏、陈皮化痰燥湿，枳实、竹茹降逆消痞。

（8）阴阳平衡失调

临床表现：多见于更年期患者，以不寐为主要表现，同时伴有寒热错杂的临床表现，如时而畏寒，时而燥热，情绪波动大，易烦躁不安，夜间盗汗与自汗交替出现，腰膝酸软，头晕耳鸣，记忆力减退等。

证机概要：肾为先天之本，内藏水火，内寄阴阳，年老体衰，起居失宜，情绪失调等因素伤及肾脏，导致肾阴阳平衡失调，肾志无所寄生，而致不寐。

治法：平调阴阳，宁肾志，安心神。

代表方：二仙汤合半夏秫米汤、甘麦大枣汤加减。二仙汤具有温肾阳、补肾精、泻相火、调冲任的功效，适用于肾阴阳两虚证；半夏秫米汤中半夏开郁化痰，秫米养血益阴，两者合用可调和阴阳之气，促进睡眠；甘麦大枣汤则具有养心安神、和中缓急的功效，可用于辅助治疗。对于症状较重者，可用乌梅汤加味治疗。

常用药：仙茅、仙灵脾温补肾阳；巴戟天、当归补肾益精；知母、黄柏泻肾火；半夏化痰开郁；秫米养血益阴；浮小麦养心安神；大枣、甘草和中缓急。若畏寒肢冷严重者，可加肉桂、附子温阳散寒；若烦躁不安严重者，可加酸枣仁、柏子仁养心安神；若腰膝酸软严重者，可加杜仲、牛膝补肾强腰。

（9）阳气虚衰，阴寒内盛

临床表现：昼日烦躁不得眠，轻者畏寒肢冷，舌淡白，苔薄白，脉沉微。重者四肢厥逆，舌淡白，苔薄白，脉微欲绝。

证机概要：肾为阴阳之根。若阴盛阳衰至极，阳气难藏，有离根之险。虚阳外越，被逼于上，则为戴阳；被格于外，则为格阳。两者均是阳亡之先兆。戴阳者，面红如妆；格阳者，身大热而欲得近衣。此所言身无大热者，实指尚有微热，说明残存之阳幸未完全外越。因此，宜以干姜附子辛热纯剂急煎顿服，力挽残阳于万一。

治法：重者回阳救逆，轻者温养心神。

代表方：干姜附子汤或椒附白通汤加减。干姜附子汤峻补命门之阳，挽救垂危之阳。椒附白通汤具有温阳散寒、通脉救逆的功效。

常用药：干姜、附子峻补命门之阳；桂枝（肉桂）助姜、附益火消阴。若兼有气虚者，可加人参、黄芪补气固脱；若兼有阴液耗伤者，可加麦冬、五味子养阴生津。

5. 肺

【实证】

（1）痰湿内盛，感邪犯肺

临床表现：不寐常见喜悲伤欲哭，优柔寡断，伴咳嗽、气喘、胸闷憋气等症。多见于支气管扩张、肺心病患者。

证机概要：肺失宣降，痰阻气逆，肺魄不安，咳喘兼不寐。

治法：宣肺化痰，止咳平喘，安神定志。

代表方：小青龙汤合二陈汤加减。

常用药：麻黄、桂枝解表散寒，宣肺平喘；细辛、干姜温肺化饮，止咳祛痰；五味子、白芍敛肺止咳，调和药性；半夏、陈皮燥湿化痰，理气和中；茯苓健脾利湿，助半夏、陈皮化痰；甘草调和药性，兼以润肺止咳。加龙齿、远志镇静安神，以治不寐；杏仁止咳平喘，助麻黄、桂枝宣肺；贝母化痰止咳，助半夏、陈皮燥湿化痰。若痰黄稠、有热象者，加黄芩、桑白皮清热化痰；若气喘严重者，加葶苈子、苏子泻肺平喘；若胸闷严重者，加瓜蒌、枳壳宽胸理气；若失眠严重者，加酸枣仁、合欢皮养心安神。

（2）燥邪犯肺

临床表现：不寐多梦，口燥鼻干，咽喉干痛，呛咳少痰或痰中带血，心胸烦闷，皮肤干燥，口渴喜饮，大便秘结，舌干、少苔，脉细数。

证机概要：燥邪犯肺，伤及肺阴。

治法：清燥润肺，养阴安神。

代表方：清燥救肺汤合养阴清肺汤加减。

常用药：南沙参、麦冬、枇杷叶、桃仁、西洋参润肺养阴；柏子仁、夜交藤养心安神；胆南星、旋覆花、炒枳实、茯苓化痰宁神；珍珠母、生龙骨、生牡蛎重镇安神，代虎睛定魄；郁金解郁安神。若燥邪伤津较重，加天花粉、石斛生津止渴；若咳嗽剧烈，加桔梗、贝母宣肺止咳；若大便秘结，加火麻仁、大黄润肠通便；若心烦失眠严重者，加酸枣仁、合欢皮养心安神。

【虚证】

肺阴虚

临床表现：不寐多梦，口燥鼻干，咽喉干痛，呛咳少痰，甚者痰中带血丝，心胸烦闷，皮肤干燥，口渴喜饮，大便秘结，舌干、少苔，脉细数。

证机概要：肺阴亏虚，营卫不和，阳不入阴。

治法：滋阴润肺，清心定魄，调和营卫。

代表方：清燥救肺汤合养阴清肺汤加减。合肺肾阴虚证者，用百合固金汤加减；痰中带血者，可用补肺阿胶汤治疗。

常用药：南沙参、麦冬、天冬、玉竹、百合滋阴润肺；桑叶、杏仁宣肺止咳；石膏、知母清热润燥；甘草调和药性。若合肺肾阴虚证者，加熟地黄、生地黄、玄参、贝母、桔梗以滋阴润肺，补肾益精，用百合固金汤加减。若痰中带血者，加阿胶、蒲黄、藕节以润肺止血，可用补肺阿胶汤；若心烦失眠严重者，加酸枣仁、合欢皮养心安神；若大便秘结严重者，加火麻仁、大黄润肠通便；若皮肤干燥严重者，加生地黄、玄参滋阴润燥。

第三节　不寐的中医治疗

一、不寐的治疗原则

不寐与脏腑功能失调有关，辨证要点：一辨脏腑，二辨阴阳气血，三辨虚实；脏腑为病位，阴阳、气血为病变因素，虚实为病变性质。

1. 识对证

辨脏腑、辨阴阳气血、辨虚实。

2. 选对药

巧用安神药，不同脏腑针对性用药。心神不安：珍珠母、酸枣仁。肝魂不安：龙齿、白薇、合欢花、合欢皮、酸枣仁。脾意不安：茯神、半夏。肺魄不安：百合、麦冬、五味子、川贝母。肾志不安：夜交藤、五味子、黄精、远志、柏子仁。

3. 用对量

药量要足。常用不寐药物的常用剂量：珍珠母20～30克，酸枣仁20～50克，龙齿15～30克，合欢花30～50克，合欢皮30～50克，茯神30～50克，半夏30克，夜交藤20～30克，五味子15～30克，黄精20～40克，远志15～35克。

4. 服对时

不寐患者中药 1 日 2 次，一般服药时间选择在下午 3 点左右和夜晚 9 点左右，由此加强药物对入寐的作用。

二、不寐的针灸治疗

（一）治疗原则

交通阴阳，安神宁心。针灸治疗时，根据辨证，再配伍督脉、手少阴心经之穴位。

（二）针灸处方

1. 主穴

百会、安眠、四神聪、神门、三阴交、照海、申脉。

百会位于人的头顶部位，属督脉，位于前发际正中直上 5 寸，与足太阳经交会，同时，也是人体手足三阳经、督脉及肝经之交会穴，又称"三阳五会"。按照《针灸大成》的阐述，百会通过经络与人的五脏六腑与背俞穴相关联，可定五脏、安神志。思虑过多，神疲乏力健忘，可通过"灸百会"，调节人的五脏六腑，起到"安神志"之功效。

四神聪，原名神聪，因位于人体诸经阳气汇聚之处，且有四穴，与头顶百会四周交会，故名"四神聪"。该穴前后两穴、左右两穴分别居于督脉之循行线路，与足太阳膀胱经相邻，位于百会前后左右旁开各 1 寸处，因膀胱经入脑络肾，通肾益髓，可醒脑开窍，故能够调动人体督脉、太阳经气上荣脑髓，因此针刺四神聪穴，可使人体头顶百会四周之处的阳神得以潜藏于"阴"。

安眠穴属于经外奇穴，该穴位于人体的项部区域，具有诊治心神不安、不寐的作用，并能够沟通阴跷阳跷脉经气，促进安眠穴浅表层处的经气良好运行。

方义：脑为元神之府，督脉入络于脑，取督脉穴百会镇静安神，舒脑安眠；安眠穴位于项部，是治疗不寐的经效穴；心主神明，取心之原穴神门以宁心安神；三阴交为足三阴经交会穴，能调和与不寐密切相关的肝、脾、肾三脏；跷脉主窹寐，司眼睑开阖，照海通阴跷脉，申脉通阳跷脉，两穴同用可调节阴阳跷脉以安神助眠。

2. 配穴

心脾两虚配心俞、脾俞、足三里、丰隆；心肾不交配心俞、太溪、肾俞、关元；心胆气虚配胆俞、心俞、丘墟、太冲；肝火扰神配太冲、行间、肝俞、侠溪；脾胃不和配足三里、脾俞、胃俞、内关；痰热内扰配丰隆、内庭、足三里；阴虚火旺配太溪、肾俞、照海、三阴交、太冲；噩梦多配厉兑、隐白；头晕配风池、悬钟；重症不寐配夹脊、四神聪。

3. 治疗操作

基本刺灸方法：毫针平补平泻，照海用补法，申脉用泻法。配穴则虚补实泻，心胆气虚者可配合灸法。

（三）其他选穴

1. 针刺调五脏神

《八十一难经》云："阴病行阳，阳病行阴，故令募在阴，俞在阳。"杨玄操认为："腹为阴，五脏募皆在腹，故云募皆在阴，背为阳，五脏俞皆在背，故云俞在阳，内脏有病则出行于阳，阳俞在背也。"故五脏诸神之病当取五脏背俞穴。

（1）心

实证属心火炽盛者，宜清心泻火，安神宁心，选心俞为主，用毫针泻法。虚证属心脾两虚者，宜补益心脾，养心安神，选心俞、脾俞为主，用毫针补法。

（2）脾（胃）

实证属胃气不和者，宜和胃化滞，调气安神；痰热内扰者，清化痰热，和中安神，选脾俞、胃俞为主，用毫针泻法。脾经病变多由情志不畅，忧悲难解，木郁抑脾，忧郁伤神，神情涣散，宜以理气开郁定志，选脾俞为主，用毫针平补平泻法。

（3）肝（胆）

实证属肝郁化火者，宜清肝泻火，镇心安神，选肝俞、胆俞为主，用毫针泻法。虚证属心胆气虚者，宜益气镇惊，安神定志，选肝俞、胆俞，用毫针补法。

（4）肾

肾之阴虚火旺者，治宜滋肾阴降火，清心安神，选肾俞为主，毫针平补平泻法。肾经病变，多因精神刺激，劳倦惊恐，耗伤肾气，精失疗养，神无所依，悸而不安，心惊神摇。宜养心安神，选肾俞穴为主，毫针平补平泻法。

（5）肺

肺之阴虚火旺者，宜滋阴、润肺、安神，选肺俞用毫针平补平泻；肺气不宜者，宜宣发肺气安神，选肺俞毫针平补平泻。肺经病变，多因忧郁日久，木郁侮金，郁而化火，灼津烁液，灼结为痰，痰火上冲，神志不宁。宜清热化痰宁神，选肺俞穴为主，用毫针泻法。

2. 子午流注针法

子午流注针法属于时间医学的范畴，其理论基础来源于《内经》。晋代皇甫谧著的《针灸甲乙经》为我国现存最早的一部针灸学专著，补充了心经的五输穴。《子午流注针经》为金代何若愚所著，子午流注是根据人体气血流注的次序、脏腑盛衰的规律，配合天干、地支、阴阳、五行的理论选取五输穴的一种逐日按时开穴治病的方法。子午，即时间变化。流注，即十二经脉气血运行的过程。子午流注针法是按照针刺治疗的时间选取相应的五输穴和原穴进行治疗的一种方法。根据年、月、日、时等时间的变化，十二经脉气血运行状态亦有相应盛衰变化，以及气血在十二经脉的井、荥、输（原）、经、合等特定腧穴上所呈现的盛衰情况，按时选穴进行针刺治疗。常用的有纳甲法和纳子法、养子时刻开穴法。

子午流注的特点是"按日起时，循经寻穴，时上有穴，穴上有时"。临床运用时，首先查出当天日干，在辨证的前提下，结合人体经络气血的循行和井荥输经合的五行相生规律，开穴施治。

三、不寐的中医心理治疗

中医中包含着丰富的心理学内容，有许多传统的、独特的心理疗法及心身治疗方法，如说理开导法、暗示解惑法、习见习闻法、移情易性法、导引气功疗法、精神内守法、祝由法、道家认知疗法等。

在不寐的治疗方面，宋氏将说理开导法和暗示解惑法归为中医认知疗法范畴，将习见习闻法和导引气功疗法归为中医行为疗法范畴，制订了中医认知行为干预方案，应用于不寐的治疗。TIP 中医心理疗法（thought imprint psychotherapy in a lowered resistance state）是一套来源于临床经验总结的中医系统心理疗法，TIP 以中医"整体论"与"辨证论治"为思想基础，以形神一体论、心主神明论、心神感知论、五脏情志论、阴阳睡梦论、人格体质论等中医心理学基础理论为理论基础，TIP 中包含着现代心理医学、心身医学和行为医学的丰富内容和科学原理，是中医非药物疗法的重要组成部分。TIP 有一套专门用于不寐治疗的调控技术，在不寐的治疗上已经积累了丰富的经验。

四、不寐的其他中医疗法

1. 耳穴疗法

运用耳穴治疗不寐的方法有毫针刺、耳穴压丸和耳穴埋针等。临床报道治疗不寐的常用耳穴有：神门、皮质下、交感、枕、心、肝、脾、肾等。中医辨证加减配穴为：肝郁化火配肝、胆穴；痰热内扰配心、脾、胃穴；心脾两虚配心、脾穴；阴虚火旺配心、肾穴；心胆气虚配心、肝、胆穴。

2. 艾灸疗法

李伟红等采用隔药灸法治疗心脾两虚、心肾不交型失眠的临床疗效。李伟红等研究隔药灸法治疗心脾两虚、心肾不交型不寐，将42例患者分为治疗组（22例，隔药灸关元、气海、心俞等穴）和对照组（20例，口服氯硝西泮）。结果显示，治疗组总有效率为90.9%，优于对照组的65.0%。周红勤等用艾灸百会、四神聪穴治疗不寐137例，对照组139例艾灸双侧足三里穴，结果试验组疗效明显高于对照组。

李滋平等比较针刺加艾灸百会穴与单纯针刺治疗不寐的疗效差异，将207例患者随机分成两组，针刺加艾灸百会穴为观察组，常规针刺为对照组，每周治疗5次，4周为一个疗程。治疗1个疗程后，观察组总有效率为88.0%，对照组有效率为74.5%；观察组优于对照组的74.5%（该数据与提问中相符）。结论为针刺加艾灸百会治疗不寐有显著疗效，在延长患者睡眠时间、改善患者睡眠质量方面优于单纯针刺，尤其适用于不寐的虚证患者。

3. 推拿疗法

周运峰用三部推拿法治疗心脾两虚型不寐100例，治疗组采用三部推拿法，即运用推拿手法作用于人体的头、腹、背部，对照组口服归脾丸，比较两组总体临床疗效及匹兹堡睡眠质量指数

（PSQI）总积分、不寐焦虑量表（SAS）标准分、不寐抑郁量表（SDS）标准分。治疗组明显优于对照组（$P<0.01$）。

贾英丽用刮痧方法治疗不寐 24 例。刮拭以督脉、足太阳膀胱经为主。重点刮拭百会、风池、风府、四神聪、太阳、攒竹、肩井、脊柱及脊椎旁开 3 寸（同身寸）。1 次 / 天，连续 14 次观察疗效，有效率为 95.18%。

吴锡强采用冰片按压神门、缘中、皮质下、交感、睡前。配心脾、肝、胆、肾穴贴压 100 例，10 天为 1 个疗程，3 个疗程后显效率为 33%，总有效率为 79%。

王华冰等采用手心贴药法治疗不寐。实验结果显示，该方法在治疗不寐方面具有一定的疗效，其中显效 16 例，有效 14 例，无效 4 例。这表明手心贴药法可作为治疗不寐的一种有效辅助手段。

第四节　不寐的中医治疗病案列举

一、历代医家治疗不寐病案

（一）阴虚火旺

《张聿青医案·中风》载：陈（右）高年精血亏损，肝风鸥张头晕心中震痉，脉细弦尺涩，为类中之渐，图治非易。大生地，苁蓉，归身，菊花，木瓜皮，黑豆衣，杞子，白芍，杜仲。二诊：右足弛强不仁，头晕心中震痉，神烦不寐。舌色润而自觉干燥无津。良由精血亏耗，厥少二阴之火上炎。前法参以育阴降火。阿胶珠（三钱），川雅连（鸡子黄拌炒三分），龙齿（三钱），甘杞子（三钱），浓杜仲（三钱），大生地（四钱），炒枣仁（三钱），干苁蓉（二钱），朱茯神（三钱），炒萸肉（一钱五分）。

按：陈某高年，又见精血亏损之证，阴虚不能濡养筋骨，则现足弛不仁。阴虚不能制阳，虚火亢旺上冲，则头晕心中震痉，阴虚不能养心，又兼虚火扰神则发为心烦不寐。当用育阴降火之法治之，拟用黄连苦寒清热以治标。

（二）阳气虚衰，阴寒内盛

清代俞震的《古今医案按·湿》：不食不寐，腹痛便窒，脉迟小涩，谓由平素嗜酒少谷，湿结伤阳，寒湿浊阴，鸠聚为痛。而用炒黑生附子、炒黑川椒、生淡干姜、葱白，调入猪胆汁。此加味白通汤，亦神奇不可思议者也。

按：不寐，阳气虚衰，不敌阴寒，虚极不得入阴也。阳虚则寒湿内生，寒湿之邪聚于中焦，阻遏阳气，使其不能下交于阴。不食，乃中焦阳气虚衰所致。脾胃功能减退，故不欲饮食，大便窒塞，乃阳气不能下达大肠也，肠道蠕动无力所致。其正常功能受到抑制，反而让位于浊阴，故浊阴得以盘踞中焦，引发疼痛。宜椒附白通汤，以通调三焦之阳，而急祛浊阴也。

（三）心虚胆怯，气郁生涎

《续名医类案·不眠》：李季蚪庶母，因儿痘惊苦积劳，虚烦不得卧，心胆虚怯，触事惊悸，百药不效。家弟长文偶于友人处，闻兴化陈丹崖疗一女人甚奇，其症与母类。叩其方，乃温胆汤也，试之数剂而效。半夏七钱，竹茹、枳实各三钱，陈皮四钱半，茯苓、甘草各二钱二分半，分二剂。姜枣煎服，外加枣仁五钱，后因虚极加人参二钱。质之仲淳，曰：此必有痰而善饮者也，果然。

按：夜不能卧，触事惊悸，心胆虚怯也。胆为清净之腑，主决断，痰涎内生，扰动胆腑，决断失机，心神不安。清代罗国纲《罗氏会约医镜·杂证》言："温胆汤治气郁生涎，梦寐不宁，心虚胆怯诸症。"温胆汤实为化痰壮胆之方，加酸枣仁五钱，增强壮胆安神之效。后因心胆气虚较甚，加人参益气安神以治本，偏虚者亦可合用养心汤。

（四）胆气虚寒，痰涎沃心

《王九峰医案·不寐》载：按之脉弦而动数，默默不知喜怒，多疑虑惊恐，心胆自怯，怯则气乱，伤于心也。心者君主之官，胆司中正之职，胆冷无眠，与十味温胆汤。

按：惊恐无眠，其病位常责之于心肾，然亦有因胆气虚寒、痰涎沃心而致者，拟益气化痰、宁心安神之十味温胆汤遂获效机。温胆汤去清热之竹茹，加温补的人参、熟地黄，合宁心安神之五味子、酸枣仁、远志而成十全温胆汤，故增补益之力，行温养气血、安神宁志、行气豁痰之功。

（五）脾胃虚弱

王某，女，64岁。寐差两月余，入睡困难，易醒，头晕，头发花白，纳差，四肢无力，大小便多，舌淡红，苔白腻，脉细无力。辨证为脾胃虚弱、气血亏虚之证，拟补中益气汤加减治疗。炒党参15克，当归12克，黄芪15克，炒苍术12克，炒柴胡6克，升麻6克，炒陈皮6克，甘草6克，桔梗6克，生地黄12克，炒川芎10克，炒赤芍10克，藿香10克，佩兰10克，焦六曲10克，黄连6克，焦山栀12克，夏枯草10克。二诊：服药7剂后，睡眠有所改善，面色好转，四肢乏力等均有减轻。

按：寐差伴有乏力纳差之症，此为脾胃虚弱。脾主运化，胃主受纳，脾胃虚弱，则胃纳不馨，运化无权，故见纳差；脾主四肢，脾胃虚弱，气血生化乏源，不能滋养四肢，故四肢无力。中气不足，升降失司，清浊不分，故溲便为之变。脾胃气虚，运化不及，久之气血生化乏源，不能上荣于头，发为头晕、头发发白，心神失养则入睡困难、易醒。脾胃为后天之本，气血生化之源，治病必求于本，故以补中益气为先。方以补中益气汤加味，藿香、佩兰芳香化湿醒脾，生地黄、川芎、芍药与当归合为四物汤，具有补血之意。脾胃虚弱，阴火内生，故稍加黄连、栀子、夏枯草以清火。诸药用炒，防止药物寒凉碍脾。患者服药后，睡眠有所改善，且面色好转，四肢乏力等均有减轻，说明原方对证，效不更方，前方再继，遂获效机。

（六）中焦寒热错杂

张某，女，寐差四年余，寐差易醒，屡治鲜效。近来彻夜不寐，急躁易怒，神疲乏力，两目胀突，胸脘痞满，胃中嘈杂，口干苦，纳差，身体瘦削，面色不华，舌苔黄厚，脉沉细。复以甘草泻心汤化裁，诸症皆除。

按：本案中气虚弱，寒热错杂于脾胃，心神受扰而不寐。治宜调理中焦，和胃安神。寒热错杂于脾胃，故伴有胸脘痞满、不食等症，正与甘草泻心汤"心下痞硬而满，干呕，心烦不得安"之证机相合。中焦虚弱，不能调剂上下，水寒上逆，火热不降，结于中焦，胃气失和，故予甘草泻心汤，补益中气，辛开苦降，而胃安矣。

（七）阳明腑实

《续名医类案·不眠》：钱国宾治陕西喻少川，久以开毡店居杭，体浓刚健，偏嗜炙爆，性躁动肝气。年逾五旬，终夜不寐者六年，用痰火气血之药多矣。早晨诊候，寸关洪浮有力，若坚实之象，惟两尺脉大。熟思之，以脉论，肥人当沉。今六脉洪浮有力；以症论，上身怕热，足反畏冷；以药论，清补俱已尽服。《难经》曰：人之安睡，神归心，魄归肝，意归脾，志藏肾，五脏各安其位而寝。且夜属阴主静，日属阳主动，阴阳和平，安然寐寐。此六年不睡，乃阳亢症也，当大泄其阳，使阴气渐复，则寐矣。用大承气汤大黄二两，泄十余行，其人昏倦，睡数日方醒，进以粥食愈。

按：年老不寐，常以为阴气自半，痰火上扰，谁知是邪热与燥屎相结积于阳明。邪热内盛，深藏于里，阳气被遏，郁闭于内，不能外透，格阴于外，故见两脉洪浮，上身怕热，四肢厥冷。用大承气汤治不寐，实属罕见。

（八）胃热阴伤

《续名医类案·卷五·疫》：张凤逵万历丁未三月间寓京师，吏部刘蒲亭病剧求治，已备后事，谵语抹衣，不寐者七八日矣。御医院吴思泉，名医也，偕数医治之。张诊脉，只关脉洪大，其余皆伏，乃书方竹叶石膏汤。咸惊曰：吴等已煎附子理中汤，何冰炭如是？张诘之。吴曰：阳症阴脉，故用附子。张曰：两关洪大，此阳脉也。其余经为火所伏，非阴脉也。一剂，谵语抹衣即止，熟寐片时。再诊之，洪者平而伏者起矣。又用辛凉药调理全愈。

按：关脉洪大，胃热也；余脉皆伏，阴液被伤也。邪热入于阳明气分，耗气伤阴，神明被扰，故谵语不寐，循衣摸床。清润之代表方竹叶石膏汤，清热生津，益气和胃。方中君药竹叶、石膏清热为主，人参、麦冬养阴生津，为臣药，佐以半夏和胃降逆，甘草、粳米养胃为使。诸药合用，清胃养阴以宁神。

（九）痰饮停胃

《吴鞠通医案·痰饮》：周，四十岁，壬戌八月二十五日，内而暑湿，外而新凉，内外相搏，痰饮斯发。杏仁粉（三钱），白通草（三钱），广皮（二钱），生苡仁（五钱），飞滑石（三钱），小枳实（二钱），半夏（五钱），川朴（三钱），生姜（三片），桂枝木（三钱），茯苓皮（三钱）。

二十八日，支饮射肺，眩冒，小青龙去麻辛。桂枝（四钱），白芍（三钱，炒），焦于术（三钱），干姜（二钱），制五味（一钱），生姜（三片），半夏（六钱），杏仁粉（五钱），小枳实（二钱），生苡仁（五钱），炙甘草（二钱）。

初一日，渴为痰饮欲去，不寐为胃仍未和，故以枳实橘皮汤逐不尽之痰饮，以半夏汤和胃令得寐。

按：卫气者，昼行于阳，夜行于阴。寤则魂魄志意散于腑脏，发于耳目，动于肢体而为人身指使之用；寐则神气各归五官，而为默运之妙矣。痰饮停聚于胃，阴阳交通道路被阻，胃气失和，则气血不得其宜，脏腑不得其所，不寐之症。由此生焉，半夏秫米汤与枳实橘皮汤皆为化痰祛痰之剂，痰饮去则胃气安和，遂能寐。

（十）热郁上焦

《名医类案·伤寒》：都事靳相庄患伤寒十余日，身热无汗，怫郁不得卧，时发一声，如叹息之状。予诊视曰：懊侬怫郁证也，投以栀子豉汤一剂，再以下燥屎后安卧。

按：栀子豉汤治疗不寐由来已久，上焦气机怫郁，郁而化火，扰动心神，故心中懊恼，反复颠倒。投以栀子豉汤清热除烦，宣发郁热。方中栀子苦寒泄热除烦，降中有宣；淡豆豉体清气寒，宣中有降。二药相合，共奏清热除烦之功。清代名医张璐对于此类病证的治疗，也推荐用栀子豉汤，并合以朱砂安神丸获得效机。《张氏医通·不得卧》载："烦不得卧，栀子豉汤下朱砂安神丸。"

（十一）心血亏虚

《邵兰荪医案·不寐》：此方治法，深得罗氏安昌相，心惕如悬，夜寐不安，脉虚细，左关细劲。舌红，偶然语蹇，姑宜补心丹加减治之。（辛亥十二月廿九日）丹参三钱，生地四钱，柏子仁钱半，甘菊二钱，麦冬二钱，炒枣仁三钱，灯心七支，四帖。

按：心血不足，则神志不宁，以致患者心惕如悬，夜不能寐。治疗此类病症，当以补益心神为主。方中生地黄滋养阴血，丹参清心除烦，酸枣仁补心安神；若加入茯神、远志则更能定志安神；麦冬滋养阴液，甘菊养肝明目。此外，柏子仁固肾益精，灯芯草作为引导之药，引领诸药直达病所。此方专为治疗心血虚所致不寐而设，诚为专病专剂。

（十二）肝郁化火

王某，女，33 岁，寐差久治不愈，求诊于张光霁教授。主诉：寐差 20 余天。现病史：寐差，入睡困难，少梦，醒后难以再入睡，晨起口干疲倦，脾气稍急，心烦，胃纳不振，月经提前，有血块，舌淡红，苔薄黄，脉弦细。处方：炒丹皮 9 克，焦山栀 12 克，炒柴胡 12 克，炒白芍 10 克，生地黄 15 克，炒枳实 15 克，茯苓 9 克，炒白术 12 克，酒当归 12 克，炒枣仁 17 克，酒川芎 9 克，炒知母 10 克，生龙骨 30 克，生牡蛎 30 克，合欢皮 12 克，首乌藤 30 克，六神曲 10 克，炙甘草 6 克。7 剂，水煎服，日一剂，早晚分服。二诊，服药后，诸症缓解，前方加减再进。

按：不寐之症，不外乎虚实两端。虚者，或因气血亏损，或因肾精不足，以致神明失养；实者，或因痰浊中阻，或因心火亢盛，或因肝郁化火，扰动神明。患者寐差，口苦口干，脾气急躁，虚烦不安，舌红苔黄，脉弦细。此乃肝郁化火之证也。肝藏血，血舍魂。肝火上炎，扰动心神，燔灼神明，致使神魂不能安藏，故而心烦不寐。治宜疏肝解郁，健脾和血，兼清郁热。方选丹栀逍遥散加减，用之无不得心应手。

方中加酸枣仁，甘酸质润，养血安神；茯苓，宁心安神；知母，清热除烦；生地黄、川芎，补血活血，以助神明之养。至于镇心安神与养心安神之药，各有千秋：镇心安神者，如龙骨、牡蛎之类，能重镇安神；养心安神者，如合欢皮、夜交藤之类，能滋养心神。甘草则和中缓急，调和诸药。

（十三）风阳上扰

卢某，女，66岁，寐差一月余，眩晕半月，寐差，入睡困难，梦多，晨起口干口苦，眩晕，耳鸣，脾气急躁，胃纳可，大便如常，舌淡红，苔薄黄，脉弦细。处方：天麻9克，益母草15克，桑寄生15克，钩藤12克，焦山栀12克，炒黄芩12克，石决明30克，杜仲18克，牛膝15克，首乌藤30克，茯神9克，合欢皮12克，生龙骨30克，生牡蛎30克，煅磁石30克，当归12克，炒白芍15克，生地黄15克，川芎9克，柴胡9克，枳实12克。7剂，水煎服，日一剂，早晚分服。二诊，服上药后，不寐症状好转，耳鸣、眩晕缓解但仍有，胃纳可，大便如常，舌红，苔薄黄，脉弦细。前方再继，病如失。

按：肝阳偏亢，风阳上扰，神魂不藏，故病不寐。火味为苦，肝火偏亢，耗伤津液，故晨起口干口苦。经云"诸风掉眩，皆属于肝"风阳上扰，故眩晕耳鸣。肝气有余则脾气急躁，施以天麻钩藤饮加味得以收效。方中天麻、钩藤平肝息风，为君药。石决明、龙牡咸寒质重，平肝潜阳，牛膝引血下行。四物汤合杜仲、桑寄生补益肝肾以治本。栀子、黄芩苦寒直折，清肝降火。四逆散疏肝解郁。益母草利水，有利于平降肝阳。夜交藤、茯神宁心神，安魂魄。诸药合用共奏平抑肝阳、清热安神之效果。

（十四）心肾不交

心肾两虚，自汗不寐，服药虽效，未能杜源。汗为心液，外出三阳，肾水不升，心火不降，心肾多疑多虑。法当补坎补离，冀其水火既济。药用六味地黄丸加枣仁、阿胶、鸡子黄。

此案例为一个平素体质多虚的患者，正气亏耗，易感受外邪，体虚自汗，致机体气阴两伤，久之因气血津液不归，气机升降失利，致心肾不交，彻夜不寐。王九峰用六味地黄丸加熟枣仁、阿胶、鸡子黄。全方以六味地黄丸为主方，重在益肾滋阴。且文中记载因心肾不交致竟夜不寐的案例最多，亦多从心肾不交立论，如："肾水不足，阴不上承，心阳上亢，竟夕无寐。""真阴下亏，虚阳上越，水不济火，心肾乖违，五志过极，俱从火化。火愈炽，水愈亏。水不涵木，曲直作酸，阴不敛阳，竟夜无寐，甚至心烦意乱，莫能自主，心气必困于精，脉来弦数而软，授以三才、六味，加以介类潜阳之品，专培五内之阴川。"由此可看出，王氏在治疗心肾不交导致不寐时善于运用六味，偏重滋肾阴。

鸡子黄一药，在历代本草中有颇多论述。如《本草思辨录》言："卵白为阳，黄为阴，白气轻而黄气重，故白能解散浮阳，疗目热赤痛，与咽中生疮。黄能涵育真阴，主心中烦不得卧，与百合病吐后，孩子热疮，妊娠胎漏。"《本草纲目》载："鸡子黄，气味俱厚，阴中之阴，故能补形。昔人谓其与阿胶同功，正此意也。"

医圣张仲景在《伤寒论·辨少阴病脉证并治》中记载有："少阴病，得之二三日以上，心中烦，不得卧，黄连阿胶汤主之。"该方中包含阿胶和鸡子黄两味药，与本案例中的用药思路相契合，均体现了滋阴养血、安神定志的治疗原则。

二、作者治疗不寐临床病案

当今时代飞速发展，外界环境的变化万千浸染与改变着人们的身心坐卧，致使不寐高发并出现了与时代相应的新病因，饮食、情志、劳作方式、起居等方方面面均与过去大相径庭。长期饱受精神心理困扰，或持续出现偏颇的情志活动，如精神紧张、过度劳神、精神压力大、忧思劳郁、惊吓恐慌等，这些情志因素直接影响五脏神，不仅影响睡眠，更可引发郁证等情志病。

当今物质生活的极大丰富并未带来健康的饮食习惯，反而与《内经》中"食饮有节"的养生大法相悖。现代夜宵、烧烤、外卖、咖啡奶茶、过度饮酒等饮食文化，与过量饮食及贪多过晚的不良习惯，都是引发不寐的关键病因，这些因素易使胃不和，神不得安。

此外，科技的飞速发展使人们的工作与娱乐方式发生改变，如长期久视电脑，久坐伏案工作、晚间加班或睡前使用手机进行放松娱乐等。多静少动加之屏幕之光与影音内容对心神的引动与刺激，使五脏失养难以舍神，心神不能统管五脏之神，神不安藏而发不寐。

再有，一些不良的起居运动方式如晚睡、晚起、作息不规律、过度或不适时运动等，使卫气循行无法合于天地阴阳变化，卫气无法适时入营，营卫失常而发不寐等；这些均是当今社会常见的导致不寐的重要病因。

由此，在临床中首先需明辨患者体质状态及起居饮食习性等，找到适合个体体质的方证。在此基础上，四诊合参对不寐病进行具体与细致的辨证，与体质方证进行合方加减，在体质的底色板上进行相关疾病的治疗，是保证安全与疗效的大前提。最后，在五脏和合的基础上，选取调整"神""魂""魄""意""志"的安神专药，加减于基础方中，使神气和合，安于五脏。并嘱患者午餐后1小时，晚间睡前1小时的服药方法，意在使潜阳或安神等治法合于阳入于阴、阴阳相交的天地节律，以更好地发挥药物的安神作用，加强安眠之效。同时，汤药可与针灸疗法相结合，以针调五脏神、以针调五脏气，使神气和合，协同治疗不寐。

此外，鉴于当今社会环境对情志、起居、劳作等的不良影响，在予以患者中医诊疗的同时，更应以中医合乎自然规律的养生之道对失眠患者进行健康科普，告知与纠正不良的生活习惯和行为，加强心理调适，缓解压力和焦虑情绪及合理使用药物等，以改善睡眠环境，减少睡眠干扰因素。本书选取了在临床治疗过程中取得显著疗效并具有代表性的不寐医案，现整理如下：

（一）久饮酒伤动肝魂，理气化湿魂自安

患者王某，男，48 岁。就诊日期：2022 年 3 月 24 日。

主诉：入睡后易醒，醒后难眠 4 个月余，加重半月。

现病史：患者自述从 2021 年 11 月开始出现睡眠欠佳，表现为入睡尚可，但睡后易醒，多醒于 2～3 点钟，醒后难以入睡。近半月夜间醒来次数增加，为 2～3 次，甚则醒后无法再入眠，夜尿 1 次，多出现于饮酒之后。患者面色偏暗沉，面部肌肉虚浮，精神尚可；平素易乏力，活动后减轻；便溏日 1 次，便黏，酒后多有腹泻 1～3 次，无腹痛；平素脘腹胀满，腹部冷，手心温，脚心烦热，四肢易汗出，阴囊潮湿；遇冷风吹后背部出现荨麻疹，红不甚，皮肤凸起明显，痒甚，易消退；咽中有白痰，无口干、饮酒后口苦；偶有眩晕，舌暗淡，边齿痕，苔白腻；脉濡缓兼有弦象。

既往史：无。

西医诊断：失眠症。

中医诊断：不寐，酒泻，风疹。

证型：酒积湿滞，脾不升清，肝魂受扰。

方药：葛花解醒汤加减。

葛花 25 克，木香 15 克，茯苓 20 克，人参 10 克，炒白术 30 克，白豆蔻 15 克，陈皮 10 克，神曲 15 克，生姜 10 克，泽泻 10 克，法半夏 10 克，生薏苡仁 20 克，黄柏 9 克，首乌藤 20

克，茯神 20 克，石菖蒲 10 克。

针灸处方：安眠、百会、四神聪（围刺）、神门、中脘（围刺）、足三里、丰隆、太冲。

用法：中药汤剂共 7 剂，日 2 次服，午餐后 1 小时温服，晚间睡前 1 小时温服；针灸 2～3 次/周。

医嘱：限酒，避风寒，适当运动。

2023 年 4 月 7 日复诊。患者自述服上方第 4 天睡眠明显好转，上周夜间不醒或醒 1 次，醒后 15 分钟左右即能入睡，睡眠质量可。近一周未饮酒，便溏改善、日 1 次；胃脘怕凉、脘腹满闷减轻；脚心烦热减轻；现遇冷风后背部仍见荨麻疹，痒甚，肌肤怕风；阴囊潮湿。舌淡，边有齿痕，苔白稍腻；脉濡缓。

方药：葛花解醒汤加减风药。上方加荆芥 10 克，防风 10 克，蝉蜕 10 克。7 剂。

2023 年 4 月 15 日三诊。患者自述近期少量饮酒 1 次，服上方睡眠明显好转，夜间基本不醒或偶尔醒，醒后即能入睡，睡眠质量可。现荨麻疹发作次数减少，阴囊潮湿减轻。大便日一次，基本成形；胃脘怕凉、脘腹满闷明显改善；脚心烦热稍有，患者感觉身体好转且舒适。

方药：上方原方继续服用 2 周，共 14 剂。

按：患者素体中焦有寒，又嗜饮酒，酒醴之性，湿热之媒。其濡润之质，入于脏腑则生湿；其辛烈之气，腾于经络，则生热。丑时为胆经循行，湿与热扰动肝胆，则见于丑时醒寤。故以葛花解醒汤，解酒积，温中燥湿，配伍黄柏、薏苡仁兼清下热；配伍首乌藤走肝安魂交通阴阳；茯神利水祛湿以安神，石菖蒲化湿以醒神。百会、四神聪、神门、安眠四穴为治疗不寐主穴以镇静心神，配中脘、足三里、丰隆以祛湿化痰、调和脾土以安定意志；太冲清肝安魂。湿化热清，肝胆清明则魂有所舍，神魂安宁则寤寐如常。

（二）气郁肝脾扰神魂，解郁补阴寤寐香

患者胡某，女，44岁。就诊日期：2022年11月24日。

主诉：失眠多梦，入睡困难2个月余，加重1周。

现病史：患者自述约2个月前因情志不遂出现睡眠欠佳，表现为入睡困难，1小时左右方能入睡，睡眠时间短，每晚4～5小时；睡后多梦，寐浅，白天精力不足。1周前因与领导发生不悦后失眠症状加重，当夜情绪难平，难以入睡，睡后易醒，心悸；此后仍有入睡困难，出现睡后易醒，头痛烦躁，精神差等症。患者平素性情急躁，易紧张，耳鸣，五心烦热，夜间盗汗，口苦咽干，乏力；胃脘怕凉，大便干结，二至三日行一次，便成形，小便黄短少；头胀，眩晕时有视物旋转，自觉头重脚轻，腰膝酸软。月经：26/7，量少色稍暗，无血块，白带稍黄。舌红少津，苔黄；脉弦滑数。

查体：神差语明，双侧感觉正常。

既往史：1级高血压，血压155/95mmHg左右；口服拜新同30mg日一次。

西医诊断：失眠症，高血压。

中医诊断：不寐，眩晕，心悸。

证型：少阳病（六经辨证）。肝阳上亢，神魂受扰。

方药：小柴胡汤合大定风珠加减。

柴胡15克，黄芩9克，法半夏12克，人参10克，生姜10克，大枣10克，炙甘草15克，麦冬15克，生地黄15克，阿胶10克，火麻仁15克，黄连5克，龟甲15克，牡蛎15克，鳖甲15克，磁石20克，合欢花20克，首乌藤20克，鸡子黄1枚（冲服）。

针灸处方：安眠、百会、四神聪（围刺）、神门、太冲、肝俞、合谷、三阴交、照海、太溪。

用法：中药汤剂共 7 剂，日 2 次服，午餐后 1 小时温服，晚间睡前 1 小时温服，每服药时配生鸡蛋黄，搅入汤药中同服；针灸 2～3 次／周。

医嘱：忌生冷与辛辣，调整心态与情绪，宽心，适当运动。

2023 年 1 月 15 日复诊。患者自述睡眠明显好转，服药当晚入睡困难即有减轻，半小时内可入睡，睡眠时间延长，睡眠质量较上次改善，情绪见好。头痛心烦、口苦咽干、心悸均较上次有所缓解；眩晕减轻；手脚心烦热减轻；大便秘结改善。现仍有腰膝酸软、头重脚轻等症。舌红，苔黄；脉弦滑数。

方药：柴胡汤合大定风珠加减。上方加怀牛膝 20 克。共 14 剂。

2023 年 2 月 1 日三诊。患者自述服上方后睡眠基本正常，入睡半小时以内，睡后不醒，每晚睡眠时间为 6 小时左右，白天精神可。现心悸无，口苦口干无，眩晕无，排便日一次，成形。仍余留胃脘怕凉、手脚心烦热、腰膝酸软、头重脚轻等轻症。舌淡红，苔黄；脉弦滑数。

方药：柴胡汤合大定风珠加减。上方加火麻仁 15 克，牡蛎 15 克，磁石 20 克。共 14 剂。

按：患者体质偏阴虚，平素情志郁结，导致肝脾不调，见少阳证。情志引动肝气郁结，化风化火，扰动神魂。故以小柴胡汤和解少阳、调中焦；合大定风珠补肝体，息风敛肝魂；其中暗合黄连阿胶汤，补阴清虚热，交通心肾，伍以合欢皮通肝魂解郁安神、首乌藤交合阴阳安神。百会、四神聪、神门、安眠四穴为治疗不寐主穴，以镇静心神，配太冲、肝俞、合谷以疏肝养血，以平肝安魂；三阴交、太溪、照海滋阴降火，固肾养阴以定志。肝体润、少阳舒、魂有舍，则寤寐安。

（三）饮食不节碍脾运，晚食宜少意可安

患者李某，男，33 岁。就诊日期：2022 年 3 月 27 日。

主诉：入睡困难伴胃脘胀满 2 个月余，加重半个月。

现病史：患者近半年来，由于工作原因加班频繁，常在晚上 9 点后进晚餐，多为快餐、外卖或烧烤、火锅等，并有食用过饱的习惯。近 2 个月患者出现睡眠欠佳，主要表现为入睡稍困难，过食或晚食后尤甚，夜间易醒，醒后感觉食积于胃，心下胀满，嘈杂，再睡则寐浅，晨起觉颈项僵硬不舒。现症见入睡困难，夜间易醒，醒后胃脘嘈杂，伴有轻度胃脘灼热感。平素乏力汗出，活动后乏力减轻；排便 2～3 日 / 次，便溏，食辣后出现便前腹痛，便后腹痛无；小便正常；口中黏腻，口渴，咽中有异物感，口中有异味，无口苦；四肢易热，喜触凉处；体重增加，余无不适。舌质暗，舌淡胖，苔白黄腻；脉濡。

既往史：无。

西医诊断：失眠症，功能性消化不良。

中医诊断：不寐，痞满。

证型：饮食积滞，胃失和降。

方药：半夏秫米汤合枳实导滞丸加减。

半夏 30 克，秫米 100 克，枳实 15 克，黄芩 5 克，黄连 5 克，神曲 15 克，炒白术 15 克，莱菔子 10 克，茯苓 15 克，泽泻 10 克，石菖蒲 10 克，莲子 20 克，首乌藤 20 克。

针灸处方：安眠、百会、四神聪（围刺）、神门、中脘、足三里、内关、天枢、丰隆、太冲。

用法：半夏、秫米先煎，煎药时需久煎慢煎，煮熟的药液需用滤布过滤掉渣滓，过滤清汤再加余药煎煮。中药汤剂共 7 剂，日 2 次服，午餐后 1 小时温服，晚间睡前 1 小时温服。针灸 2～3 次 / 周。

医嘱：调整三餐时间，按时进餐，晚餐应在 19 点前，并食饮有节，晚餐不宜过饱。饮食宜清淡易消化，避免油腻、辛辣、生冷食物。适量运动，按时服药，定期复诊。

2022 年 4 月 10 日复诊。患者调整晚餐时间，自述服药后睡眠改善，并且胃脘胀满、嗳气、嘈杂等伴随症状较前明显缓解，口中异味较前改善。现入睡困难减轻，夜间偶尔醒，醒后心下痞满，嘈杂灼热等感觉几乎无；排便日 1 次，便溏，食辣后仍有些许便前腹痛，便后无腹痛；仍有乏力汗出，口中黏，口渴，咽中有物等症。舌质淡胖，苔白腻；脉濡缓。

方药：半夏秫米汤合葛根芩连汤加减。上方去莲子，加枳实 15 克，葛根 30 克，炙甘草 10 克，生山楂 10 克。共 7 剂。

2022 年 4 月 19 日三诊。服上方后入睡困难减轻，20 分钟左右入睡，夜间不醒，胃脘胀满、嗳气、嘈杂等伴随症状无；颈项僵硬减轻。现口中黏、口干减轻，异味较前改善；排便日 1 次，便溏便黏；乏力汗出减轻，咽中有痰。

方药：半夏秫米汤合参苓白术散加减。上方加生薏苡仁 20 克，党参 10 克，白扁豆 10 克，陈皮 10 克；白术改为 20 克，茯苓改为 20 克，黄芩改为 3 克，黄连改为 3 克，首乌藤改为 15 克。共 14 剂。

随访三个月后，患者病情稳定，嘱其保持良好的饮食习惯。

按：患者因三餐不规律，又长期晚餐过晚过饱，导致食积中焦，胃失和降。胃气不降，则肺气亦不降，进而阻碍心火下降与肾水相交，心肾不交而引发不寐（失眠）。故在调整进食时间与食量的基础上，选用枳实导滞丸合半夏秫米汤。此方既能消导中焦积热，又重在以半夏和降胃气。阳明胃气下降，则能引君火归于下元，与水相济；食积消除后，再用半夏秫米汤合葛根黄芩黄连汤，和降胃气的同时，清阳明湿热。胃热得清后，合用参苓白术散健脾祛湿以善后，并配伍石菖蒲、茯神和胃化湿安神，首乌藤则能引阳入阴，交通心肾。

针灸治疗方面，选取百会、四神聪、神门、安眠四穴为主穴，以镇静心神、调和阴阳。配中脘、足三里、天枢、丰隆以调和脾土、安神定志；太冲穴用于疏肝行气、清热利湿，以调和肝气、安定神魂。内关穴则能降逆和胃，胃气降则肺气亦降，进而促进心火下降，水火相济，使心神得安而寐自安。

（四）不知持满耗精神，持盈守中精神归

患者刘某，男，41 岁。就诊日期：2022 年 10 月 17 日。

主诉：睡眠欠佳半年，加重 1 个月。

现病史：患者近半年因工作压力大，出现睡眠质量降低，入睡困难，困意不明显，夜间醒来汗出、心烦热，偶伴胸闷胸痛，后许久才能入睡；日间自觉记忆力下降，易紧张，不喜交往，兴趣减退。患者曾于外院就诊，查心电图等各项指标均正常，后进行情绪评估，诊断为轻度焦虑。遂口服中成药加味逍遥丸、夜宁颗粒后症状改善不明显，患者拒绝西医治疗，经他人介绍来我院就诊。现症见睡前多思纷繁，无法控制，睡眠浅，易醒，醒后入睡困难，伴胸闷、心烦。患者平素工作紧张，劳心耗神；面色偏黄，颧红；手心烦热，下肢及脚凉明显；大便日一行，成形，小便清长，夜尿两次；晨起口苦，眼干，食少纳差。舌暗红，苔白，舌下络脉青紫；脉弦细。

既往史：无。

西医诊断：失眠症，轻度焦虑，自主神经功能紊乱。

中医诊断：不寐，郁证。

证型：肝血不足，上热下寒，心肾不交，精神不敛。

方药：酸枣仁汤合交泰丸加减。

酸枣仁 20 克，柴胡 15 克，川芎 10 克，生甘草 10 克，知母 15 克，茯苓 15 克，茯神 15 克，黄连 6 克，肉桂 10 克，附子 10 克，桃仁 10 克，红花 10 克，白芍 15 克，远志 10 克，龙骨 20 克，合欢花 15 克。

针灸处方：安眠、百会、四神聪（围刺）、神门、血海、三

阴交、复溜、太溪、关元、脾俞、肾俞、足三里、太冲。

用法：中药汤剂共 7 剂，日 2 次服，午餐后 1 小时温服，晚间睡前 1 小时温服；针灸 2～3 次 / 周。

医嘱：减少思虑，多运动，或将注意力集中到身体上，减少思考与担忧。可睡前做瑜伽或冥想放松。

2022 年 10 月 25 日复诊。患者服药一周后睡眠稍改善，仍入睡困难，有困意但入睡困难，夜间醒来汗出、心烦热减轻，胸闷胸痛无。现脚凉缓解不明显，手热减轻，排便日 1 次成形，夜尿 1 次。舌暗红，苔白，舌下络脉青紫；脉弦细。

方药：酸枣仁汤合交泰丸加减。上方加益智仁 15 克，首乌藤 20 克，玫瑰花 15 克。酸枣仁改为 30 克，黄连改为 9 克。

用法：中药汤剂共 7 剂，日 2 次服，午餐后 1 小时温服，晚间睡前 1 小时温服。

2022 年 11 月 4 日三诊。患者上周睡眠改善，入睡时困意明显，入睡 20 分钟左右，睡眠浅改善，夜间醒后烦热无，醒后即可入睡，每晚睡眠达到 6 小时左右，醒后精神渐佳。现手热无，心中无烦热，情绪稳定，心中有喜悦之感，白天精力可；眼干缓解，脚凉缓解明显，但仍感凉，排便日一次成形，饮水过多后起夜 1 次。舌淡红，苔白，舌下络脉青紫减轻；脉弦。

方药：上方继服 14 剂。

随访三个月后，患者病情稳定。

按：患者肾阳亏虚，加之血虚及情绪因素，导致内热上浮，元阳根基不牢，难以上浮的阳气无法回归本源，进而扰动心神，引发不寐。故本案选取酸枣仁汤以补肝血、除虚热，使肝血充盈，魂得以安藏；合交泰丸以清心神、除上热，同时引火归原；配伍附子、远志，旨在补益元阳元精，巩固人体阳气的根基，使志有所舍，交通心肾，意有所存而生志，恢复对外界事物的兴趣与目标。柴胡、玫瑰花则疏肝解郁、调神，配伍龙骨以收敛上浮的阳气，潜阳安神，佐使益智仁温脾肾、强意志。

在针灸治疗方面，选取百会、四神聪、神门、安眠四穴作为治疗不寐的主穴，以镇静心神。配三阴交、血海以养肝安神；复溜、太溪以清虚热；关元、脾俞、肾俞、足三里以固肾养精，安神定志。太冲穴则用于疏肝解郁，调和上下焦的寒热，促进心神与精气的交融，从而滋养精神与志气。

（五）起居无常营卫乱，作息有时魂魄藏

患者李某，男，27岁。就诊日期：2023年3月3日。

主诉：睡眠欠佳3个月，加重1个月。

现病史：患者近来睡眠欠佳，经常凌晨1～3点入睡，表现为入睡困难、无困意等。上午10点左右起床，睡眠过沉不易醒来，总睡眠时间为8小时以上，但晨起后感觉疲乏，白天精力欠佳，活动或劳累后加重，并出现头昏沉、记忆力减退等。患者自述平素起居无常，夜间常熬夜至凌晨，昼夜颠倒，伴遇冷风打喷嚏、流清涕、鼻塞，时在睡眠中可憋醒，醒后难以入睡，鼻、眼、耳朵痒，恶风，每于立秋节气时加重；排便2～3天/次，便成形，酒后腹泻，小便正常；四肢欠温；无口干口苦，余无不适。舌淡苔白厚，舌边有齿痕；脉沉弱。

既往史：无。

西医诊断：失眠症，鼻炎。

中医诊断：不寐，鼻渊。

证型：肺气不宣，中焦湿蕴，卫不合营，魂魄不藏。

方药：补中益气汤合桔梗玄参汤、麻黄附子细辛汤加减。

黄芪15克，生白术15克，陈皮10克，升麻6克，柴胡6克，人参15克，炙甘草10克，当归10克，桔梗10克，玄参10克，生姜10克，杏仁10克，麻黄10克，制附子9克，细辛6克，茯神20克，远志15克。

针灸处方：安眠、百会、神门、四神聪（围刺）、肺俞、脾俞、气海、印堂、足三里、中脘、迎香、通天。

用法：中药汤剂共 7 剂，日 2 次服，午餐后 1 小时温服，晚间睡前 1 小时温服；针灸 2～3 次 / 周。

医嘱：嘱患者调整作息，22 点睡觉，7 点起床，按时作息，避免熬夜。饮食宜清淡易消化，避免食寒凉之品。

2023 年 3 月 10 日复诊。患者自述上次来诊后调整作息，服药及针灸治疗后，鼻炎症状改善明显，打喷嚏流清涕减轻 2/3，夜间无憋醒症状。现在入睡在 23～凌晨 1 点钟，早晨 7～8 点钟起床，能够自觉醒来，头昏沉减轻、怕风减轻。现鼻部还有余留症状，夜间在 11 点有困意，但入睡时间稍长。排便 1～2 天 / 次，便成形，酒后腹泻，小便正常；仍有四肢欠温，稍有乏力，精神不足。舌淡苔白，舌边有齿痕；脉沉。

方药：补中益气汤合桔梗玄参汤、麻黄附子细辛汤加减。上方黄芪改为 25 克，生白术改为 25 克，制附子改为 15 克。共 7 剂。

2023 年 3 月 18 日三诊。患者服药及针灸治疗后，鼻炎症状改善明显，现鼻部症状基本痊愈，夜间无憋醒，不再影响睡眠。现在入睡在 23 点，早晨 8 点前起床，能够自觉醒来，无头昏沉，白天精神佳，思维能力明显提高。现无乏力，偶有怕风，排便日一次，便成形，小便正常，四肢温。舌淡红苔薄白，舌边齿痕；脉沉。

方药：补中益气汤合桔梗玄参汤加减。上方黄芪改为 20 克，茯神改为 15 克，加首乌藤 15 克。共 7 剂。

医嘱：嘱患者继续保持良好的作息习惯，多运动宣发肺卫之气，巩固治疗成果，如有反复及时复诊。

按：本案患者因长期生活作息不规律，导致中气亏虚，母病及子，进而影响到肺脾两脏，形成了肺虚气郁、营卫失调等复杂病理状态。肺卫失宣，肺魄的感知功能下降，对周围事物的反应变得迟钝，早上不能应时而醒，晚上不能应时而寐。遇风寒则肺气更加郁闭，鼻炎症状愈发明显。虽然病症主要表现在肺部，但实则与肺、脾两脏都有密切关系。

故选取补中益气汤以补肺脾之气，同时升举中气，培土生金；合桔梗玄参汤去中焦湿气，升发肺气。辅以麻黄附子细辛汤，宣散卫气，驱散寒邪。配伍茯神以补土祛湿、安神定志；加远志以散痰涎、"利九窍"，并引导气机与肾气相交，使鼻窍通畅，呼吸之气得以充养肺魄。当肺魄功能恢复正常，患者的感知能力和精神状态也会得到改善，从而能够调节精气的出入，恢复人体与自然界的阴阳平衡。

针灸治疗方面，选取百会、四神聪、神门、安眠四穴作为治疗不寐的主穴，以镇静心神。配肺俞、脾俞、气海、足三里以安定意志，稳固肺魄；百会、中脘穴则能升清降浊；印堂、迎香、通天等穴位能够通利鼻窍，宣发卫气，使卫气的宣发与循行恢复正常。

（六）久坐久视伤血气，动身静心可调神

患者宋某，女，35岁。就诊时间：2022年4月4日。

主诉：睡眠欠佳2个月余。

现病史：患者近三个月以来，长期伏案工作，为提神于晚间时分经常饮用咖啡。此后逐渐出现入睡困难的表现，停用咖啡，仍难以入睡，或睡眠质量欠佳。现患者主要表现为入睡困难，多思纷繁辗转难眠，睡眠浅，多梦，白天精力不济，心悸，气短。患者长期从事计算机行业，每天需长时间面对电脑工作，近几个月每日工作约12小时，久坐少动；平素喜爱奶茶、咖啡等饮品。来诊时患者面色萎黄，双目干涩、眼热，皮肤干燥，指甲干有竖纹，四肢温；头昏沉、头胀，神疲乏力，鼻呼吸气热；大便溏日

1 次，小便正常；月经色淡量少，淋漓不尽，偶有延期。舌淡苔薄，脉细弱。

既往史：无。

西医诊断：失眠症。

中医诊断：不寐。

证型：心脾两虚，神魂失养。

方药：归脾汤合四物汤加减。

当归 15 克，白术 15 克，茯神 20 克，黄芪 20 克，龙眼肉 15 克，远志 10 克，酸枣仁 10 克，党参 15 克，木香 10 克，炙甘草 10 克，生姜 10 克，大枣 10 克，白芍 15 克，熟地黄 10 克，珍珠母 20 克，黄连 3 克，莲子 20 克。

针灸处方：安眠、百会、四神聪（围刺）、神门、心俞、脾俞、足三里、内关、三阴交、血海。

用法：中药汤剂共 7 剂，日 2 次服，午饭后 1 小时温服，晚睡前 1 小时温服。针灸 2～3 次 / 周。

医嘱：减少咖啡、奶茶等的摄入；加强运动，每日至少进行半小时的有氧运动，如散步、慢跑等。工作时注意劳逸结合，每隔一小时起身活动，放松精神，避免长时间盯着电脑。饮食宜清淡易消化。按时作息，保证充足睡眠。

2022 年 4 月 12 日复诊。患者减少咖啡与奶茶等饮品，在经治疗后，失眠症状有所改善，心悸明显减轻，白天精力渐佳，但仍感疲劳，双眼干涩。

方药：上方茯神改为茯苓 10 克；加菊花 10 克，枸杞 20 克。共 7 剂。

2022 年 4 月 20 日三诊。患者睡眠明显见好，现半小时内可入睡，睡眠深沉安稳，睡眠时间 7～8 小时，虽多梦但不影响睡眠质量，白天精神可，无心悸，气短减轻。患者面色转红润，眼睛干涩、眼热减轻，排便日一次，成形，饮食不过量则不会出现便溏，小便正常，但仍容易感到疲劳。

嘱原方继服半月，半月后可停药；加强运动，减少奶茶等饮品。后随访半年，患者病情稳定。

按：患者因工作特性，长期处于久坐久视状态。依据《内经》所述，"久坐"易损伤肌肉，耗散心脾之气；"久视"则损耗血液，尤其是心肝之血。这种生活方式逐渐导致心脾功能受损，思绪纷扰，难以平静，同时心肝血虚，脏腑失去滋养，精神难以安定。此外，患者习惯饮用含有兴奋成分的咖啡和奶茶，进一步扰乱心神，使阳气浮越，难以入眠。

故采用四物汤作为基础方，旨在滋养肝血，同时促进心血生成。肝血充盈，则能滋养心神，为精神提供稳定的居所。结合归脾汤，着重补益心脾。方中的人参、龙眼肉等药材能够补气生血，茯神则有助于缓解心脾的疲劳，增强脾胃功能，从而确保营血的充足供应，使心神得以安定。配伍珍珠母、黄连以清上焦虚热，收敛心神；更以远志收敛外散之阳神，使其下交于肾，使心肾相交而能寐。

针灸治疗方面，选取百会、四神聪、神门、安眠四穴作为治疗不寐的主穴，以镇静心神。配心俞、脾俞、足三里以调和脾土，养心安神；三阴交、血海以养肝安魂；神门、内关则能平衡阴阳，收敛心神，确保人体在休息时，血液能够顺利回归肝脏，滋养心脾，实现阴阳和谐，从而自然入睡，安享睡眠。

（七）暮不收拒卫气散，敛肺交营魄方归

患者黄某，男，42岁。就诊时间：2022年7月10日。

主诉：睡眠欠佳2个月余，加重半个月。

现病史：患者自述2个月前感染新型冠状病毒发热康复后，出现睡眠不佳，表现为有困意但入睡困难，眠浅，有声响则醒，盗汗、醒后需一段时间才能入睡，白天感到疲惫。现仍有干咳、

口干等症。患者平素坚持晚间跑步 5 公里，大汗出，运动后伴有明显乏力感，入睡时有困意但难眠。患者两颧微红，自觉口干口渴、咽干、鼻干、手脚心热，夜间胃脘偶有灼热感，不耐受辛辣等食物，口舌易生疮；排便日 1 次，便成形，小便赤；颈项僵硬，余无不适。舌质红，苔少；脉细。

既往史：血糖不稳定，空腹血糖 5～7mmol/L。

西医诊断：失眠症。

中医诊断：不寐。

证型：气阴亏虚，肺魄不宁。

方药：百合地黄汤合养阴清肺汤加减。

百合 20 克，生地黄 20 克，玄参 15 克，生甘草 10 克，白芍 15 克，麦冬 15 克，薄荷 10 克，浙贝母 10 克，丹皮 10 克，五味子 10 克，北沙参 10 克，天花粉 15 克，山药 20 克，生黄芪 15 克，葛根 15 克，首乌藤 15 克，白薇 10 克。

针灸处方：安眠、百会、四神聪（围刺）、神门、肺俞、太渊、申脉、足三里、照海、尺泽。

用法：中药汤剂共 7 剂，日 2 次服，午餐后 1 小时温服，晚间睡前 1 小时温服；针灸 2～3 次 / 周。

医嘱：避免晚间运动，运动时间调整为清晨或者下午；运动量宜适当，不宜大汗淋漓，以免伤津耗气。

2022 年 7 月 20 日复诊。患者调整运动时间，服上周药后，口干口渴、咽干、鼻干、夜间胃脘灼热感等症状减轻；睡眠入睡困难改善；排便日 1 次，成形；但仍有睡眠浅、有困意但难以入睡、手脚心热、汗出、小便黄赤、乏力等。舌质红，苔少；脉细。

方药：上方百合改为 30 克，麦冬改为 20 克，五味子改为 15 克，天花粉改为 20 克，葛根改为 20 克；加知母 15 克，鸡内金 20 克，黄精 20 克，陈皮 6 克。

2022年8月2日三诊。患者睡眠明显好转，有困意后10~20分钟即可入睡，夜间偶尔醒，醒后很快入睡；睡眠质量明显改善，对声音的敏感性降低，睡眠沉稳；无口干口渴、咽干、鼻干、夜间胃脘灼热感等症状，排便日1次，成形，小便量增多；乏力改善。检测空腹血糖5mmol/L左右。现稍有手脚心热、汗出、乏力等轻微症状。舌质红，苔薄白；脉细。效不更方，继服原方14剂。

按：新型冠状病毒感染康复后，正气受损。加之晚间本应收敛阳气，患者却运动过度，导致大汗伤津耗气，使得阳气无法与阴气相交，从而引发失眠。治疗方案采用养阴清肺汤以滋养肺阴、清除虚热，并结合百合地黄汤补益心肺之阴，同时收敛气机，促进阴阳相交。此外，加入黄精以补阴安神；白薇清血分虚热，安定魂魄；首乌藤则引阳气入阴，实现阴阳平衡。

针灸治疗方面，选取百会、四神聪、神门、安眠等主穴以镇静心神。配合肺俞、太渊调和肺气，稳固肺魄；申脉、照海固肾养阴安神；尺泽清热降气，滋阴清热，共同促进阴阳交通，改善睡眠。同时，建议患者避免晚间运动，以免发散阳气，确保阴气充足、卫气内守、心神得安，从而恢复正常的睡眠模式。

（八）惶恐多谋心胆虚，温胆定心神志安

赵某，女，28岁。就诊日期：2022年5月5日。

主诉：睡眠浅、易惊醒半个月余，加重1周。

现病史：患者自述1个月前因学业压力大出现睡眠浅，因睡前担忧，夜中经常惊醒，醒后内心不安。现入睡需半小时左右，寐浅，易醒，白天精神一般。来诊时患者沉静，性格稍内向，交流得知对未来规划明确，对自身要求较高。患者平素排便日1次，成形，小便正常；胃脘怕冷，食不甚易呕吐，上肢凉，下肢温、易汗出；熬夜后经常出现胸闷气短及心中悸动，易被大的

声音及突然的事物所惊吓，出现心悸；不耐劳累。月经：30/6，量正常，无血块，白带正常。余无不适。舌淡，苔白，寸脉沉迟。

既往史：无。

西医诊断：失眠症。

中医诊断：不寐。

证型：心阳不足，胆气虚弱，神魂不安。

方药：安神定志丸合桂枝甘草龙骨牡蛎汤加减。

桂枝 10 克，炙甘草 15 克，生龙骨 15 克，生牡蛎 15 克，茯苓 15 克，茯神 20 克，远志 15 克，石菖蒲 10 克，人参 15 克，生姜 10 克，姜半夏 10 克，琥珀 15 克，合欢花 15 克。

针灸处方：安眠、百会、四神聪（围刺）、神门、心俞、胆俞、阳陵泉、内关、阳交。

用法：中药汤剂共 10 剂，日 2 次，午餐后 1 小时温服；晚间睡前 1 小时温服；针灸 2～3 次 / 周。

医嘱：忌生冷，多树立信心，降低对自身与事物的要求，减少害怕情绪，培养乐观信念，多运动，避免熬夜。

2022 年 5 月 17 日复诊。患者自述服上方后惊醒次数减少，睡眠浅改善，仍有畏惧、担忧等情绪与心理。二便正常；胃脘怕冷减轻，上肢不温及熬夜后胸闷、气短、心悸、易惊吓等明显减轻，乏力减轻。舌淡，苔白，寸脉沉。

方药：上方桂枝改为 15 克，石菖蒲改为 15 克，生姜改为 15 克；加龙眼肉 15 克，益智仁 10 克。共 10 剂。

2022 年 5 月 29 日三诊。服上方后睡眠浅改善，半小时内入睡，夜间偶尔醒来或不醒，睡前多思，白天精神可。二便正常；胃脘怕冷明显减轻，近来无呕吐，四肢稍欠温；胸闷气短、心悸、易惊等症状几乎无，体力与精力可。舌淡红，苔白，寸脉沉。效不更方，继续服前方，共 10 剂。

按：患者平时心脾阳气不足，且性格上善于规划与谋虑，但自信心不足，对未来过度担忧。这种忧思过度会伤害心神，导致心胆气虚，使人容易受惊和感到恐惧。因此，治疗选用桂枝甘草龙骨牡蛎汤以温通心阳，同时潜阳安神；结合安神定志丸补充心胆之气，安定心神；再配合人参，以滋养五脏、安定魂魄、开启心窍、增强神志；琥珀用于壮胆安神，缓解惊悸；合欢花则能解郁合心志，尤其擅长治疗因心虚引起的失眠；最后加入龙眼肉，以滋养心血，为心神提供安定的居所。

　　针灸治疗方面，选取百会、四神聪、神门、安眠四穴作为主要穴位，以镇静心神。同时配合心俞、胆俞穴来补益心胆，进一步安神定志；阳交穴能温胆宁神；内关穴可降逆安神；阳陵泉穴则能疏肝行气。通过综合治疗，患者的心阳得到温补，胆气得以充实，从而能够神志安定，睡眠恢复正常。

第五章 历代医家治疗不寐的特点

第一节 古代医家对不寐的辨证论治特点

一、辨证论治体系的形成与发展

（一）辨证论治体系初步确立

关于不寐的早期文献记载，以《内经》和《伤寒杂病论》为代表。《内经》最早奠定了不寐的中医病机理论框架，率先建立了阳不入阴的病机理论。不寐在《内经》中以"目不瞑""不得眠""不得卧"命名，其中不仅记载了寤寐的生理机制，而且对不寐的病因病机和治疗都有所描述，共计20余篇。张仲景在《内经》的基础上，从六经辨证角度进一步阐述了不寐的辨证论治。《伤寒杂病论》关于不寐的记载多集中在阳明病、少阴病、厥阴病。

到唐宋金元时期，医家对不寐的病因病机及辨证治疗有所发挥。如隋代巢元方对于不同病症导致的不寐进行分别详细的论述，可分为"虚劳不得眠候""大病后不得眠候""伤寒病后不得眠候""霍乱后烦躁卧不安候"四类，开启了对不寐辨证分型的端倪。金代张子和的《儒门事亲》最早把不寐以内科疾病的形式进行论述，在《儒门事亲·内伤形》下列有"不寐"一证，并强调情志的五行属性是发生不寐的重要因素，为后世完善不寐的中医辨证分型奠定了基础。

（二）辨证论治体系日益完善

自明代以后，各医家对不寐的辨证论治有诸多见解。如明代医家戴元礼在《证治要诀》中把不寐列在杂病门下，并分为阳衰不寐与痰在胆经两大证型："不寐有二种。有病后虚弱及年高人阳衰不寐；有痰在胆经，神不归舍，亦令不寐。虚者六君子汤加炒酸枣仁、炙黄芪各半钱。痰者，宜温胆汤，减竹茹一半，加南星、炒酸枣仁各半钱，下青灵丹。"

孙志宏在《简明医彀》中将不寐证分为四个证型：一为思虑过极，心阳独亢；二为心气耗伤，血不育养；三为神明失养，真阴不升；四为肺受火炎，膈上痰壅。

张景岳在《景岳全书》中载有不寐，并将不寐的病机概括为有邪、无邪两种类型："一由邪气之扰，一由营气之不足耳。有邪者多实证，无邪者皆虚证。"他认为："凡如伤寒、伤风、疟疾之不寐者，此皆外邪深入之扰也；如痰，如火，如寒气、水气，如饮食忿怒之不寐者，此皆内邪滞逆之扰也。舍此之外，则凡思虑劳倦，惊恐忧疑，及别无所累而常多不寐者，总属其阴精血之不足，阴阳不交，而神有不安其室耳。知此二者，则知所以治此矣。"

李中梓在《医宗必读》中将不寐的病因概括为："一曰气虚，一曰阴虚，一曰痰滞，一曰水停，一曰胃不和。"

秦景明在《症因脉治》中将不寐分为外感不得卧和内伤不得卧，外感证中又分为表热、里热、半表半里热、气分热、血分热、余热未尽、汗下太过七个证型，内伤证由肝火、胆火、肺壅、胃不和、心血虚和心气虚六个证型组成。

清代医家林佩琴将清以前有关不寐的辨证论治经验做了总结。《类证治裁》中涉及不寐的病因病机有 20 余种：思虑劳神、惊忧怒火、气郁生涎；胃不和则卧不安；卧则喘；心血不足或神不守舍；肝虚受邪、梦中惊悸；魂不守舍；营卫俱虚、神魂失守；胆火郁热、口苦神烦；肾阴久亏、孤阳浮越；心火焦烦、津干口渴；惊恐伤神、心神不安；思虑伤脾、脾血亏损、经年不寐；胆虚不眠；心胆俱怯、触事易惊；病后虚烦不眠、虚劳烦热不寐；高年血衰不寐；喘不得寐；卧易惊醒；通宵不寐；烦不得寐；服药无效；病久余热不止、遗精不寐；胆虚；妇人肥盛、多郁、不得眠；怔忡健忘、癫狂失志不寐。该书列有"不寐论治"，其中详细列举其病因病机及治法方药，如："盖不寐多由思虑劳神，惊忧怒火，气郁生涎，用半夏汤。半夏除痰而利小便，秫米益阴而利大肠，则阴阳交通而得卧也。又曰，胃不和则卧不安，盖胃气主降，若痰火阻痹，则烦扰不寐也。宜橘红、茯苓、石斛、半夏、炙草、枳实、楂肉、神曲之属。"此论述具有极强的临床医学价值。

二、古代医家对不寐辨证论治思路的总结

不寐的辨证论治思路是一个从零散的证候总结到辨证论治体系日渐完善的过程。自《内经》从阴阳的角度分析不寐的病因病机以来，后世医家以此为基础，对不寐的辨证思路有所发挥。

张仲景的《伤寒杂病论》以六经辨证为体系，分析了六经病中出现的有关不寐的病症，并给予详述。例如对阳明蓄血所致的不寐则有以下描述，第 124 条："太阳病六七日，表证仍在，脉微而沉，反不结胸，其人发狂者，以热在下焦，少腹当硬满。小便自利者，下血乃愈。所以然者，以太阳随经，瘀热在里故也，抵当汤主之。"第 125 条："太阳病，身黄，脉沉结，少腹硬，小便不利者，为无血也；小便自利，其人如狂者，血证谛也，抵当汤主之。"这均描述了太阳蓄血证导致的不寐。又如第 216 条曰："阳明病，下血谵语者，此为热入血室，但头汗出者，刺期门，随其实而泻之，濈然汗出则愈。"这记载了阳明蓄血导致的不寐。

到了汉唐时期，关于不寐的辨证论治思路多从脏腑角度入

手，脏腑之中又多注重心、胆。如唐代孙思邈在《备急千金要方》中将疾病按脏腑分类，归为十一门。《备急千金要方·胆虚实》记载了用温胆汤治疗胆虚寒之不寐，并注有"治大病后，虚烦不得眠，此胆寒故也宜服之方"，孙思邈认为不寐多责于心、胆。

宋代以来，心藏神及心统摄其他四脏所藏之"神"，即魂、魄、志、意，对睡眠的影响日益凸显。如宋代医家许叔微的《普济本事方》认为不寐以肝胆为重点。他认为肝不受邪扰，则静卧时魂能归藏于肝，神静则能正常入睡。若肝脏受邪，魂不能归肝，神魂飞扬，则巧不能眠。此时出现了五脏皆能致不寐的观点。

明代以后，"痰"作为一种病理因素受到医家们的重视，使得不寐的辨证思路更加丰富。戴元礼在《秘传证治要诀》中提出病后体虚、年老、痰饮乃导致不寐的主要因素，并指出心悸怔忡、不寐、心风皆为痰饮壅塞于心胸所致，并明确治疗原则为"治痰为第一要义"。徐春甫也认为不寐是由于过度思虑伤及脾脏，痰郁生火扰乱心神，或者肾水亏虚不能滋心火，致使心火亢盛，并主张治疗不寐可"快脾发郁，清痰抑火"。清代王清任又从瘀血论治不寐，进一步拓展了不寐的辨证论治内容。

第二节　古代医家对不寐的治法与方药的特点

关于不寐的治法与方药，早在《内经》中就有所提及，根据不同时期对不寐病的认识特点，按时间顺序着重对一些古代医家及经典著作中不寐的记载描述如下。

一、先秦两汉时期

（一）《内经》——疏通营卫，调和阴阳

《内经》较为详细地分析了睡眠的生理和病理表现，并据此

认为"卫气不循常道，阳不入阴，营卫失度"是不寐的总病机。针对"目不瞑"提出了"补其不足，泻其有余，调其虚实以通其道，而去其邪"的治则。

半夏秫米汤是较具代表性的方剂。《灵枢·邪客》云："治之奈何……饮以半夏汤一剂，阴阳已通，其卧立至。"半夏汤方用半夏五合，秫米一升，取甘澜水煮之。方中半夏辛温通阳，祛邪降逆；秫米甘寒，能泄阳补阴；甘澜水性柔，有调和阴阳的作用。三味合用，共奏通调阴阳之效。半夏秫米汤的创制对后世医家的临床治疗产生了较大影响。

（二）张仲景《伤寒杂病论》——联系脏腑，创立多首方剂

张仲景的《伤寒杂病论》继承了《内经》的阴阳理论，运用六经辨证结合脏腑间的密切关系，对不寐创立了诸多治法和方药。

后世学者亦对《伤寒论》关于不寐的论治有诸多见解。黄苏萍把仲景治疗不寐的方法分为以下8种：①阴虚有热，用滋阴清热法。②虚烦不得眠，用清宣郁热法。③心阳受损，用重镇安神法。④虚阳外越者，用回阳救逆法。⑤邪热燥屎内结肠胃，用通腑泄热法。⑥胃不和则卧不安者，用调和脾胃法。⑦痰气致喘不得眠者，用化痰逐浊法。⑧产后腹痛不得卧，用理气活血法。

张毅之等学者从六经角度对不寐进行了分析：①从太阳辨治，卫强营弱所致的不寐患者用桂枝汤加减；膀胱蓄水导致的不寐患者用五苓散治疗。②从阳明辨治，热扰胸膈所致不寐患者用栀子豉汤进行治疗；胃热失降所致不寐患者治宜调胃承气汤；邪热结肠所致的不寐患者用大承气汤。③从少阳辨治，胆郁化火致不寐，治宜柴胡剂；三焦失枢致不寐，治宜柴胡桂枝干姜汤加法半夏、石菖蒲。④从太阴辨治，治宜理中汤加石菖蒲、远志、茯苓温脾安神。⑤从少阴辨治，阴虚阳亢致不寐，治宜黄连阿胶汤

养阴清心火，与猪苓汤育阴利水；阳虚阴盛致不寐，用四逆汤加肉桂温补心肾、以益神机。⑥从厥阴辨治，厥阴病的病机寒热错杂、虚实相因，治用乌梅丸合酸枣仁汤加减治疗。

孙洪生认为《伤寒杂病论》对于不寐多注重从心论治，治以温通心阳、镇惊安神法，清宣郁热、除烦安神法，滋阴降火、交通心肾法等，并酌加潜镇安神之品。《伤寒杂病论》中有关不寐的治法和方药不仅深化了《内经》的理论基础，而且为后世医家对治疗不寐的发挥奠定了良好的基础，所记载的方剂至今仍在沿用。

《金匮要略》有关不寐的论治散见于各病症之中，如百合、虚劳、肺痈、痰饮等。书中运用酸枣仁治疗不寐，这是首次运用滋养安神药的记载："虚劳虚烦不得眠，酸枣仁汤主之。"对此，清代医家尤怡在《金匮要略心典·血痹虚劳病脉证并治》中做了详细论述："人寤则魂寓于目，寐则魂藏于肝。虚劳之人，肝气不荣，则魂不得藏，魂不藏故不得眠。酸枣仁补肝敛气，宜以为君。而魂既不归容，必有浊痰燥火乘间而袭其舍者，烦之所由作也。故以知母、甘草清热滋燥，茯苓、川芎行气除痰，皆所以求肝之治，而宅其魂也。"酸枣仁汤以养心敛肝养血为主，使阳入于阴，神魂归舍，人自安寐。酸枣仁是治疗不寐的要药。此外，还记载了百合知母汤、滑石代赭汤等诸多方剂。

二、晋唐时期

（一）创立多首方剂

晋唐时期有关不寐的用方不仅继承了东汉张仲景的经典方剂，也创制了许多新的方剂。如葛洪的《肘后备急方》记载有治疗不寐两首：治伤寒时气温病方（黄连、黄柏、黄芩、栀子）、乌梅豉汤（淡豆豉、乌梅）。陈延之的《小品方》记载有流水汤、栀子汤两首。孙思邈的《备急千金要方》载有人参丸、大补益当归丸、半夏汤、治虚劳烦闷不得眠方、治烦闷不得眠方等多首方剂。《千金翼方》记载了大远志丸、鳖甲散两首治疗不寐的方剂。

（二）重视胆腑论治，着重镇静安神

晋唐时期的医家对于不寐的论治以心胆为主，以孙思邈的《备急千金要方》为代表。孙思邈将不寐病证分列于杂病中的"心脏""脾脏""胆腑"3个条目下，且尤为重视胆腑论治，认为"治大病后，虚烦不得眠，此胆寒故也，宜服温胆汤方"。此外，孙思邈在治疗上善于运用镇静安神的方药，《备急千金要方》载有大远志丸、石英煎、镇心丸、大镇心散等镇静安神之方，善于运用镇静安神药如龙骨、龙齿、远志等。他还善用磁石、紫石英、白石英、云母等石性药物，如云："虚而多梦纷纭，加龙骨……虚而多忘加茯神、远志；虚而惊悸不安，加龙齿、紫石英、沙参、小草。"

（三）注重服药后的食忌

《外台秘要》对不寐的论治颇为详细，比较注重辨证论治。书中记载了治疗不寐的方剂有十余种，如半夏茯苓汤、酸枣汤、葱白大枣汤、补胃汤、茯神煮散、集验温胆汤、大竹叶汤等。从以上方剂的用药特点来分析，不寐的治法主要涉及温胆和胃、化痰安神、清热降火安神、化痰和胃安神、安神定志、养血安神、清宣郁热安神、温补脾胃以安神等。

《外台秘要》尤其注重服药后的食忌，书中治疗不得眠的14首方剂中，除栀子豉汤和乌梅豉汤外，其余方剂均载有食忌。如"疗虚烦不得眠，助下气冲心"的酸枣饮，服药后需"忌桃李雀肉、生葱醋物"。又如《集验》温胆汤"疗大病后虚烦不得眠，此胆寒故也，宜服此汤方"，服药后需忌食"羊肉海藻菘菜饧"。

可见,《外台秘要》治疗不寐,非常注重不寐的食忌。这种服药后强调食忌以免损害药性的治疗理念,为后世医家所重视。临床所见,这确实有助于处方药更好地发挥作用。

三、宋金元时期

宋代初期对于不寐的治疗,继续沿袭了晋唐时期心胆同治的观念。如《太平圣惠方》明确指出胆虚不眠与心关系密切,谓:"胆虚不得睡者,是五脏虚邪之气,干淫于心,心有忧患,伏气在胆,所以睡卧不安,心多惊悸,精神怯弱。盖心气忧伤,肝胆虚冷,致不得睡也。"《圣济总录》也指出胆虚不眠与精神情志的密切关系:"胆虚不眠者,胆为中正之官,足少阳其经也,若其经不足,复受风邪则胆寒,故虚烦而寝卧不安也。"

随着医家对脏腑间关系的重视,这一治疗理念也逐渐发生了变化。如许叔微主张从肝、肺论治,主张魂魄并重。许叔微认为不寐常由肝虚受风邪,魂散而不守,发为不寐,治疗上注重安魂摄魄,使魂魄安舍,不寐得愈。在《普济本事方·卷一》里"中风肝胆筋骨诸风"门下,以真珠丸治"肝经因虚,内受风邪,卧则魂散而不守,状若惊悸",方后备有详细的治验评述。

金元四大家中,李东垣注重从脾胃论治,认为调理脾胃是治疗不寐的根本方法。如对于心烦不寐证的治疗,李东垣认为脾胃既是元气生发的根本,又是制伏阴火上乘的关键,七情所伤,由乎心神,心君不宁,化生阴火。治疗上当调脾胃,使胃气得舒,升降和顺,则心无凝滞。在《兰室秘藏》中论治妇人血崩而导致的血虚"不得眠卧"时,提出了"宜大补脾胃而升举血气……以大补气血之药养脾胃,微加镇坠心火之药治其心,补阴泻阳"的治疗方法。朱丹溪则主张滋补精血治疗不寐,多从肝脾肾入手。张从正主张先行吐、下之法,方可补益。刘完素善用清热通利之法,达到治疗效果,他常用五苓散、猪苓散、桂苓甘露饮、承气汤等清热通利之方剂，苦寒清降，通利二便，使热无所依附，郁热得散，结热得除，神安而不寐得愈。

这个时期在治法和方药角度百家争鸣，涌现出大量的方剂。《圣济总录》载有补胃煮散、栀子乌梅汤、酸枣仁甘草汤、酸枣仁黄芩汤、栀子仁汤、人参汤、柴胡汤、麦门冬茯苓饮等处方。《太平惠民和剂局方》载有姜附汤、远志丸、十四友丸、清心莲子饮、真珠散、神功丸、七圣丸、牡蛎散、当归丸、灵砂归命丹、金箔镇心丸等方剂。《太平圣惠方》记载了人参散、胡黄连丸、茯神散、治胆虚睡卧不安方、牛黄散、真珠丸、龙齿散、麦门冬散、补胃黄芪散、桂枝附子汤、羚羊角散、猪苓散、甘菊花散、熟干地黄散、酸枣仁散等方剂。《儒门事亲·卷十一》"风门"中指出："凡男子妇人，骨蒸热发，皮肤枯干，痰唾稠黏，四肢疼痛，面赤唇焦，盗汗烦躁，睡卧不安，或时喘嗽，饮食无味，困弱无力，虚汗黄瘦等证。《内经》曰，男子因精不足，女子因血不流，而得此证。可以茶调散，轻涌讫；次以导水丸、禹功散，轻泻三五行；后服柴胡饮子、桂苓甘露散、犀角散之类。大搜风丸、白术丸、调中汤、木香槟榔丸、人参散，量虚实选而用之。"

四、明清时期

明清时期，许多医家对于不寐证的治法进行了总结和发展，使得不寐的治疗方法逐渐多元化。

徐春甫认为，治疗不寐须分清标本虚实。《古今医统大全》中列有"不寐候"，并对其治法和药方进行了详细论述。《古今医统大全·卷七十·不寐候》云："体气素盛偶不眠，为痰火所致，宜先用滚痰丸，次用安神丸、清心、凉膈之类；体气素弱，或因过劳，或因病后，此为不足，宜养血、安神、补心之类。凡病后及妇人产后不得眠者，此皆血气虚，而心脾二脏不足，虽有痰火，亦不宜过于攻治，仍当以补养为君，而略佐以清痰火之药；其不因病后而不寐者，须以痰火处治，亦必少佐以养血补虚之药，方为当也。凡人劳心思虑太过，必至血液耗亡，而痰火随炽，所以神不守舍，烦敝而不寐也。导痰清火以治其标，稍得效验，仍须养血收神，兼之静定，以治其本，则不再复以竭其真也。此心元之主，神思之病，不可不慎。每见轻浅视之，渐至元神俱竭，而不可救者，有矣。"

对于病后或者妇人产后不寐，他认为通常是因为气血虚，病位在心、脾，治疗宜养心安神、补脾，常以养心汤、归脾汤、酸枣仁汤等方治疗；若心肾两虚，水不济火，则以天王补心丹治本，达到水火互济。若非病后不寐，他认为须以痰火处治，亦必少佐以养血补虚之药，虚烦有痰用温胆汤，痰火、实火导致的无故不寐用滚痰丸。总之，在治疗上，徐氏认为不寐病位总不离心，治疗上以养血安神为本，再分证治之。

明代医家张介宾在《景岳全书》中将不寐证分为有邪、无邪的虚实两种证型，即"一由邪气之扰，一由营气之不足耳"。并提出具体的治疗方法。对于有邪不寐者，应当"去其邪而神自安也"。在治疗上以祛邪为主，如风寒之邪宜散，宜用柴胡饮及麻黄、桂枝、紫苏、干葛之类；火热之邪宜凉，用竹叶石膏汤及芩、连、栀、柏之属；痰饮之邪宜化痰，用温胆汤、六安煎、导痰汤、滚痰丸之类；饮食之邪宜消滞，用大和中饮、平胃散之类；水湿之邪宜分利，宜五苓散、五皮散，或加减金匮肾气丸之类；气逆之邪宜行气，用排气饮、四磨饮之类；阴寒之邪宜温中，用理阴煎、理中汤之类。

对于无邪不寐者，由于营气不足，营主血，血虚无以养心，心虚则神不守舍，可引起或惊惕，或恐畏，或心有所系恋，或妄想妄思，以致终夜不寐或忽寐忽醒。在治疗上应以养血养气为主，因其证候不同而治法用药各有侧重。如思虑、劳倦伤及心脾，致气虚精陷，发为怔忡、惊悸、不寐者，宜用寿脾煎或归脾汤；如七情内伤，血气耗损，或恐畏伤肾，或惊惧伤胆，神无所依而无寐者，宜用五福饮、七福饮或三阴煎、五君子煎；如营卫俱伤，血气大亏，神魂无主而昼夜不寐者，当用大补元煎加减；若劳倦伤心脾，中气不足，清阳不升，外感不解而寒热不寐者，用补中益气汤；若思虑过度，心虚不寐而微兼烦热者，宜养心汤或酸枣仁汤；若焦思过度，耗心血，动心火，而烦热干渴不寐者，用天王补心丹；若心虚火盛，烦乱内热而怔忡不寐者，用安神丸；若精血虚耗，兼痰气内蓄，而怔忡夜卧不安者，宜用秘传酸枣仁汤；痰盛者，当用十味温胆汤。并提出："凡人以劳倦思虑太过者，必致血液耗亡，神魂无主，所以不寐，即有微痰微火，皆不必顾，只宜培养气血，血气复则诸证自退。若兼顾而杂治之，则十暴一寒，病必难愈，渐至元神俱竭而不可救者有矣。"进一步明确了虚证不寐治必求其本、以补益气血为主的治疗原则。

明代医家李中梓的《医宗必读》也对不寐做了较详尽的论述，他认为气虚不寐应用六君子汤加酸枣仁、黄芪；对于阴虚血少导致的心烦不寐，应"酸枣仁一两，生地黄五钱，米二合，煮粥食之"；对于痰滞型不寐，选用温胆汤加南星、酸枣仁、雄黄末；对于水停导致的不寐，轻者以六君子汤加远志、菖蒲、苍术治疗，重者用控涎丹；对于胃不和导致的不寐，用橘红、甘草、石斛、茯苓、半夏、神曲、山楂之类治疗。此外，李氏还列出了酸枣仁汤、鳖甲丸、羌活胜湿汤等治疗不寐的方剂，指出鳖甲丸治疗四肢无力、胆虚不寐，羌活胜湿汤治疗卧而多惊、邪在少阳、厥阴导致的不寐。可见李氏论治不寐，内容颇为精当，分型清晰，论治深入浅出，具有很高的临床价值。

清代林佩琴认为治疗不寐需辨证论治，因思虑劳神、惊忧怒火、气郁生涎产生的不寐，用《素问》里的半夏汤治疗，用半夏除痰而利小便，秫米益阴而利大肠，则阴阳交通而得卧。痰火阻痹而导致的烦扰不寐，宜橘红、茯苓、石斛、半夏、炙甘草、枳实、楂肉、神曲之属。水停心下不得眠，宜茯苓甘草汤。若心血不足导致神不守舍而不寐，宜归脾汤、琥珀养心丹。肝虚受邪，梦中惊悸，魂不守舍而不寐，因血不静，卧不归肝，故惊悸不得卧，宜先服独活汤，后服珍珠母丸。若营卫俱虚、神魂失守而不寐，用七福饮或大补元煎。对于胆火郁热、口苦神烦而不寐者，以温胆汤加丹皮、山栀、钩藤、桑叶治之。由肾阴久亏、孤阳浮越引起不寐，用六味汤加淡菜、龟胶、五味子。若心火焦烦，津干口渴而不寐，宜补心丹。惊恐伤神，心神不安而不寐，宜用养心汤、定志丸。思虑伤脾，脾血亏损，经年不寐，用归杞六君子汤或益气安神汤。胆虚不眠，以定志丸加熟枣仁，或炒枣仁一两，研末，酒调服。心胆俱怯，处事易惊而不寐，用十味温胆汤。病后虚烦不眠，治以竹叶石膏汤、茯苓补心汤。虚劳烦热不寐，用酸枣仁汤或半苓汤。高年血衰不寐，以圣愈汤治之。喘不得寐者，是因为肺者脏之盖也，肺气盛，则肺大不能偃卧，用苏子竹茹汤。卧易惊醒者，用鳖甲羌活丸。通宵不寐者，用安卧如神汤。烦不得寐，服药不效者，以栀豉汤下朱砂安神丸。病久余热不止，遗精不寐者，用六味丸加炒枣仁、五味子。病后及吐下后，与溃痕不得眠者，属胆虚，用药以人参、茯神、枣仁、陈皮、麦冬、龙眼为主；若有火、脉数，则加知母、黄连、竹茹；若心烦，加炒山栀。对妇人肥盛，多郁，不得眠者吐之，应从郁结痰火治。治以温胆汤，用猪胆汁炒半夏曲，加柴胡、熟枣仁。

　　林佩琴认为，凡怔忡惊恐健忘，癫狂失志不寐，皆由痰涎沃心，以致心气不足。若凉心之剂太过，则心火愈微，痰涎愈盛，唯以理痰顺气、养心安神为第一义，治以导痰汤加茯神、人参、石菖蒲。可见，林佩琴总结了清代中叶以前的医家论治不寐的精髓，强调辨证施治，用药轻灵，四两拨千斤，为后世治疗不寐提供了很好的思路。

第三节 古代医家针灸治疗不寐的取穴规律

一、常用腧穴的应用频率

根据《中华医典》收集的针灸方法治疗不寐的古籍共33部，记载针灸方法治疗不寐的条文共390条，共计用穴78个，用穴频次493次，出现最多的是太渊、章门、阴陵泉、隐白、期门、中府、膺窗、阴交、辄筋、风门、天府、攒竹。其中太渊共出现32次，占6.6%；章门、阴陵泉各出现23次，均占4.7%；隐白共出现20次，占4.1%；期门共出现19次，占3.9%；中府、膺窗各出现17次，均占3.5%；阴交、辄筋各出现14次，均占2.9%；风门、天府各出现13次，均占2.7%；攒竹共出现12次，占2.5%。

二、特定穴的应用

特定穴的选取大多为五输穴、原穴、络穴、八脉交会穴及郄穴。由于这些腧穴具有特殊治疗作用，因而被称为特定穴。

五输穴即井荥输经合，为十二经之根本，具有维系经络原气、保持生命活力的作用。《难经·六十五难》有记载："所入为合，合者，阳气入藏。"根据不同证候，五输穴作为十二经之根本，具有维系经络原气的作用，从而达到阴阳平衡。五脏气血阴阳的调理是治疗不寐的关键。另外，《灵枢·九针十二原》曰："五脏有疾，当取之十二原。"《针灸大成》曰："此言经络血气凝结不通者，必取此原……而刺之。"络穴对本经脏腑、表里二经及脏腑所生病有治疗作用，从而疏通阴阳、气血，宁神养息。

三、循经取穴

诸多学者对《中华医典》中收集的针灸方法治疗不寐的古籍进行研究，取穴规律主要集中在足太阳膀胱经、足太阴脾经、足阳明胃经、任督二脉。

足太阳膀胱经不仅循行路线长，分布腧穴多，而且五脏六腑之背俞穴都在此。而且足太阳膀胱经循行入络于脑，与脑相通。不寐是由多种原因导致的阴阳失调、五脏功能紊乱、扰动元神。针刺膀胱经腧穴可疏通经气、平衡阴阳、协调五脏功能，安五志，元神则安。所以古人常取足太阳膀胱经穴治疗不寐，常用腧穴为风门、攒竹、肺俞等。

脾胃为气血生化之源，位居中焦，上连心肺，旁邻肝胆，下接肾命，调节全身脏腑气机的升降。若脾胃功能失常，化生痰湿，扰动心神，则引发不寐。古人常取脾胃经穴治疗不寐。常用腧穴为阴陵泉、隐白、三阴交等。

任脉行于前正中，受全身阴气，为"阴脉之海"；督脉行于身后正中，总督一身之阳，为"阳脉之海"。二者可以协调阴阳，使阳得以入阴而成眠。若阳盛阴衰、阴阳失交，则引发不寐，故古代文献中常用三阴交、气海、神庭来治疗不寐。阴阳调和，则寐安。

四、分部取穴

通过对古籍中针灸治疗不寐的腧穴出现频次进行研究，发现治疗不寐的腧穴主要集中在头颈部，如百会、安眠、四神聪等。百会穴是治疗不寐的常用腧穴。百会即百脉之宗，居于颠顶，为经脉气会聚之处。《针灸大成》中记载了百会穴的应用："百会主诸中风等症，及头风癫狂……小儿急慢惊风、痫症、夜啼、百病。"又如四神聪穴对不寐的治疗也有显著疗效。《太平圣惠方》

有云："神聪四穴……理头风目眩，狂乱风痫。"可见，头部腧穴在治疗不寐的取穴中至关重要。

再则，在针灸治疗不寐的选穴中，腧穴部位也与相兼和疾病的所属脏腑关系密切。例如《针灸易学》中记载："哮喘不寐，天突、膻中皆灸。"《普济方·针灸》有云："治胁痛不得卧、胸满呕无所出。穴胆俞、章门。"这均是根据相兼症状和疾病所在分部取穴。

五、辨证取穴

"辨证选穴"是针灸治疗不寐的基本原则，根据不寐的病因病机进行辨证，选取不同的腧穴，运用不同的补泻方法。例如《普济方·针灸》云"主惊不得卧，穴三阴交；治胫寒不得卧，三阴交"，《医学纲目·不得卧》曰"窍阴，胆寒不寐，宜补"，《针灸集成·心胸》曰"心热不寐，解溪泻，涌泉补，立愈"。在《病机沙篆·怔忡不寐》中针对心肾不交的不寐载有详细治则："怔忡健忘不寐，手少阴心虚，内关针五分灸三壮，神门针三分灸二七壮，少海针一分。"

古代医家对不寐的治疗，在不断探索和总结中逐渐丰富完善。从零散的证候总结，到辨证论治理论的建立。从治法方药的百家争鸣到各成体系。这些古代医家和他们撰写的医学古籍为后世医家研究不寐提供了丰富的经验和宝贵的文化遗产。

第六章　治疗不寐的常用方药

第一节　治疗不寐的常用方剂

《灵枢·邪客》曰："补其不足，泻其有余，调其虚实，以通其道，而去其邪；饮以半夏汤一剂，阴阳已通，其卧立至。"文中所列半夏汤是《内经》十三方之一。方中半夏辛温通阳，祛邪降逆；秫米甘凉益胃，养阴而利大肠；流水千里以外扬之万遍者，可以荡涤邪秽，且能调和阴阳。三味合用，有通有补，使痰湿去，阴阳通，营卫和调，则"其卧立至"。半夏汤是目前所见治疗不寐最早的方剂，从后世医家常用方剂"半夏茯苓汤""千里流水汤"的名称、组成、用法，可以看出《内经》半夏汤无论是方药组成，还是煎服法都对后世产生了重要影响。

《伤寒杂病论》详细论述了外感热病、百合病、虚劳病等内伤杂病中的不寐证，创制了著名的"酸枣仁汤""黄连阿胶汤"。《伤寒杂病论》虽未明确提出不寐证的治则治法，但其所创之方酸枣仁汤养血宁心，黄连阿胶汤清热滋阴，与《内经》半夏汤有着显著的区别。正是这种区别体现了不寐证临证治疗思路的不断丰富与完善，为后世奠定了论治基础。

隋唐医家多沿袭《内经》《伤寒杂病论》的疾病分类法，将不寐证分别纳入外感热病、虚劳、百合病等病证中，但在治疗方面又进一步发展了前人的思想。此时最有代表性的方药是《备急千金要方》所载的温胆汤。温胆汤方用半夏、竹茹、枳实、陈皮、生姜、甘草，重在燥湿化痰、宁心安神。此方与《内经》半夏汤似有渊源，但其组成、功效均要优于半夏汤。温胆汤成为后世医家治疗不寐的常用方剂，沿用至今。

《太平圣惠方》《圣济总录》及宋代私人方书中记载了大量的不寐方，反映了宋代不寐病辨证论治水平的提高，特别是益气养血、宁心安神及重镇安神药物的使用，为本病治疗提供了新的思路。以酸枣仁、柏子仁、熟地黄、麦冬、茯神、鳖甲、五味子、人参、朱砂等药物为主构成的众多方剂，体现出宋代从心论治、重视气血、常用重镇安神药的治疗思想。

明清医家在总结前人经验的基础上，进一步发展完善了本病的治法方药，从虚、实、心、肝、脾、肾等角度论治本病，可谓既丰富多彩，又系统完整。张景岳提出了从虚、实及心、肝、脾、肾等角度论治不寐的思想。他明确指出，若思虑劳倦伤心脾，以致气虚精陷而怔忡惊悸不寐者，宜用寿脾煎或归脾汤；若七情内伤，血气耗损，或畏恐伤肾，或惊惧伤胆，神因精亏而无依不寐者，宜五福饮、七福饮或三阴煎、五君子煎等。这些方剂和治法体现了明清医家对不寐病治疗的深入理解和系统总结。明清时期，医家们对不寐病的认识更加深入，治疗也更加系统。他们不仅继承了前人的经验，还不断创新和完善，如创立了心肾两交汤、肝胆两益汤等方剂，这些方剂在治疗不寐方面取得了显著的效果。同时，明清医家还注重从患者的体质、病因、症状等方面进行综合考量，制订个性化的治疗方案。

综观古代文献对不寐的记载，可以发现古代医家对不寐的认识是一个不断发展的过程。在金元以前的文献中，不寐仅是一个临床常见症状，多与某些特定的疾病或特定的病理阶段相关。此时，医家对不寐的认识从属于它的本病，因而缺乏系统的理论认识。金元之后，不寐独立于内科诸证之中，称为"不寐"。此时的"不寐"不再只是一个常见症状，而是指以不寐为主诉的证候群，即不寐证。医家对不寐证的认识，是以不寐证为核心，利用四诊合参的方法，根据病因、症状、体征等情况，探寻不寐的病理本质，辨别不寐的证候类型，分别用药，从而形成了较全面系统的理论认识。下面列举一些不寐证的常用方剂。

一、以清热安神为主

此类的代表方剂是黄连阿胶汤。本方源自《伤寒论》，主治"少阴病，得之一至三日以上，心中烦，不得卧"。少阴属心肾二脏，心主火，肾主水，其人素体真阴不足，邪入少阴化热，致心火上炎，不能下交于肾，邪热扰心，故心中烦，不得卧。方药组成为黄连四两，黄芩二两，芍药二两，鸡子黄二枚，阿胶三两。上五味，以水六升，先煮三物，取三升，去滓；内胶烊尽，小冷，内鸡子黄，搅令相得。温服七合，日三服。

方中黄连为君，大苦大寒，善泻心经之火，清热泻火，火熄而烦止。臣以黄芩，味苦性寒，善清中上二焦之火，助君药清心泻火。此外，火盛阴伤，二者相伍还寓有泻火坚阴之意。阿胶补阴益血利肠，其用有三：其能补益肾阴而性急趋下，济肾水而上承于心，性急趋下能引火下行，亦有益水之源，以降心火之意；养血以补伤之阴血；阿胶润燥利肠，使邪有出路，寓有"以泻代清"之意。佐以酸甘性寒之芍药，滋阴养血泻热，清热除烦。《神农本草经》谓芍药能"利小便"，配黄连共成清心热、利小便、导热下行，使蕴热从小便而泄。鸡子黄入心，可以补心中之血，防火盛伤阴，鸡子黄补离中之气，阿胶补坎中之精，二者配伍则"俾气血有情之物，交媾其水火，斯心烦止而得卧矣"；另鸡子黄生用治小便不通，生者搅和取其润下之意，配伍芍药通利小便，使邪热从小便而出。

五药合用，使上炎之心火得泻，不足之肾水得充，水升火降，共成清心养阴安神之功。此方配伍特点是：清心泻火药与补阴益血药合用，泻火不伤阴，滋阴而不恋邪，清补并施，以清为主。阿胶润燥利肠，芍药、鸡子黄通利小便，三药合用能通利二便。其意义有二：一则使蕴热从二窍而出，致使邪有出路，助黄连、黄芩清心泻火安神；二则补中有泻，以补为主，使之补而不滞，以泻促补。

东汉时期，张仲景在治疗外感热病、内伤杂病过程中，率先认识到邪热是不寐的重要致病因素之一，从而形成当时从邪热论治的思路。《素问·太阴阳明论》"故犯贼风虚邪者，阳受之……入六腑则身热不时卧"论述了外邪入里化热而致不眠的病因。《诸病源候论》则阐述了余邪未散，正气未复，邪热扰心而致不寐的病因病机。上述为外邪入里所化之热。《素问·刺热》云："肝热病者，小便先黄，腹痛多卧，身热。热争则狂言及惊，胁满痛，手足躁，不得安卧。"阐明热邪滞肝所致不寐的症状。肝胆相表里，《中藏经·论胆虚实寒热生死顺逆脉证之法》曰："胆者中正之腑也……实则伤热，热则惊悸，精神不守，卧起不宁。"《诸病源候论·大病后不得眠候》曰："大病之后……阴气虚，卫气独行于阳，不入于阴，故不得眠。若心烦不得眠者，心热也。"强调心热是导致不寐的重要病因。上述以清热泻火为主组方治疗不寐奠定了理论基础。

汉唐时期清热安神方常选用栀子、黄连、黄芩等为主组方，使上炎之火得清、被扰之心神得安。若热邪伤阴耗血，则配伍生地黄、酸枣仁、白芍等滋阴养血兼能清热之品；若兼有心虚，则配伍茯神、茯苓、人参等补气养心药。汉唐时期记载的方剂有栀子豉汤（《伤寒论》）、栀子甘草豉汤（《伤寒论》）、栀子厚朴汤（《伤寒论》）、黄连阿胶汤（《伤寒论》）、瓜蒌牡蛎散（《金匮要略》）、百合滑石散（《金匮要略》）、竹沥汤（《备急千金要方》）等。

至宋金元时期，对邪热致不寐的认识较汉唐时期又有显著发展。金代刘完素在《素问玄机原病式》中论述火邪致不寐的病机及症状，如"热甚虽睡寤而神昏不清""热甚于外则肢体躁扰""热甚于内则神志躁动，反复癫狂，懊侬烦心，不得眠也"。组方的进步表现为清热泻火药的选择范围有所扩大，除栀子、黄连等，又选取犀角、羚羊角、牛黄等凉血之品为主组方。其次在配伍方面的特点有：注重养阴药的选用，多选用养阴清热之品，如麦冬、玄参、生地黄等；既补心安神又补脾益气。宋金元时期记载的方剂有茵陈散（《太平圣惠方》）、麦门冬散（《太平圣惠方》）、黄芩散（《太平圣惠方》）、柴胡散（《博济方》）、栀子乌梅汤（《圣济总录》）、麦门冬汤（《圣济总录》）、朱砂丸（《幼幼新书》）等。

明清时期，前贤于阴血不足致不寐的理论进一步提高，故在养血安神方的创制方面，数量明显增加，约占该时期不寐方的25%，且选药配伍亦趋于完善与丰富。此时诸多医家充分认识到血虚与不寐的关系，并在其各自著作中多有阐述，使养血安神方在组方方面具有充分的理论依据，其临床实践多有良效。明代张景岳对不寐的病因，认为"一由邪气之扰，一由营气之不足耳。又营主血，血虚则无以养心，心虚则神不守舍，故或为惊惕，或为恐畏……以致终夜不寐，及忽寐忽醒而为神魂不安等证"，治宜"养营养气为主治"。张景岳又强调血虚是不寐的重要病因，如"无邪而不寐者，必营气之不足也"。

清代何梦瑶在《医碥》中认为"阴虚有火则动扰，故心烦而不得卧也"，强调阴虚易致动火，组方以清心养血为主，而佐以保阴之属。本类方多以熟地黄、当归、白芍、酸枣仁等养血药为主组成，配以生地黄、麦冬、沙参等具有养阴作用的清热药。脾为气血生化之源，故伍以茯苓、山药、白术等，益气生血，配伍川芎、石菖蒲、远志、陈皮等理气开窍药，使补而不滞；配伍山茱萸、五味子、山药等保阴固精之品，使补而不失；若心经热盛，则配伍竹叶、朱砂、栀子等清心镇心之品。明清时期记载的方剂有天王补心丹（《普济方》）、安神复睡汤（《寿世保元》）、三阴煎（《景岳全书》）、酸枣仁汤（《金匮要略》）、理阴煎（《景岳全书》）、半夏汤（《济阳纲目》）、归芍天地煎（《症因脉治》）、理脾益营汤（《不居集》）、保阴煎（《景岳全书》）等。

二、以养心补血为主

此类的代表方剂为酸枣仁汤。本方源于《金匮要略》，是中医治疗不寐的经典方剂之一，临床应用效果颇佳。本方主治"虚劳虚烦不得眠"，即肝血不足、阴虚内热之证。方药组成为：酸枣仁二升，甘草一两，知母二两，茯苓二两，川芎二两。煎服方法为：以水八升，煮酸枣仁得六升，内诸药，煮取三升，分温三服。

方中重用味酸甘性平之酸枣仁，因其专入心肝之经，养血补肝，宁心安神。肝血不足，魂不守舍，心神失养，治宜收宜补，故用酸枣仁生心血、养肝血，为君药；肝血不足，虚热内生，故臣以知母，甘寒滋阴清热除烦，取其清热而不伤阴，与君药相配，可起安神除烦之效；佐以茯苓，甘淡性平，宁心安神，健脾利水。深挖茯苓之用，有四：①益气而宁心安神，助枣仁养血宁神之功；②健脾益气，与补血药相伍，寓有益气生血之意；③淡渗利水，性平作用和缓，又津血同源，其在大量枣仁作用下，利水不伤阴血，且又能防枣仁酸收敛邪，使之补而不壅滞；④性善下行，配伍知母，二者一清一利，能清虚热、利小便，引热下行，使邪热从小便而出，祛邪有出路，寓"以泻代清"之意。川芎辛散温通，既能活血，又能行气，为"血中气药"，取其调畅气机、疏达肝气之用；又肝郁欲散，故以辛散之。其与君药相配，酸收辛散并用，相反相成，共成养血调肝之功。此外，川芎辛散行气血，使酸枣仁补而不滞。甘草生用，清热泻火；肝急欲缓，缓以甘草，又可防川芎疏肝泄气，为佐使药。

诸药相伍，一则养心肝之血以宁心神；二则清内热以除虚烦，共奏养血安神、清热除烦之功。本方配伍特点是：既补肝体，又补肝用，酸收辛散，养血调肝；既补血，又清热，补清结合，滋阴清热而除虚烦。肝体阴而用阳，肝血亏虚则肝阳上亢、阴虚阳亢，故重用酸枣仁至二升，滋敛阴血，使肝阳得潜，寓重镇安神之意。

仲师在治疗百合病和虚劳病的过程中，认识到阴虚血弱是不寐的重要病机，遂形成当时从阴血论治的思路。《素问·病能论》载有："人有卧而有所不安者何也？岐伯曰，脏有所伤，及精有所之寄则安。"提示五脏损伤、精血不足是导致卧不安的重要病因之一。而《灵枢·营卫生会》曰："老者之气血衰，其肌肉枯，气道涩，五脏之气相搏，其营气衰少而卫气内伐，故昼不精，夜不瞑。"具体指出了气血亏虚致不寐的病因病机。不寐常伴有多梦、恐畏。仲师在《金匮要略·五脏风寒积聚病脉证并治》中指出："邪哭使魂魄不安者，血气少也。血气少者，属于心，心气虚者，其人则畏。"明确指出多梦恐畏的病因病机是血气少。

至隋代，对血虚致不寐的认识又有深化。《诸病源候论·虚劳喜梦候》曰："夫虚劳之人，血气虚损，脏腑虚弱，易伤于邪。邪从外集内……使人卧不得安者，喜梦……不足者，至而补之，立已。"又有《诸病源候论·霍乱后烦躁卧不安候》指出："由吐下之后，腑脏虚极，阴阳未理，血虚气乱，故血气之行未复常度，内乘于腑脏，故烦躁而不得安卧也。"对血虚致不寐，认为血气虚损、脏腑衰弱是根本；血虚脏弱、正气不足致外邪客于脏腑或血气逆乱、内扰脏腑，神魂不安。

综上所述，汉唐时期医家认为脏腑精血不足、外邪内袭或血气逆乱乘于脏腑而致不寐，并提出相应的治则。如《内经》曰"补其不足，泻其有余，调其虚实"，《诸病源候论·虚劳喜梦候》针对血衰脏弱提出"不足者而补之"。这些内容为以滋阴养血药为主组方的建立发展奠定了基础。组方选药以酸枣仁、白芍、生地黄为主，益阴养血以补伤之阴血；阴虚则生内热，则配伍知母等清热不伤阴之品；若脏腑虚衰、气血生化不足，则加人参、白术、茯苓等益气健脾药；若血虚气滞，则配伍行气药，气行则血行，又能使之补而不滞。常见方剂有百合知母汤（《金匮要略》）、百合地黄汤（《金匮要略》）、酸枣仁汤（《金匮要略》）等。

宋金元时期，医家对血虚致不寐的认识与前贤基本相同，但组方选药配伍却更加完善。组方选药多以酸枣仁、熟地黄、当归为主，配伍方面有其自身的特点，强调理气药和清心镇心药的选用。心肝火盛者，多佐以清心重镇之品，如竹叶、羚羊角、地骨皮、犀角清心除烦，朱砂、龙齿等镇心安神；配伍木香、乳香、川芎、枳壳等理气之品，一则冀气行则血行，防养血之品滋腻；一则能调达肝气、舒畅气机，以补肝用。此时期记载的方剂有酸枣仁煎（《圣惠方》）、酸枣仁丸（《圣惠方》）、酸枣仁甘草汤（《圣济总录》）、人参散（《普济本事方》）、益荣汤（《济生方》）等。

三、以重镇安神为主

此类的代表方剂为朱砂安神丸。本方源自《内外伤辨惑论》，主治心火亢盛、阴血不足证。心火亢盛，灼伤阴血，热扰心神，心失所养，故心神不安而不寐。心阳独亢，当重镇安神；阴血灼伤，当补其不足。朱砂安神丸的方药组成为：朱砂（另研）五钱，黄连（酒洗）六钱，炙甘草五钱半，生地黄二钱半，当归二钱半。上四味，为细末，汤浸蒸饼为丸，如黍米大。每服十五丸，食后服用。

方中朱砂味甘性寒而质重，专入心经，镇心安神，清热泻火，为重镇安神之佳品，故为君药。黄连酒洗，用意为二：酒炙黄连性善上行，可清上炎之心火；酒属辛热之品，可制约黄连苦寒之性，防苦寒伤阴。两药相伍，重镇以安心神，清心以除烦热，共奏镇心安神之功。生地黄甘寒质润，清心热，养心阴，为清热养阴之要药。当归辛甘而润，补血、行血、润肠，配伍生地黄补养心血，补其不足之阴血；行血而通调血脉，使其补而不滞；当归养血润肠通便，意在使邪有出路。心火亢盛，经曰"壮火食气"，故重用炙甘草益气养心，补益心脾之气，配当归有益气生血之意，共为佐药。使以甘草调和诸药。汤浸蒸饼为丸，强调补益脾胃，以助运化；配伍甘草之缓，则能防朱砂质重碍胃。食后服药，津唾咽之，则可缓和药力，亦是保护胃气之意。诸药相伍，共奏重镇安神、清热泻火、滋阴养血之功。本方用药特点是重镇与清心并用，以治心火亢盛之标；滋阴、养血、益气并行，以治心阴不足之本。祛邪扶正，标本兼顾，使心神得安，则诸症自除，故以"安神"名之。

汉唐时期，医家认识到在一些以睡眠异常为主证的病症中，常常伴有肝阳上亢的症状。因此，前贤在组方配伍中经常选用重镇安神药，开创了治疗不寐的又一新思路，对后世影响颇深。此时医家已认识到邪壅肝脏可致人惊恐不安。如《素问·痹论》曰："肝痹者，夜卧则惊。"又《素问·大奇论》曰："肝壅，两胠满，卧则惊。"上述认识基本揭示了睡中惊恐的病位在肝，但尚未认识到具体的病因病机，显示出汉唐时期对肝阳上亢认识的局限性，亦反映了当时的认识水平。本类方选药以重镇安神兼有平肝潜阳作用的药为主，如龙骨、牡蛎、朱砂等。若有气郁，则配伍柴胡、远志、石菖蒲等药；肝血易亏，则伍以大枣、当归等养血药。常见方剂有桂枝去芍药加龙骨牡蛎救逆汤（《伤寒论》）、柴胡加龙骨牡蛎汤（《伤寒论》）、滑石代赭汤（《金匮要略》）等。

宋金元时期，以重镇安神药为主组方的水平较汉唐时期有明显提高。由于心主神明，若心火炽盛则心神被扰，均可致心神不安而致不寐。汉唐时期，医家已初步认识到肝阳上扰与不寐的关系，组方时多选用重镇安神的药物。至宋金元时期，这一组方思路又有新的突破，涌现出一批以滋阴潜阳药为主的组方。肝体阴而用阳，若肝阴不足，肝阳失敛则浮越，上扰心神而致不寐。组方时重用滋养肝阴血药以达滋阴柔肝、潜敛肝阳的目的。用药以鳖甲、枣仁、白芍为主，上药均入肝经，滋阴养血，重用以取潜敛肝阳之效，寓有重镇安神之意。阴血不足，故配以熟地黄、当归、麦冬滋补阴液；五味子、白芍酸敛固涩；心神被扰，故配伍人参、茯苓、甘草等益气宁心，亦有补气生血之意。肝喜条达而恶抑郁，重用酸收养肝血药，易影响其条达之性，故佐以川芎、远志、柴胡、陈皮行气疏肝，以利肝阳平降潜镇。阴虚易生内热，故用鳖甲、石膏、知母、麦冬等清热而不伤阴。因为本病多伴有气血不足，恰如《金匮要略·五脏风寒积聚病脉证并治》所言："邪哭使魂魄不安者，血气少也。血气少者，属于心，心气虚者，其人则畏，合目欲眠，梦远行而精神离散，魂魄妄行。"故常配伍人参、甘草、茯苓等益气养心；酸枣仁、生地黄、当归等滋阴养血；若心火炽盛，则配以黄连、牛黄、犀角等清热泻火。宋金元时期记载的方剂有神应散（《圣济总录》）、珍珠丸（《幼幼新书》）、保生兰台散（《幼幼新书》）、犀角散（《幼幼新书》）、安神丸（《兰室秘藏》）、鳖甲丸（《圣惠方》）、大建中汤（《金匮要略》）、人参养荣汤（《丹溪心法》）等。

明清时期，对心肝阳亢致不寐的认识与宋金元时期相比，又有显著的进步。在重镇安神药的选择上，除朱砂外，又增加了龙骨、牡蛎、珍珠母等具有平肝潜阳作用的重镇药物。配伍方面则强调化痰药的选用，多用石菖蒲、半夏、远志等具有安神作用的化痰药；配伍清热药时，多用生地黄、犀角（现已禁用，常用水牛角代替）、牛黄、白芍等甘寒之品，亦反映出此时用药的特点。明清时期记载的方剂有铁精丸（《证治准绳》）、琥珀养心丹（《证治准绳》）、菖蒲丸（《证治准绳》）、珍珠母丸（《张氏医通》）、二加龙骨汤（《血证论》）、安魂汤（《医学衷中参西录》）等。

四、以祛痰化饮为主

此类的代表方剂为半夏茯苓汤，主治大病之后，虚烦不得眠。本方最初源自《内经》半夏汤，较之多一味茯苓，取其宁心安神、健脾渗湿、绝生痰之源的功效。后世医家加减本方而成诸多化痰之方，如《局方》二陈汤（本方加橘红、甘草、生姜，去秫米）。半夏茯苓汤的方药组成为：半夏三两，秫米一升，茯苓四两，千里水一石。

方中半夏，辛温性燥，燥湿化痰，降逆和胃止呕，善治脏腑之湿痰，为君药。茯苓甘淡性平，利水健脾，宁心安神，其利水渗湿之功，使湿无所聚，痰无由生，且可补益心脾而宁心安神，心脾同治，为臣药。君臣相配，一为燥湿化痰、淡渗利湿，以治痰湿之标；一为健脾和中，共成化痰安神之功。佐以秫米甘平，健脾益气而升清安中。秫米配半夏，一泻一补，一升一降，调和脾胃，舒畅气机；秫米配茯苓，共成健脾利水之功，以绝生痰之源。煎药时取千里水扬之万遍，取其性轻扬平和，不助阴邪。诸药合用，共奏祛痰安神、健脾利水之功。本方化痰药与健脾利水药相配伍，一治其标，一治其本，祛邪扶正，标本兼顾，则心神得安。

汉唐时期虽未见痰饮与不寐发病直接相关的论述，但此时医家已初步认识到水湿之邪内停、水气扰心而致不寐的现象。如《素问·水热穴论》曰："故水病下为胕肿大腹，上为喘呼不得卧者，标本俱病。故肺为喘呼，肾为水肿，肺为逆不得卧，分为相输俱受者，水气之所留也。"明确指出水病不得卧的根本原因是水气内停。《中藏经·论心脏虚实寒热生死逆顺脉证之法》阐述了水气犯心的证候："心有水气则痹，气滞身肿，不得卧，烦而躁，其阴肿也。"《金匮要略·妇人杂病脉证并治》论述了妇人病转胞而不得卧的病因是"不得溺也"，并提出相应的治法是"但利小便则愈"。痰饮是水液代谢障碍所形成的病理产物，因此水气内停可湿而生痰饮，二者是紧密联系的。这一时期的医家虽未明确认识到痰饮是不寐的一个重要致病因素，但已创制一些化痰利饮方治疗不寐。如《内经》半夏秫米汤治"邪气客人"所致的"目不眠"。此类方剂的出现，可谓不寐证治的又一创新，对后世影响深远，为祛痰法在此类疾病中的应用奠定了基础。此类方组方选药多以半夏为主，祛已生之痰；伍以茯苓、白术、秫米等补脾益胃药，以绝生痰之源；痰饮属阴邪，非温不化，故配伍桂枝、桂心、益智仁等温阳以化饮。常见方剂有半夏秫米汤（《内经》）、温胆汤（《备急千金要方》）、半夏补心汤（《备急千金要方》）、半夏茯苓汤（《外台秘要》）等。

宋至金元时期，随着医家对痰饮致病认识的深入，渐渐明晰了痰饮与不寐的关系。如《严氏济生方·心小肠虚实论治》中所述："惊扰思虑，气结成痰，留蓄心包，怔忡惊惕，痰逆恶心，睡卧不安。"又《严氏济生方》所载："心胆虚怯，触事易惊，梦寐不祥，异象感惑，遂致心惊胆怯，气郁生涎，涎与气复生诸证……心虚烦闷，坐卧不安。"由此可见，前贤已认识到心胆气虚或气机郁滞皆可生痰，痰气互结停于心下，上扰心神而致不寐的病因病机。本类方多由天南星、半夏等化痰药组成，配以枳实、枳壳、陈皮等行气药，痰随气行，气顺则痰消；白术、茯苓健脾利湿，湿去则痰不生；痰饮易于热结，故佐以石膏、菊花等清热解毒药；若心胆气虚，则伍以人参、甘草、枣仁等。宋金元时期记载的方剂有白雪丸（《苏沈良方》）、甘草汤（《圣济总录》）、橘姜汤（《济生方》）、十味温胆汤（《世医得效方》）等。

明清时期，医家在治疗不寐时，尤其重视痰饮致病。以化痰药为主组方虽在秦汉时已有苗头，但相关论述尚属少见。及至明清，戴元礼独辟蹊径，认为痰滞胆经，神不归舍，令人不寐。张景岳更是引用徐东皋之言："痰火扰乱，心神不宁，思虑过伤，火炽痰郁而致不眠者多矣。"强调痰火互结的致病特点。而清代张璐则认为："惊悸、健忘、怔忡、失志不寐、心风，皆是胆涎沃心，以致心气不足。若凉剂太过，则心火愈微，痰涎愈盛，而病益深，宜理痰气。"《类证治裁》认为"气郁生涎"和"痰火痹阻"均致人不寐，论述精当，饶有新意。组方以化痰药为主，如半夏、天南星、礞石等。半夏、南星善于化痰顺气；牛黄、礞石善于清热化痰，用于痰热互结之证。气顺则痰消，故配伍陈皮、枳实、郁金等理气之品；竹茹、朱砂等清热药亦常用。痰由湿生，湿自脾来，故配伍茯苓、白术等健脾利湿之品。明清时期记载的方剂有清心丸（《普济方》）、丹砂茯神丸（《圣济总录》）、六君子汤（《医学正传》）、半夏白术天麻汤（《医学心悟》）、济生导痰汤（《景岳全书》）、二陈汤（《医学心悟》）、酸枣仁丸（《济阳纲目》）等。

五、以补益气血为主

此类的代表方剂为归脾汤。本方源自《济生方》，明代薛己又加入当归、远志，主治因心脾气血两虚而致的心悸、健忘、不寐诸证。方药组成为：白术一两，黄芪一两，茯神一两，龙眼肉一两，酸枣仁一两，人参半两，木香半两，甘草二钱半，当归一钱，远志一钱。

方中，龙眼肉甘温，既能补益心脾，又能养血安神，心脾同治，气血并补，故为君药。人参、茯神益气宁心安神；黄芪、白术补气健脾，助气血生化之源；酸枣仁、当归滋养营血，助君药增加养血安神之功，均为臣药。佐以远志，宁心开窍安神，辛散行气血，使之补而不滞；木香善行脾胃之滞气，理气醒脾，配益气养血药，使之补而不敛邪、补而不滞。使以甘草，补气健脾，调和诸药。诸药合用，共成益气补血、健脾养心之功。

本方配伍特点是养心与补脾并举，益气与生血同施，既能益气生血，又能安神定志，使心脾同治，气旺血生，心神得养。心藏神，心气不足则心神失养，心神失养则易患不寐、心悸、健忘、心痛等，从而形成以补气养心药为主组方治疗不寐的思路。

汉唐时期的医家对由心气不足而致不寐的证治已有初步的认识。《素问·方盛衰论》曰："是以少气之厥，令人妄梦，其极至迷……此皆五脏气虚，阳气有余，阴气不足。合之五诊，调之阴阳，以在经脉。"明确指出五脏气虚是人多梦易醒的重要原因。《灵枢·营卫生会》论述气虚致人不寐的病机，曰："老者之气血衰，其肌肉枯，气道涩，五脏之气相搏，其营气衰少而卫气内伐，故昼不精，夜不瞑。"对心气虚致不寐亦有初步的认识，如《灵枢·胀论》曰："夫心胀者，烦心短气，卧不安。"又有《金匮要略·五脏风寒积聚病脉证并治》曰："心气虚者，其人则畏，合目欲眠，梦远行而精神离散，魂魄妄行。"本类方以补气养心药为主，遣药组方多用人参、茯苓、茯神等益气养心安神药。气能生血，若心气不足，鼓动无力，则血行不畅，不能濡养身体，出现血虚症状，故配伍酸枣仁、芍药、大枣、当归等养血药。若心气虚日久不愈或气虚重者，可出现心阳虚症状，则配伍桂心、干姜等药温阳散寒。常见方剂有甘草泻心汤（《伤寒论》）、甘麦大枣汤（《金匮要略》）、补心汤（《备急千金要方》）、小定心汤（《备急千金要方》）、大定心汤（《备急千金要方》）、茯神饮（《外台秘要》）、大竹叶汤（《外台秘要》）等。

宋金元时期，以补气药为主组方的治疗范围由单纯的补心气扩大到补心气不足、胆气不足。胆虚不得眠的病因病机在《圣济总录·胆门》中有论述："胆虚不得眠者，胆为中正之官，足少阳其经也。若其经不足，复受风邪，则胆寒，故虚烦而寝卧不安也。"《太平圣惠方》则认为"胆虚不得睡"的病因病机是"五脏虚邪干淫于心"。又有"心有忧患，伏气在胆，所以睡卧不安，心多惊悸，精神怯弱，盖心气忧伤，肝胆虚冷，致不得睡也"。首次辨析心胆气虚致不寐的证治，对后世影响深远。此时组方遣药与前贤基本一致，多以人参、茯苓、茯神、甘草等补气安神药为主，但配伍方面有长足的进步与发展。

血为气之母，若心气不足，则血气易虚，故配以熟地黄、酸枣仁、当归、白芍等。上药还兼有补胆之功。气虚则水气不化易生痰饮，故多配伍兼有安神之功的化痰药，如远志、石菖蒲、半夏等。行气药的配伍有两层含义：一是使益气养心之品补而不滞，如陈皮、木香、川芎等；二是调达肝气，如天麻、柴胡等。这一时期增加了清热药的配伍，其选药多用清心除烦之品，如麦冬、生地黄、地骨皮等；若兼有心神浮越，惊悸不安，则多用朱砂镇心安神，兼能清心安神。宋金元时期记载的方剂有五味子散（《太平圣惠方》）、妙香散（《太平惠民和剂局方》）等。

六、以补益肝肾为主

此类的代表方剂为安睡丹。本方出自清代陈士铎所著的《辨证录》，主治肝肾阴亏之证。人忧愁之后，经日困倦，至夜则难以入眠。此乃肝气不舒，耗伤肝血；肝肾同源，子病及母，致使肾水亦枯，无法上济心火，导致心阳偏亢，故心烦不寐。治疗之法，当补肝血之燥、益肾水之枯。安睡丹的方药组成为：白芍五钱，生地黄五钱，当归五钱，甘草一钱，熟地黄一两，山茱萸二钱，枸杞子二钱，甘菊花三钱。

方中重用熟地黄以补肾益肝、填补真阴，为君药。白芍养肝血、平肝阳、调肝气；当归甘温而润，补血养肝。二药相伍，一敛一散，共奏补益肝血、疏解肝郁之效。生地黄甘寒质润，养阴润燥、清心除烦，均为臣药。甘菊花甘寒益阴，清肝泻火，配白芍以增强其平肝潜阳之功。山茱萸、枸杞子补益肝肾，且山茱萸能补肾固精，二者均为佐药。甘草则调和诸药，为使药。诸药相合，共奏补益肝肾、清热平肝之功。本方配伍特点是补益肝肾药与清热平肝药相伍，以补为主，适用于虚多实少之证。

宋金元时期，医家对肝肾不足而致不寐之症已有初步的认识，开辟了从肝肾不足角度治疗不寐的新思路，对后世影响深远。肝藏血，肾藏精，精能生血，血能化精，二者存在着密切的相互转化关系。肾精不足，可导致肝阴亏虚、相火上亢，进而扰动心神而致不寐。宋代史堪在《史载之方》中提及："肝脉虚弦而长，按之无骨力，心脉动而疾，肝邪传心，日夜烦躁，忽如颠狂，不得眠睡。"张元素则在《脏腑标本药式》中指出："肝肾亏弱，相火易虚，故需用补。"本类方剂以补精血、益肝肾药为主，组方多选用鹿茸、熟地黄、肉苁蓉、杜仲等补益肝肾之品。若肾精亏虚致肾阳不振，则配伍附子、肉桂等补火助阳药；肾主封藏，若肾气不足，则精关不固，故常伍以五味子、山药、山茱萸等涩精止遗药；肝阴不足，易致肝阳上亢，故伍以龙骨、磁石、朱砂等重镇安神药；肾阳不足，心失温养，则心神失养，故配伍人参、茯苓、茯神等益气养心安神药。本类方剂多配伍补益气血、固涩之品，易致气血停滞，故常配伍辛散行气血药，如远志、川芎、沉香等。宋金元时期记载的方剂有五味子汤（《圣济总录》）、麝香鹿茸丸（《太平惠民和剂局方》）、平补镇心丹（《太平惠民和剂局方》）、远志丸（《圣济总录》）、金锁正元丹（《太平惠民和剂局方》）、羊肾丸（《济生方》）等。

七、以交通心肾为主

此类的代表方剂为既济丹。本方出自宋代朱佐所著的《类编朱氏集验医方》，主治心肾不交之症。心属火，若过热则火炎于上不能下交于肾。肾属水，若过寒则水沉于下而不能上交于心。治法当使心之热者不热，肾之寒者不寒，两相引而自相合。既济丹的药物组成为：灵砂一两，阳起石一两，钟乳粉一两，磁石一两，鹿茸一两，茯神一两，沉香半两，朱砂一钱。

方中，灵砂甘寒质重，专入心经，重镇安神，清心泻火，以镇上炎之心火；鹿茸甘咸性温，补肾阳，益精血，以温下沉之肾水。二药合用，一清一温，共成清心泻火、温肾益精之功，共为君药。臣药为钟乳粉、阳起石，补肾壮阳，助鹿茸补肾阳；茯神宁心安神；磁石辛寒入肾，益阴潜阳，重镇安神，且能防诸补肾阳药助火伤阴。磁石配朱砂，益阴潜阳，交通心肾。佐以沉香，辛温入肾，温肾纳气；配伍朱砂，摄纳上炎之火，以制阳亢；配伍鹿茸，使之补而不滞。沉香还能温中行气止呕，助脾胃运化，以防金石药碍胃。诸药合用，共奏交通心肾、重镇安神之功。

心属火，肾属水，心火下降于肾，肾水上济于心，即水火既济，如此心肾功能方能协调。反之，若心火亢于上，肾水亏于下，则心肾不交而致不寐。早在《伤寒杂病论》中，仲景已创制黄连阿胶汤，对后世医家多有启发。

宋金元时期，涌现出一批治疗心肾不交的方剂。这些方剂多以补肾益精药和养心安神药为主，以滋养心肾。因心肾不交，故配伍远志、菖蒲、磁石、朱砂等交通心肾之药；若心阳上亢，则多配伍龙齿、龙骨、朱砂等重镇安神之药；若虚热内扰，则配伍地骨皮、麦冬等清虚热之药；又因肾精不固，故配伍山药、五味子、龙骨等涩精止遗之药。宋金元时期记载的方剂有龙齿镇心丹（《太平惠民和剂局方》）、远志煎（《鸡峰普济方》）、茸朱丹（《济生方》）、心肾丸（《重订瑞竹堂经验方》）等。

明清时期，医家对心肾不交的理论有了进一步的认识，并创制了一些治疗心肾不交的方剂。张景岳阐述了心肾不交致不寐的病机，认为"有因肾水不足，真阴不升而心阳独亢者，亦不得眠"，并强调肾水不足，故其组方多选用补肾、固精之品，如熟地黄、山茱萸、山药、枸杞子等。《傅青主男科》中又有论述："人之心惊，乃肾气不入于心也，不寐乃心气不入于肾也。"治疗时宜"心肾兼治"。虽然在补益心肾药的选择上与前贤基本一致，但在配伍交通心肾药方面却取得了新的进展。明清时期，交通心肾药除宋金元时常用的菖蒲、远志外，又发展出黄连、肉桂、丹参、莲肉等药物，提高了配伍水平。此外，还配伍理气之品，如白芥子、陈皮等。明清时期记载的方剂有培土养阴汤（《不居集》）、上下两济汤（《辨证录》）、心肾两交汤（《辨证录》）、加味定志丸（《寿世保元》）等。

八、以和胃消食为主

此类的代表方剂为保和汤。本方化裁于保和丸。清代程国彭的《医学心悟》云："有胃不和卧不安者，胃中胀闷疼痛，此食积也，保和汤主之。"主治胃气不和之不寐，胃中胀闷疼痛。阳明者，胃脉也，胃者，六腑之海，其气亦下行，阳明逆，不得从其道，故不得卧也。法当消食和胃。保和汤的方药组成为麦芽、山楂、莱菔子、厚朴、香附各一钱，甘草、连翘各五分，陈皮一钱五分。

方中厚朴苦辛温，下气宽中，消积导滞，为君药；莱菔子消食化积，行气消胀，助君药行气导滞；陈皮辛行温通，行气止痛，健脾和中；山楂、麦芽消食化积，共为臣药；佐以香附，疏肝解郁，行气止痛；连翘清热散结，以清郁热；使以甘草调和诸药。诸药合用，共成和胃消食、行气散结之功。本方配伍特点是：理气药与消食药合用，消食以治其本，理气以治其标，标本兼顾，共奏和胃消食之功。

早在《素问·逆调论》中就有"胃不和则卧不安"的记载。《素问·厥论》则详细论述饮食积滞致不寐的症状，"太阴之厥，则腹满胀，后不利，不饮食，食则呕，不得卧"。至明清时期，诸多医家对此均有发挥，并提出相应的治法方药。张璐曰："脉数滑有力不眠者，中有宿食痰火，此为胃不和则卧不安也。"明确指出，胃中宿食痰火是导致不寐的重要原因之一。这进一步印证了"胃不和则卧不安"的观点，选药多用半夏、白术、茯苓、川连、枳实等。《症因脉治》亦曰："胃强多食，脾弱不能运化，停滞胃家，成饮成痰，中脘之气窒塞不舒，阳明之脉逆而不下，而不得卧。"强调饮食积滞、胃气郁滞上逆是其重要病因病机。此时医家均认为饮食积滞是胃不和的重要病因，病机为胃气郁滞上逆。组方多选用山楂、神曲、麦芽等消食化积；配伍枳实、厚朴、陈皮等行气消积药；脾胃虚弱，故配伍茯苓、白术、白扁豆等益气健脾药；饮食积滞易生湿化热，故配伍半夏、陈皮等化痰药，栀子、连翘、川连等清散郁热。明清时期记载的方剂有大和中饮（《景岳全书》）、保和汤（《医学心悟》）、橘红石斛汤（《罗氏会约医镜》）、越鞠丸（《丹溪心法》）等。

九、以理气解郁为主

此类的代表方剂为排气饮。本方选自《景岳全书》，主治气逆之邪扰心而致的不寐。肝气郁结，气机逆乱，心气不舒而心神不安，法当行气解郁。排气饮的方药组成为陈皮一钱五分，木香七分或一钱，藿香一钱五分，香附二钱，枳壳一钱五分，泽泻二钱，乌药二钱，厚朴一钱。

方中香附疏肝理气，行气散结，为君药；枳壳长于行气宽中除胀；厚朴苦温，下气宽中；木香行气止痛。三药合用，能通行一身上下之气。陈皮理气健脾，乌药辛散温通，散寒行气以止痛，共为臣药；佐以藿香，化湿和中止呕；泽泻利湿清热。诸药合用，共奏疏肝解郁、理气安神之功。

明清时期，医家已然认识到气机郁滞可导致不寐，并研制出一些理气方剂。此时医家常以为气机郁滞导致痰饮内生而不寐，如《张氏医通》曰："五志不伸，往往生痰聚饮，饮聚于胆则胆寒肝热，故魂不归肝而不得卧。"清代吴澄在《不居集》中曰：

"忿怒太过，肝气上逆，内邪留滞，烦扰不寐。"这指出肝气上逆是重要病因。《医方辨难大成》则认为，人之气血贵顺不贵逆，贵通不贵塞，否则变证迭出。本类方多数以青皮、陈皮、砂仁等理气药为主组成，以行气消滞；气机郁滞易生痰饮，故伍以陈皮、半夏等理气化痰之品；行气药多辛温香燥易伤阴血，故配白芍、当归养血润燥；脾胃气机郁滞，故配伍白术、茯苓等补气健脾。记载的方剂有排气饮（《景岳全书》）、畅郁汤（《不居集》）、解肝煎（《不居集》）、化肝煎（《不居集》）、扶阳快中散（《医方辨难大成》）等。

十、以活血化瘀为主

此类的代表方剂为血府逐瘀汤。本方系王清任所制，主治胸中瘀血证。瘀血内阻，气血运行不畅，心神被扰。治当活血祛瘀。血府逐瘀汤的药物组成为当归二钱，生地黄三钱，桃仁四钱，红花三钱，枳壳二钱，赤芍二钱，柴胡一钱，甘草二钱，桔梗一钱半，川芎一钱，牛膝三钱。

方中桃仁、红花、川芎、赤芍、当归活血化瘀，行心中之瘀滞，当归养血和血，使其活血而不伤血；赤芍善清血中郁热。牛膝祛瘀，通行血气，引瘀血下行。柴胡疏肝解郁。桔梗载药上行，合枳壳一升一降，开胸行气，气行则血行。生地黄益阴清热凉血。甘草调和诸药。全方配伍特点：既行血分瘀滞，又解气分郁结，活血而不耗血，祛瘀又能生新，合而用之，共奏活血祛瘀、宁心安神之功。

明清时期虽然未见瘀血与不寐发病的相关论述，但已研制出某些活血化瘀方用来治疗不寐证。王清任的《医林改错》中用血府逐瘀汤治疗不寐就是很典型的例子。此类方剂的出现，可谓治疗不寐的又一突破，该思路对现代临床治疗本病很有启发。本类方剂多以桃仁、红花、乳香等活血药为主，辛散温通，活血化

中医治疗不寐新论

瘀，配伍枳壳、木香、川芎等行气之品，行气活血；伍以酸枣仁、生地黄、白芍等滋阴养血药，意在活血不伤血；瘀血易于化热，故伍以朱砂、生地黄、朴硝、丹皮等清热药。记载的方剂有朱贲琥珀散（《苏沈良方》）、安志膏（《济阳纲目》）、血府逐瘀汤（《医林改错》）、玉烛散（《儒门事亲》）等。

第二节 不寐的辨证处方

一、脏腑（五脏论）

（一）从心论治

不寐应从心论治。从心论治包括心之实证、心之虚证两类。心之实证主要有邪热扰心、痰热扰心、瘀血内阻三种类型，分别采用栀子豉汤、温胆汤、血府逐瘀汤加味治疗。心之虚证有心气虚、心阳虚、心血虚、心阴虚等类型，分别采用安神定志丸、桂枝甘草龙骨牡蛎汤、养心汤、甘麦大枣汤、天王补心丹等方药。同时还应考虑心与其他脏腑的兼夹情况，分心肝血虚、心肾不交等类型，采用酸枣仁汤、交泰丸等方药进行治疗。从心论治并非单独治心，往往涉及脾、肾、肝等，如心脾两虚证，常因失血、思虑太过，多见于女性患者，治疗往往采用归脾汤为基础，随证加减；若为心火独亢、肾阴不足、水不济火之心肾不交证，则多用黄连阿胶汤滋阴清火。

（二）从脾胃论治

不寐之症，源于"气血衰、营气衰少而卫气内伐、神不守宅"。脾胃作为气血生化之源，故损其心者，当调其营卫，从脾胃入手论治。此症可分为营卫失调、脾胃失和、中气亏损、中阳虚衰、中焦阴阳俱损等。

临床实践中发现，因胃气不和所致的不寐之证屡见不鲜。其理论依据为《素问·逆调论》："人有逆气不得卧……此阳明之逆也。"治疗时，从胃论治，可采用清化和胃、化痰和胃、消滞和胃、温中和胃、养阴和胃五种方法。

此外，临床常见因素还包括心胸热邪蕴结。若过服辛热之品，或汗、吐、下法使用太过，易伤津耗液，导致胸腹郁热之证。此时，栀豉汤、凉膈散为其代表方剂。另因脾虚胃弱，寒热留恋，或表证误下伤中，阴阳升降失调，寒热互结，亦可引发中焦痞结之证，半夏泻心汤和黄连汤则为其代表方剂。

（三）从肝论治

从肝论治不寐的主要依据有以下几点：从临床表现来看，不寐患者除了无法正常入睡外，还常伴有烦躁易怒、多梦、头胀头痛，或心情抑郁、悲伤欲哭等精神情志方面的变化。人的情志因素最易影响肝脏，各种精神刺激会导致肝脏功能变化，气机失常，气血紊乱，使得阳气无法潜藏于阴气之中，或阳气过盛、阴气衰弱，阴阳失交，这是不寐的主要病因。

临床观察到，不寐患者多以情绪变化、精神刺激为主要原因。而肝主疏泄，调畅情志，因此，此类病证多从肝论治。调肝五法包括：肝火上炎者，治以清肝泻火安魂；胆郁痰热上扰者，治以清热化痰除烦；肝郁血瘀者，治以通调血气、安神；肝血亏虚气郁者，治以养血开郁；肾阴阳俱虚者，治以补肾调肝安神。

从肝（胆）论治时，其分型差异也较大。少则可分为四型，如肝郁血瘀型、肝火上炎型、胆涎沃心型和肝血虚弱型；或分为久郁伤神、肝火扰神、胆气失和及肝血不足等类型。多者则可分为八型，其中肝郁气滞可形成气、火、痰、瘀等病邪，扰乱神明，导致魂不安藏，从而引发不寐之症。

（四）从肺论治

历代有关肺病影响寤寐的记载多涉及喘、咳、痰饮。如《素问·逆调论》曰："夫不得卧，卧则喘者，是水气之客也。"《素问·水热穴论》曰："故水病下为胕肿大腹，上为喘呼不得卧者，标本俱病。故肺为喘呼，肾为水肿，肺为逆不得卧，分为相输俱受者，水气之所留也。"《素问·病能论》曰："肺者，脏之盖也。肺气盛则脉大，脉大则不得偃卧。"肺主肃降的功能失常多导致肺病引发的失眠。外感六淫、情志因素、痰饮是导致肺气失常的主要原因。肺为娇脏。外邪侵袭肺脏，使肺失其清肃之性，肺气上逆，则发为喘咳，影响心神而致不寐。情志因素可直接导致肺的气机失调。肺的气机失调，则肺通调水道功能失常，肺不能布散水液，痰饮内生，痰浊扰心则寤寐不安。

《血证论》阐述了水饮犯肺不得卧的机制："肺病不得卧者，肺为华盖，立则叶垂，卧则叶张。水饮冲肺，面目浮肿，咳逆倚息，卧则肺叶举而气益上，故咳而不得卧。"肺脏气机失调还可通过影响他脏气机间接导致不寐，如肺气失于宣降，气机失调，气血郁滞，会导致肝的疏泄能力下降，对于异常情绪的调节能力也下降，容易出现情志抑郁烦躁，心神不安。肺主气，司呼吸，有宣发和肃降的功能。肺的功能正常，则气的功能也正常。气机调畅，人的精神情志活动如常，故能寐。若肺失宣肃，肺气上逆，则发为咳嗽、气喘，呼多吸少，神为邪扰而不能寐。肺受邪扰或肺气阴两虚皆可引起不寐。另外，外邪犯肺，引起肺胃热盛，可致心烦懊憹，夜卧不宁。外感病后，身热渐退，气阴两虚，可致烦躁不安、夜寐不宁。

（五）从肾论治

肾与心的关系密切。在生理状态下，心神与肾精相互为用。

心藏神，为五脏六腑之大主，精神之所舍，总统人体一身之魂魄，主宰着人体的生命活动；肾藏精，精舍神，积精可以安神，使精神内守，是人体生命活动的根本。另外，心神的活动又影响着肾精的封藏。精为神之宅，神则为精之象，表现为精是神的物质基础，而神是精的外在表现，二者相辅相成，精神相依。

心火与肾水又相互制约。心属火，肾属水，心与肾即阴阳、水火的关系。心火下降于肾，资助肾阳以温煦肾阴，使肾水不寒；而肾水上济于心，资助心阴，与心肾之阴共同抑制心阳，使心阳不亢，心火不旺。故水火相济，全在阴精上承以安其神，阳气下藏以安其志。因此，心肾之阴阳、水火之上下之间，保持着相互制约、相互依赖的统一关系，即心肾相交、水火既济。总之，心肾相交使寤寐得以协调。

明代戴思恭在《推求师意》中提及："凡乎水火既济，全在阴精上承以安其神，阳气下藏以安其志。不然，则神摇不安于内，阳气散于外；志惑于中，阴精走于下。"故而若肾精不足，则神不能全；或心肾不交，则心神不宁。《灵枢·营卫生会》云："老人之不夜瞑者，何气使然……老者之气血衰，其肌肉枯，气道涩，五脏之气相搏，其营气衰少而卫气内伐，故昼不精、夜不瞑。"肾藏精，精化气；精为血之源，精血互化，精足则气血调和，亦可滋养营卫，使营卫充足而昼精夜瞑。

陈士铎在《辨证录》中说："人有昼夜不能寐，心甚烦躁，此心肾不相交耳。夫心肾之所以不交者，心过于热，而肾过于寒也。"《古今医统》也指出："有因肾水不足，其阴不升而心火独亢不得眠者。"可见，从肾论治不寐，不外乎肾精不足，不能上制心火，使心火偏亢而不寐；或虽肾精充足，但心肾不交，心火独亢于上，肾阴过寒于下。故而，肾精充足且心肾相交，心阳得涵养而不亢，方可夜寐安卧。肾精不足所致的不寐多见于老年人，治疗宜补益肝肾、宁心安神。心肾不交者，治疗宜滋阴降火、交通心肾、养心安神。

（六）从六腑论治

六腑主受纳、运化水谷，传导糟粕，以降为顺。胃与脾相为表里，脾升胃降共主人体消化，胃气下降则浊阴得降，清阳得升。胆与肝相表里，肝升胆降，胆主降，主要指胆可以分泌排泄胆汁，助胃消化；胆为甲木，其性升发。如李东垣所说："胆者，少阳春升之气，春气升则万化安，故胆气春升，则余脏从之。"三焦是气升降出入运动的通路，又是人体气化的场所，能主持诸气，总司全身气机。三焦之气升，则水谷精微、津液可以上承，熏肤、充身；三焦之气下行，则糟粕、水液代谢浊物得以下行，排出体外。小肠主泌别清浊，使清者升、浊者降。大肠则主传导糟粕，以通降为顺。膀胱可以贮尿和排尿，与肾的气化功能密切相关，水液之清者可以通过肾之气化再上行，浊者则通过排尿排出体外。六腑皆有升降，但其气以下降为顺。升降出入作为气的运动形式，存在于各个脏腑之中，每一脏腑又因其生理特性，而具有一定的升降趋向。认识脏腑的升降特性，有利于认识脏腑的生理功能，在辨证疾病时抓住疾病的本质。各脏腑的气机调畅，脏腑之间才能更好地互制互用，完成人体各种生理活动。六腑通畅失调，则气机逆乱，影响心神而致不寐。

其中，胆、胃在人体气机的调节中起着重要作用：①胆气失和。胆与肝相表里，为"中正之官"（《素问·灵兰秘典论》）、"中精之府"（《灵枢·本输》），主决断。胆气有升有降，胆气降体现为胆主分泌和排泄胆汁，助脾胃消化饮食物。胆之经脉下行，亦是胆气下降的表现。胆气升，主要指胆为甲木，与肝同禀春之升发之气。胆气升还体现在胆中内寓相火，少阳相火升腾布化，温煦周身，助脾胃腐熟、消化食物。明代赵献可在《医贯》中对此做了描述："饮食入胃，犹水谷在釜中，非火不热，脾能化食，全借少阳相火之无形者。"不寐症中胆病的气机失调主要为胆火上炎和胆气郁结，胆的气机失调导致胆的决断功能失常或痰火扰心就会产生不寐。《素问·灵兰秘典论》说："胆者，中正之官，决断出焉。""中正"指处事不偏不倚，刚正无私；"决断"即判断事物，作出决定。胆与人的勇怯和情志活动密切相关，参与人体思维过程。胆的气机失调则决断失常，心悸易惊。过食肥甘厚味，饮食不节，则酿生湿热，湿热内聚肝胆，胆气不舒，决断无权，加之湿热上扰心神，可导致不寐。卒受惊恐，肝气逆乱，或长期情志抑郁，肝气不舒，影响及胆，胆气郁结，则导致胆汁排泄不畅，或胆郁生痰化火，胆气不宁，心神受扰，人体就会不寐。②胃气不降。胃为太仓，其气以下行为顺。《素问·逆调论》说："胃者，六腑之海，其气亦下行。"胃气以通为用，以降为顺，饮食不节，过食生冷、油腻或肥甘厚味，则损伤脾胃气机，胃腑气机失常则壅滞不降或上升为逆。胃主受纳、腐熟水谷，胃气降则腐熟后的食物残渣，下达于大肠而排出体外。胃气不降，则糟粕壅滞于胃。足阳明胃经上与心相连，胃气不降，浊邪循经上逆，扰动心神，以致不得安眠。《症因脉治》论述"胃不和卧不安"的原因为："胃强多食，脾弱不能运化，停滞胃家，成饮成痰，中脘之气窒塞不舒，阳明之脉逆而不下，而不得卧之症作矣。"

《灵枢·营卫生会》中云："人受气于谷，谷入于胃，以传与肺，五脏六腑皆以受气。其清者为营，浊者为卫，营在脉中，卫在脉外，营周不休。"可以看出，营卫的生成与胃功能的正常与否密不可分，营卫的运行也要受胃功能正常与否的影响。脾胃位居中州，是人体气机升降的枢纽，胃气以降为顺，若其不调，必使营卫之气不能顺其道而自行，产生相应的病理变化。胃中有食积、痰饮等实邪，可以影响卫气的出入，导致不寐。《保婴撮要·不寐》曰："夫人身之卫气，昼则行于阳，夜则行于阴。阳主动，阴主静，寤则魂魄志意散于腑脏，发于耳目，动于肢体，而为人身指使之用；寐则神气各归五官，而为默运之妙矣。若脾胃气盛，则脏腑调和，水谷之精，各各融化以为平和之气。若胃气一逆，则气血不得其宜，脏腑不得其所，不寐之症，由此生焉。"

二、六经

六经即"三阴三阳"，实质是古人以阴阳学说为指导，归纳概括人体生理功能的结果。首先是不同于五脏五系统的人体生理六系统，同时由于人体生理情况下六系统功能存在不平衡，三阴三阳又是人群体质六分类的依据。而三阴三阳辨证，即"六经辨证"，实际上是在辨三阴三阳六系统病变的基础上，参照患者不同的体质类型而进行的方证辨证。不仅适用于外感病，同样适合于内伤杂病，也包括不寐在内的神志疾病的辨证治疗。

（一）太阳病不寐的六经辨治

太阳为一身之表，总司全身之营卫。病在太阳，或营卫不和，或卫强营弱，或卫气郁遏，营阴郁滞，影响卫气营血由阳入阴，归纳少阴肾火、厥阴肝木，以致不寐。太阳病不寐症的基础病机，即营卫不和。病在经者，分别投以桂枝、麻黄剂，开宣肌表，调和营卫。病在腑者，气分投五苓散，血分投桃核承气汤、抵当汤。六经皆有营卫，故太阳病常与少阳、阳明、太阴、少阴、厥阴病合病并病，太阳少阳兼病治以柴胡剂，太阳阳明兼病治以柴胡剂加减，在阳明经者加石膏、知母，在腑者宜大柴胡汤，兼阳明虚寒者投吴茱萸汤等。若兼有经气不利、协热下利者，投以葛根汤类方。三阳合病治以和法，柴胡剂加龙骨、牡蛎即可，兼夹病证，随证加减。太阳太阴兼病，表重宜桂枝剂，里重宜理中汤类方。太阳少阴兼病，表重宜桂枝剂，里重宜四逆汤类方。太阳厥阴兼病，在经宜当归四逆汤，在腑宜吴茱萸汤，经腑不明、阳郁气逆者，宜四逆散合桂枝汤；寒热夹杂、虚实相兼、上热中虚下寒者，宜乌梅丸合桂枝汤、当归四逆汤。

（二）阳明病不寐的六经辨治

阳明为多气多血之经，胃为卫之本。阳明经气充养卫阳气，又司转输卫阳入少阴肾水，完成由阳入阴的生理转换过程。胃不和，则卧不安。若病在经，宜白虎汤类方；若病在腑，宜承气汤类方。急下存阴，继投四君、增液即可。阳明湿热，用茵陈、栀子柏皮汤；阳明蓄血，参太阳蓄血证即可。热入血室，则宜小柴胡汤合桃核承气汤、温经汤等。阳明寒湿者，宜桂枝人参汤；胃虚水停者，宜茯苓甘草汤；阳明少阳合病，宜大柴胡汤。阳明兼见三阴病者，临床多从三阴论治，常以通腑泄浊、顾胃存津为法。

（三）少阳病不寐的六经辨治

少阳为三阳之枢机，枢机不利则营卫不和，三焦水道不畅，气机升降失常，故多气郁水停之病。少阳内寄相火，少阳气郁则阳郁生火，心胆不宁，不寐乃生。治宜柴胡汤类方加龙骨、牡蛎、茯神。热入血室，则同阳明病治法。

少阳太阴兼病，宜柴胡剂合理中剂；少阳少阴兼病，宜柴胡剂合四逆汤。兼热化、寒化之不同，分别合投黄连阿胶汤、吴茱萸汤类方。少阳厥阴兼病，宜柴胡剂合四逆散：有寒者用柴胡，有热者加黄芩，不寒不热用四逆，寒热夹杂者宜泻心汤类方。

（四）太阴病不寐的六经辨治

太阴为多血少气之脏，脾为营血之本。太阴脾土滋养营血，并司转输归藏厥阴肝木，充养心血以濡心神。寒湿内生，水饮内停，运化无力，营血乏源，失于归藏，心神失养；或水气凌心，常致不寐。太阴喜燥恶湿，故常被寒湿之邪侵袭。脾阳本源于肾阳，脾阳久伐，肾阳渐衰。临证多见太阴兼少阴证，以脾肾阳虚、心脾两虚证为多。

脾肾阳虚证，"以其脏有寒故也，当温之，宜服四逆辈"，即治以理中、四逆辈。心脾两虚证，则宜桂枝人参汤、理中汤合归脾汤，以温运中阳湿土、补益心脾气血，更为妥当。

太阴若兼太阳表虚，胃气大伤，卫阳失于援助，固外无力，运中乏力，虚阳不入盛阴，可见不寐。宜理中汤合桂枝汤加减，外助卫阳，调和营卫；内壮中阳，温运心脾。若太阴阳虚，兼协热下利之证，则宜用桂枝加人参汤温中止利，此仍属理中汤的范畴。太阴寒湿证病情继进，水寒上逆，扰乱心神，发为不寐。

《灵枢·胀论》曰："脾胀者，善哕，四肢烦悗，体重不能胜衣，卧不安。"其实质乃脾土受湿，不能制水，水渍于肠胃而溢于皮肤，辘辘有声，怔忡喘息，即为水胀。临床可选用苓桂术甘汤合胃苓汤、防己黄芪汤加减。仲景谓苓桂术甘汤证可见"心下逆满，气上冲胸，起则头眩，脉沉紧"，此乃土败阳虚，浊阴上乘也。若又复发汗，亡经中之阳，温气外泄，血冷木枯，风动身摇，振振不已。此乃心脾阳虚、水停中焦、水气上逆、扰动心神所致。故苓桂术甘汤合理中汤、桂枝汤亦佳。

（五）少阴病不寐的六经辨治

伤寒少阴，心肾共居之经，涵盖手、足少阴二经及心、肾二脏，本经与不寐密切相关。心主神明，肾主水，藏精化气，又为神之舍。心神与卫气（阳）出入，与少阴肾水同步。卫气（阳）由阳入阴，归结于少阴肾水，助肾水摄纳心神归于心舍，故寐矣。反之，卫气（阳）由肾水而出，营血从厥阴而出，得厥阴、少阳相火之助，向上升发条达，携心神归于神主，并经上焦宣发布散于太阳之表，以固护肌表，则为痞矣。心肾相交，既需厥阴相火之调和，又需卫气（阳）之温助。若肾虚心火偏亢、心肾不交，或肾中寒水上泛，皆能扰乱心神出入心主、肾舍的节律，则发为不寐。

仲景谓："少阴病，脉微细沉，但欲卧，汗出不烦，自欲吐，至五六日，自利，复烦躁，不得卧寐者，死。"乃少阴病阴盛阳脱之危候。治不及时，迁延日久，则阳气愈虚，阴寒愈盛，致阳气虚极而阴寒盛极。此时，虚极之阳不能入于盛极之阴，则见烦躁不宁，不得卧寐。

（六）厥阴病不寐的六经辨治

厥阴为三阴之枢、多血少气之经，内寄相火，与少阳胆腑相表里，是神明出入，心主、肾舍之肇始。厥阴肝木藏血以养心神，在里助心肾之阴阳调和，在四末助卫气营血、阴阳气顺利交接。《素问·阴阳类论》曰："一阴至绝作朔晦。"说明厥阴具有两阴交尽、阴尽阳生、阴阳转化的特点。宋代丁德用的《难经补注》说："三焦者，臣使之官，位应相火，宣行君火命令，使行于诸阳经中。"说明少阳胆、三焦代厥阴行于阳经，行使火令，为厥阴之使。

厥阴为阴阳转换之枢，助阴阳上下升降，生发交接，水火交济。是以外邪侵犯厥阴，肝郁气机不畅，魂不归肝，影响两阴交尽、阴尽阳生、阴阳转换之枢不利，为实邪致厥阴不寐的基本病机。宋代许叔微的《普济本事方》云："平人肝不受邪，故卧则魂归于肝，神静而寐。今肝有邪，魂不得归，是以卧则魂扬若离体也。"若厥阴营气衰少，阴血不藏，肝气内伐，肝阳上逆，影响两阴交尽、阴尽阳生、阴阳转换之枢不利，为虚邪致厥阴不寐的基本病机。厥阴为病，多见肝血亏虚、肝阴不足、肝阳偏亢、肝火上逆、肝风内动、肝气郁结、肝用衰惫之证，皆因肝体、肝用阴阳不调，或厥阴、少阳调和失常。

厥阴心包为心之外候，亦主神明。厥阴为病，多寒热夹杂、虚实相兼、标本互见。故临床上因厥阴病而致不寐者，十之八九，病情复杂，治疗亦难。病在厥阴经者，宜当归四逆汤；在腑者，宜吴茱萸汤；经腑互见者，宜当归四逆汤合吴茱萸生姜汤。寒热不显者，宜四逆散。若兼太阴、少阴证者，宜合理中、四逆之辈。对于寒热夹杂、虚实相兼、标本互见、上热中虚下寒者，无疑当首选乌梅丸，合酸枣仁、茯苓、龙骨、牡蛎之品。

三、阴阳营卫

（一）阴阳变化与寤寐

天人相应，是古代中医学家认识和解释生命现象的重要出发点之一。《素问·阴阳应象大论》曰："阴阳者，天地之道也，万物之纲纪，变化之父母，生杀之本始，神明之府也。"阴阳作为自然界的根本规律，中医学有关寤寐的理论离不开阴阳学说的指导。

《内经》认为，寤寐的发生是自然界昼夜节律在人体的体现。昼夜晨昏是自然界阴阳变化的主要表现之一。人类在长期的进化过程中，逐渐形成了与自然界同步的阴阳变化节律，日出而作，日落而息。人体阴阳之气的运动变化，直接受到自然界昼夜节律的影响，进而决定着人体的寤寐周期。所以，睡眠和觉醒的生理活动，是自然及人体阴阳消长、出入变化所产生的。

《内经》对自然界昼夜节律及其相应的阴阳变化规律有详细的论述。如《素问·金匮真言论》云："平旦至日中，天之阳，阳中之阳也；日中至黄昏，天之阳，阳中之阴也；合夜至鸡鸣，天之阴，阴中之阴也；鸡鸣至平旦，天之阴，阴中之阳也。故人亦应之。"天地阴阳的盛衰消长，导致一天有昼夜晨昏的节律变化。人与自然相应，人体的阳气亦随之有消长出入的日节律运动。平旦，人体阳气随外界阳气的生发由里外出，人清醒起床活动；入夜则阳气潜藏于内，人便就寝休息。阳入于阴则寐，阳出于阴则寤。阴主静，阳主动；阳气衰，阴气盛，则发生寤寐；阳气盛，阴气衰，人即醒觉。这种阴阳盛衰主导睡眠和醒觉的机制，是由人体阳气出入运动来决定的。

《伤寒六书》对此有进一步的阐述，其《不眠》篇曰："不得眠者，阳盛阴虚，则昼夜不得眠。盖夜以阴为主，阴气盛，则目闭而卧安。若为阳所胜，故终夜烦扰而不得宁，所谓阴虚则与夜争也。"其《多眠》篇又曰："夫卫气者，昼行阳，夜则行阴。行阳则寤，行阴则寐。"由此两篇论述可知，阴阳的盛衰直接导致了"不得眠"或"多眠"的产生。

四时也是自然界阴阳变化的主要表现之一。《内经》认为，人的寤寐节律还受季节变化的影响，因而寤寐时间应随之调整。如《素问·四气调神大论》中记载"春三月……夜卧早起""夏三月……夜卧早起""秋三月……早卧早起""冬三月……早卧晚起，必待阳光"。意思是说在春季、夏季的三个月中，要睡得晚，起得早；秋季的三个月就要睡得早，起得早；而在冬季的三个月中，应该睡得早，起得晚，一定要等到太阳升起来以后再起床。

传统养生学认为，大自然中的一年四季具有春暖、夏热、秋凉、冬寒的特点，因此大地上的植物就呈现出春生、夏长、秋收、冬藏的现象。人体也应该像植物一样顺应自然规律，所以有"春夏养阳，秋冬养阴"的说法。春夏晚睡早起是为了顺应自然界春生、夏长的特点，有利于体内阳气的生长；而秋季早睡早起，顺应了秋收的特点，早睡以利于阴精的收藏，早起以顺应阳气的舒张。早睡晚起，则是顺应了冬藏的特点，有利于阴精的滋养和贮藏。冬季天寒地冻，草木凋零，动植物多以冬眠状态以养精蓄锐，为来年生长做准备。人体也应该顺应自然界的特点而适当地减少活动，以免扰动阳气、损耗阴精。所以，传统养生学提倡人们在冬季早睡晚起，有利于阳气的潜藏和阴精的积蓄，对健康有益。

西医学研究也证实，冬季早睡晚起可避免低温和冷空气对人体的侵袭而引发呼吸系统疾病，同时也可以避免因严寒的刺激诱发心脑血管疾病，充足的睡眠还有利于人体体力的恢复和免疫功能的增强。

（二）营卫运行与寤寐

《内经》认为，寤寐的发生机制与营卫之气的循行关系密切。卫气日行于阳经，阳经气盛而主动，神动出于舍则寤；夜行于阴经，阴经气盛而主静，神静入于舍则寐。《灵枢·营卫生会》曰："人受气于谷，谷入于胃，以传与肺，五脏六腑，皆以受气，其清者为营，浊者为卫，营在脉中，卫在脉外，营周不休，五十而复大会。"营气、卫气都属于人体的营养物质，来源于脾胃运化所产生的水谷精微。其"清者"，即水谷精微中最清纯、最精华的部分为营气，由于其性质清柔，故能行于血脉之中，其"气从太阴出注手阳明"，依次循十二经脉、督、任，"下注肺中，复出太阴"（《灵枢·营气》）。而"浊者"，即水谷精微中慓悍的部分为卫气，即"水谷之悍气也，其气慓疾滑利，不能入于脉也"（《素问·痹论》）。

一方面，卫气在外能"先行于四末分肉皮肤之间，而不休者也"（《灵枢·邪客》），在脏腑能"熏于肓膜，散于胸腹"（《素问·痹论》）。另一方面，卫气在人体的循行具有规律的昼夜节律。《灵枢·卫气行》曰："阳主昼，阴主夜。故卫气之行，一日一夜五十周于身，昼日行于阳二十五周，夜行于阴二十五周，周于五脏。是故平旦阴尽，阳气出于目，目张则气上行于头，循项下足太阳……复合于目，故为一周。"即平旦时，卫气出于目，循足太阳经、手太阳经、足少阳经、手少阳经、足阳明经、手阳明经之外运行，再从手阳明经入掌中，足阳明经入足心，行阴分至目，为一周；夜间，卫气运行于阴经及五脏，如《灵枢·卫气行》所说："阳尽于阴，阴受气矣。常从足少阴注于肾，肾注于心，心注于肺，肺注于肝，肝注于脾，脾复注于肾为周。"以肾、心、肺、肝、脾五行相克的顺序周行。白天，卫气行于阳，人体阳气盛于外，温煦周身，功能旺盛，卫外而为固，人寤而活动；夜间，卫气运行于阴经及五脏，人脏腑安和，卧寐休息。阳气出于目则目张，阳气尽则目瞑。卫气这种有规律的行阳入阴，与自然界阳气的昼夜变化相一致。正如《素问·生气通天论》所言："故阳气者，一日而主外，平旦人气生，日中而阳气隆，日西而阳气已虚，气门乃闭。"从而保证了人体正常的作息机制，即"气至阳而起，至阴而止"（《灵枢·营卫生会》）。只是近二十年来，人们才认识到寤寐是一种复杂的主动过程，由此可见，卫气出阳入阴的运动寤寐说是相当先进的见解。

《灵枢·寒热病》云："足太阳有通项入于脑者……入脑乃别。阴跷、阳跷，阴阳相交，阳入阴，阴出阳，交于目锐眦，阳气盛则瞋目，阴气盛则瞑目。"《灵枢·脉度》云："跷脉者……属目内眦，合于太阳，阳跷而上行，气并相还则为濡目，气不荣则目不合。"跷脉属于奇经八脉之一，阳跷脉为足太阳膀胱经之别；阴跷脉为足少阴肾经之别，阴阳两脉相交，并行环绕于目。跷脉经气之盛衰决定着人体的觉醒与睡眠，并通过其主目之开合的功能来体现这种寤寐的生理状态，阴跷脉气盛则目合而入睡，阳跷脉气盛则目张而清醒。这些论述都指出了跷脉主寤寐的功能与卫气的运行规律是密不可分的。卫气通过阴阳跷脉来司目之开阖。卫气昼夜运行的规律，使人体出现寤与寐的不同生理活动。

卫气的运行有昼行于阳、夜行于阴的规律，从而形成人的昼夜寤寐节律。由于营气与之相偕而行，脉内外之营卫不断交会，营卫虽然运行途径不同，但其"阴阳相随，外内相贯"（《灵枢·卫气》），所以营卫的相互协调是保证卫气发挥正常生理功能的前提条件，故营气的运行同样对卫气的运行产生影响，故《内经》将营卫一并而论。《灵枢·营卫生会》云："壮者之气血盛，其肌肉滑，气道通，营卫之行不失其常，故昼精而夜瞑。"营卫气血充盈，气道通畅无滞，则营卫运行正常，昼行阳，夜行阴，气至阳而兴奋，故人寤；气至阴而抑制，故人寐。可见，保证营卫运行正常的条件有二：一为营卫充足，二为运行道路通畅。此为维持人体正常寤寐节律的必要条件。

《内经》关于营卫失和导致不寐的病机主要有两方面：一是邪气内扰，卫气不得入于阴；二是营气衰少，卫气不足。对于前者，《内经》用半夏秫米汤治疗；对于后者，《内经》未给出具体方药，而张仲景则根据《内经》之旨，创制桂枝加龙骨牡蛎汤治疗，其中桂枝汤调和营卫，龙骨、牡蛎潜镇安神，使神气内敛，睡卧安宁。

（三）痰瘀与寤寐

从痰瘀论治多用于顽固性不寐。凡气血精津环流不畅，代谢升降失其常度，皆可碍运滞血，瘀血阻络，心失血养，以致睡寐异常。从瘀辨治四法，即益气活血、养心安神；疏肝调血、宁心安神；涤痰化瘀、镇心安神；凉血散瘀、清心安神。顽固性不寐表现为失眠多梦、夜寐不安、心烦胁胀、舌质暗红或有瘀斑瘀点、脉细涩或细弦等血脉瘀阻症状者，使用血府逐瘀汤加味治疗，常能收到显著的效果。

常用处方有导痰汤，该方中二陈汤健脾理气化痰、和胃降逆。黄连、山栀清心降火；阳起石降火泄热，逐痰以安神。也可用黄连温胆汤治疗，其中黄连苦寒而入心经，为治疗不寐的要药；温胆汤功能清热化痰、和胃安神，是治疗痰热扰心的顽固性不寐之良方。

治疗老年不寐，以化痰祛瘀为主，并视痰、瘀孰轻孰重，选用温胆汤合血府逐瘀汤化裁。在用药方面，蒺藜、枸杞子、山茱萸、菟丝子、续断、酸枣仁等可补肾益精，养心安神；丹参、郁金、远志、石菖蒲则能活血化痰，效果良好。

（四）火与寤寐

古今文献记载的不寐处方中，以寒性、温性、平性药物居多，这说明导致不寐的病理因素中火热之邪居多，而火热又有实热和虚热之分，这正印证了临床常见的不寐证候，即阴虚火旺型不寐、肝郁化火型不寐及痰热扰心型不寐。由于寒易伤阳，所以得配以温、平之药压制其苦寒之性，以达到调整脏腑阴阳的目的。《灵枢·邪客》言："卫气独卫其外，行于阳不得入于阴。行于阳则阳气盛，阳气盛则阳跷满，不得入于阴，阴虚故目不瞑。"这指出了不寐总的病机，即阴阳失交。寒温之药相互配合，也符合《内经》所说"寒者热之，热者寒之，调其气使其平也"的治疗原则。

中医学认为，甘"能补、能和、能缓"，苦"能泄、能燥、能坚"，辛"能行、能散"。甘苦化阴，辛甘化阳，这体现了治疗不寐的基本原则，即调整阴阳。《素问·宣明五气》言："五味所入，酸入肝，苦入心，甘入脾，辛入肺，咸入肾。"不寐的病位主要在心，与肝、脾、肾密切相关，病理因素繁多，有痰、火、郁、瘀、虚等。人是统一的整体，临床诊疗强调"审证求因""病证合参""病、证、症统一"。

现代人工作压力大，久坐不动，饮食恣意不节，好饮醇酿佳酒，最易生痰。痰浊内聚则脏腑失衡，气血失和，阴阳失其常道。痰浊还易积郁、化火、生瘀、致虚而变生他证。治疗以治痰为主，辨证施治，采用清热、行气、活血、补虚、安神等治法，临证效果颇佳。

现代诸多学者认为，不寐病在心神，其发生不外心神失养及心神受扰两大方面。除心神失养由虚当从补虚着手外，因心神受扰所致不寐的病机与阴阳失交、不入阴，阳盛或阳盛阴衰有关。其病性多由火引起，或为实火，或为虚火。故从火论治，临证分别从心火、肝火、痰火及虚火治之。蔡向红从火论治的基本立足点也是从心论治，因为心为火脏，心火静，则神安而寐；火失常，神不安则不寐。临床不论虚证实证，总归结于火。心火炽盛、肝郁化火、痰热内扰是从火从实论治；阴虚火旺、心脾两虚、心胆气虚是从火从虚辨证。

第三节　安神类中药

晋唐时期，医学家们积累了丰富的用药经验，关于药物的记载也更具临床实用价值。陶弘景的《本草经集注》在"不得眠"条下，列有"酸枣、榆叶"两种药物，开不寐证归类用药之先河，在药物功效中明确提出了可治不寐。如"酸枣味酸，平，无毒……烦心不得眠……久服安五脏，轻身，延年"。《新修本草》"不得眠"条下又增加了"细辛"，在治疗上安神补气祛风方药得以较为广泛应用。孙思邈就喜用龙骨、龙齿、远志、酸枣仁、柏子仁等镇静安神药。除此之外，他还善用磁石、紫石英、白石英、云母等石性药物，这些药物多具重镇安神之用。以下就安神类中药依据功效的差异进行分类。

一、养心安神药

（一）酸枣仁

酸枣仁，味甘、酸，性平，归心、肝、胆经。它具有养心平肝、安神、敛汗、生津的功效，主要用于治疗心悸、怔忡、不寐、多梦、健忘、自汗、盗汗等病症。酸枣仁的主要化学成分包括酸枣仁皂苷和黄酮类化合物。现代研究表明，酸枣仁具有显著的镇静、催眠、抗惊厥作用。它能抑制苯丙胺对中枢的兴奋作用，并协同戊巴比妥类药物增强中枢抑制作用，从而提高睡眠质量。

酸枣仁皂苷具有一定的镇静催眠功效，其作用机制可能涉及影响连接脑神经的细胞因子结构。同时，酸枣仁皂苷还能通过调节 5- 羟色胺和去甲肾上腺素的水平，发挥抗焦虑、抗抑郁的功效。此外，多项研究从多个角度揭示了酸枣仁的抗抑郁作用，包括增加单胺类神经递质含量、降低炎症因子含量以减少对神经生长的影响、调节免疫系统功能、促进神经元的生存并抑制海马神经元细胞的凋亡等。

除上述功效外，酸枣仁还具有降血脂、抗血小板聚集、提高机体免疫力等作用。其化学成分丰富，包括皂苷、黄酮类、三萜类等，其中酸枣仁皂苷是其主要活性成分。现代药理研究表明，酸枣仁具有镇静催眠、抗抑郁、抗惊厥、抗焦虑、增强免疫、改善记忆、抗肿瘤、抗氧化、抗衰老、降脂及抗动脉粥样硬化等多重作用，并能有效保护心肌和脑细胞。

（二）柏子仁

柏子仁，味甘，性平，归心、肾、大肠经。其主要功效在于养心安神、润肠通便、止汗。柏子仁富含脂类、氨基酸、皂苷、萜类和多糖等有效成分，这些成分赋予了它镇静安神、抗抑郁、改善阿尔茨海默病症状、优化肠道功能、神经保护及治疗不孕症等多重作用。《本草纲目》记载："柏子仁能养心气，润肾燥，安魂定魄，益智宁神。"

现代药理研究进一步证实了柏子仁的诸多功效，包括改善睡眠、镇静、益智及神经保护等。具体来说，柏子仁中的脂肪油、挥发油及柏子仁苷等成分均能有效改善动物的睡眠状况。有研究采用多导睡眠图描记法，通过观察脑电图、肌电图、眼电图的不同变化来区分睡眠分期，深入探究了柏子仁对睡眠的影响。研究结果显示，与对照组相比，实验组动物的慢波睡眠期和中浅睡期得到了显著延长，而异相睡眠期的变化则无统计学意义。因此，研究得出结论：柏子仁经醇法提取后的有效成分能显著延长慢波睡眠时间，这表明其有效成分有助于促进入睡，并使深睡时间明显延长，从而对体力的恢复产生十分显著的作用。

（三）夜交藤

夜交藤作为一种传统的安神药，始载于《日华子诸家本草》："其药本草无名，因何首乌见藤夜交，便即采食有功，因以采人为名耳。"因其具有"雌雄相交，昼分夜合"的特性，故被命名为夜交藤。后世被《证类本草》《本草纲目》《滇南本草》记载，被《中国药典》收录。《中国药典》载："本品性甘、平，归心、肝经。功效为养血安神、祛风通络。用于不寐多梦、血虚身痛、风湿痹痛、皮肤瘙痒等症。"《本草纲目》曰："性甘、平，归心、肝经。具有养血安神、祛风通络的功效。"

现代药理研究表明，夜交藤具有镇静安神、抗慢性炎症及抗菌作用。有研究采取睡眠多导图描记法分组实验，发现夜交藤袋泡剂和水煎剂具有明显的镇静催眠作用，且连续服用作用增强。以夜交藤配伍大枣作为茶饮用，可以治疗不寐症及多梦易醒，取得了较好的疗效。以首乌藤为主药的复方首乌藤口服液治疗神经衰弱性不寐，总有效率达 87% 以上，效果与服用地西泮的对照组无明显差异。

二、宁心安神药

（一）远志

远志，味辛、苦，性微温，归心、肾、肺经。其功效为豁痰开窍以醒神，常与石菖蒲、郁金、半夏、天麻等药物配伍使用。远志既能开心气而宁心安神，又能通肾气而强志不忘，常与人参、茯神、龙齿等药物配伍，用于治疗心肾不交所致的惊悸健忘、不寐多梦等。

远志的根皮、未去木心的全根及木心与苯巴比妥类催眠药均有协同作用。在对抗五甲烯四氮唑所致惊厥的实验中，远志全根的对抗作用最强，根皮次之，而根部木心则无效。现代研究表明，远志具有多种药理作用，包括镇静催眠、抗抑郁、抗氧化、抗惊厥、抗衰老、镇咳祛痰、抗痴呆、抗心肌缺血及保护中枢神经系统和心脑血管功能等。此外，远志还能增强学习记忆能力。远志能抑制中枢神经兴奋性，发挥镇静、催眠的功效，并可能通过调节神经递质的释放、抑制神经细胞的凋亡及减少外界刺激对神经元的损害，从而改善抑郁状态。

大量实验证明，远志可以改善动物的学习记忆能力，保护大脑中枢胆碱能系统功能，降低大脑氧化应激水平，并增强突触可塑性，从而提高学习、记忆、认知功能，发挥抗痴呆的作用。另外，远志还具有抗菌作用，对痢疾杆菌、伤寒杆菌等具有较强的抑制作用。远志还具备化痰、止咳、降压、延缓衰老及抗肿瘤的功效。

远志提取物可通过抑制去甲肾上腺素的分泌，对动物模型的中枢神经系统产生影响，发挥镇静催眠的功效。远志皂苷通过对炎性介质的调节作用，可以预防结肠炎的发生，同时对大肠埃希菌的生长产生抑制作用，表明远志具有抑菌抗炎的功能。此外，蜜炙远志还可以对胃黏膜起到保护和修复的作用；但需注意，过量使用可能产生胃刺激性反应。

（二）茯苓

茯苓，味甘、淡，性平，归心、脾、肾经。功效为利水渗湿、健脾、宁心。《神农本草经》论述茯苓可安魂、养神，《本草经集注》认为主治惊邪恐悸、烦满，可益气力，保神守中，久服安魂魄、养神。对于茯苓的宁心作用，《中药学》教材中已有提及："对于心脾两虚、气血不足所导致的不寐、心悸、健忘等具有良好的效果。"茯苓的附药茯神，功专安心神，开心益智，安魂魄，养精神，主惊痫，安神定志，在临床上常合用茯苓和茯神治疗不寐、寐差。

研究发现，茯苓中的三萜化合物具有镇静作用，茯苓甲基多糖通过增强 5- 羟色胺的释放，抑制苯二氮䓬结合位点受体发挥抗焦虑作用，增加神经系统镇静时间从而达到安眠的目的。茯苓水煎液可以降低胃液分泌，还可对动物模型的肠肌肌力进行调节。同时，茯苓醇提液及三萜类成分还可起到镇吐止呕的作用。其有效成分茯苓多糖可提高免疫功能，加快造血功能的恢复。此外，茯苓水煎液对戊巴比妥具有协同功效，可起到镇静、抗兴奋的作用。

三、清心解郁药

（一）百合

百合，其味甘，性寒，归心、肺经，有养阴润肺、清心安神和补中益气之功。《日华子本草》记载其具有"安神定胆，益志，养五脏"之功，治疗阴虚，虚热上扰心神之不寐，因其滋养心阴又有安神之功，故为治疗不寐的常用药物。现代药理研究表明，百合具有抗炎、抗肿瘤、抗抑郁、调节免疫力、降血糖及抑菌等作用。百合味甘微苦，可入心经，能敛气养心、解利心家之邪热而清心安神、定魄，用于治疗热病后余热未尽、郁而化热所致的心神恍惚、夜不能寐及由百合病和虚劳久咳等引起的心神不宁证。

研究发现，百合灌胃可显著延长戊巴比妥钠的睡眠时间及提高阈下剂量的睡眠率。百合皂苷具有一定的抗抑郁、镇静催眠功效，可缩短不寐动物模型的睡眠潜伏期，延长其睡眠时间。同时，百合水提取物可降低实验小鼠肺组织中炎症因子含量，具有明显的抗炎功效。

（二）合欢皮

合欢皮，味甘，性平，归心、肝、肺经。功效为解郁安神，活血消肿，用于心神不安，忧郁不寐，肺痈，疮肿，跌仆伤痛。合欢皮入心、肝经，善解肝郁，为悦心安神之要药，可与郁金等解郁安神之药配伍治疗不寐。

临床上有含合欢皮的复方解郁丸抗焦虑的相关报道，含有合欢皮的复方养血安神汤在临床使用上也有明显的抗焦虑作用。现代药理研究表明，合欢皮一般剂量（10～15 克）可解郁安神，起镇静作用，中低剂量合欢皮水煎液可协同戊巴比妥钠缩短睡眠潜伏期及延长睡眠时间，起镇静催眠作用。

四、潜阳安神药

（一）磁石

磁石，味咸，性寒，归肝、心、肾经，具平肝潜阳、聪耳明目、镇惊安神、纳气平喘之功效，临床上用于治疗头晕目眩、视物昏花、耳鸣耳聋、惊悸不寐、肾虚气喘等。生磁石与煅磁石均具有镇静作用，且煅磁石的镇静效果高于生磁石。磁石水煎剂对实验动物的自主活动有明显的抑制作用，能明显提高入睡率，可显著延长睡眠时间，说明磁石有镇静催眠作用。

（二）龙骨

龙骨，味甘、涩，性平，入心、肝、肾经，能够重镇安神，平降肝阳，收敛固涩，用于神志不安、不寐、惊痫、癫狂等，常与酸枣仁、茯苓、远志等同用。《神农本草经》云："味甘，平。主心腹鬼注，精物老魅，咳逆，泄利，脓血，女子漏下，癥瘕坚结，小儿热气惊痫。"可见龙骨安心神辟惊烦，治泄痢脓血，妇科崩带，儿科惊痫，能镇喘逆，消癥瘕结块，其用甚广。唐代甄权的《药性论》亦谓："逐邪气，安心神，止冷痢及下脓血，女子崩中带下，止梦泄精，梦交，治尿血，虚而多梦纷纭，加而用之。"《药征》言："主治脐下动也，旁治烦惊失精。"唐容川的《本草问答》论曰："世所用龙骨系土中石品……潜藏于土中，是秉天水之阳以归于地下，故能潜纳肾气，收敛心神，皆用其潜纳阳气之义耳。"由此可知，龙骨乃潜镇与收敛之要药。龙骨也可用于虚阳上越、头晕目眩等症；又适用于肝阴不足、虚阳上越所引起的头目昏花等症，可配牡蛎、白芍等同用，有平肝益阴、潜敛浮阳的功效。另外，也可用于遗精、崩漏、虚汗、泄泻、带下等。

现代药理研究表明，龙骨主要含有碳酸钙及磷酸钙，尚含铁、钾、钠、氯、硫酸根等，有促进血凝、降低血管壁通透性及抑制骨骼肌兴奋等药理作用。现代药理研究多选用含龙骨的汤剂及其有效部位或龙骨水煎液，发现其有镇静安神、抗抑郁等作用。

（三）牡蛎

牡蛎，味咸，性平，微寒，无毒，入肝、肾经。《神农本草经》云："味咸，平。主伤寒寒热，温疟洒洒，惊恚怒气，除拘缓鼠瘘，女子带下赤白，久服，强骨节，杀邪气，延年。"牡蛎主伤寒温疟，清热宁神，益肝肾强骨，治女子带下之药。《名医别录》言牡蛎："主除留热在关节营卫，虚热去来不定，烦满，止汗，心痛气结，止渴，老血，涩大小肠，止大小便，治泄精，喉痹，咳嗽，心胁下痞热。"其具去热除烦、敛汗止渴、软坚涩肠、固精之效。《海药本草》曰："按《广州记》云，出南海水中。主男子遗精，虚劳乏损，补肾正气，止盗汗，去烦热，治伤阴热疾，能补养，安神，治孩子惊痫。"《药征》曰："牡蛎、黄连、龙骨同治烦躁，而各有所主治也。膻中，黄连所主也，脐下，龙骨所主也，而部位不定，胸腹烦躁者，牡蛎所主也。"牡蛎出东南之海，得水之性，附石而生，得土之养。由此，牡蛎镇惊安神、除烦热之功，补益、固涩、敛汗、软坚之力可明矣。药理研究发现，牡蛎有增强免疫力、抗肿瘤、抗疲劳、降压、降脂等作用。

五、镇惊安神药

（一）琥珀

琥珀，味甘淡，性平，入心、肝经。琥珀能安五脏、定魂魄、消瘀血、通五淋、壮心明目、止痛安神、破血生肌，治疗心神不宁、不寐多梦、惊风癫痫、月经停闭、小便涩痛、瘀血等。用琥珀冲茶，有镇静的功效。琥珀专入血分，心主血，肝藏血。对于瘀血阻滞、心脉瘀阻、心神不宁导致的失眠、健忘、心惊，既要宁心安神，又要活血化瘀、疏通心脉、改善心脉瘀阻，此时宜用琥珀。目前，临床上用琥珀和其他类药物制成胶囊或冲剂，以方便应用，或单独研磨，嘱咐患者随汤剂冲服。

现代中医药专家用琥珀安神汤治疗脑震荡伤，用琥珀宁心汤等方药治疗老年顽固不寐，均收到了很好的疗效。琥珀主要含树脂、挥发油，也含琥珀氧松香酸、琥珀松香酸、琥珀银松酸、琥珀脂醇、琥珀松香醇及琥珀酸等。其中琥珀酸有抑制中枢神经的作用，并能抗惊厥、镇静、降低体温、镇痛等。此外，尚有短暂兴奋、呼吸和升高血压的作用，对顽固性不寐及各种睡眠障碍有较好的效果。琥珀所含的琥珀酸具有中枢抑制作用，会明显减少自主活动，缩短入睡时间，促进和延长睡眠时间。亦可改善血液流变性，降低血浆和全血黏度，加速心、脑、肝、肾等重要器官的血流速度，改善这些器官的供血供氧能力。

（二）朱砂

朱砂，味甘，性微寒，有毒，归心经，能够清心镇惊，安神解毒，用于心悸易惊，不寐多梦，癫痫发狂，小儿惊风，视物昏花，口疮，喉痹，疮疡肿毒。《神农本草经》曰："养精神，安魂魄，益气，明目。"

现代药理研究表明，朱砂有镇静、催眠、抗惊厥作用。2%朱砂混悬液给实验动物灌胃无镇静、催眠作用，但是连续3周给予含朱砂药物能使催眠剂量的异成巴比妥钠的催眠时间延长。

（三）珍珠母

珍珠母，味咸，性寒，入心、肝二经。珍珠母的药理作用主要有镇静、抗氧化、抗急性肝损伤、中和胃酸、调节免疫力、抑菌、降血糖、抗肿瘤、利尿、抑制离体肠壁和子宫收缩、降低缺血脑组织的单个细胞趋化蛋白含量等。珍珠母富含钙、铁、钠、钾等。这些矿质元素可抑制神经和骨骼肌兴奋，作用于睡眠期，主要影响快眼动睡眠期，也可以通过调节机体其他方面的生理功能及代谢平衡等途径间接影响睡眠。

六、其他安神药

（一）人参

人参，味甘、微苦，性微温，归脾、肺经，能大补元气，复脉固脱，补脾益肺，生津，安神等，为拯危救脱要药，适用于因大汗、大泻、大失血或大病、久病所致元气虚极欲脱，气短神疲，脉微欲绝的重危证候。《神农本草经》曰："补五脏，安精神……止惊悸，除邪气，明目。"常与附子等配伍，是补气固脱、益气回阳的首选药物。

现代药理研究证实，人参的主要成分为人参皂苷，目前已分离的人参皂苷有 30 余种。皂苷为人参生理活性的物质基础。人参还含挥发油（人参炔醇、β- 榄香烯）、有机酸、多糖等。人参可加强大脑兴奋与抑制过程，调节紧张、兴奋与抑制过程紊乱，使其恢复正常，对中枢神经系统的作用与成分和用量有关。人参皂苷小剂量主要表现为中枢兴奋作用，大剂量则表现为中枢抑制作用。

（二）茯神

茯神，味甘、淡，性平，归心、脾、肾经，为茯苓菌核中间带有松根的部分，有宁心安神、利水渗湿、健脾补中的功效，专治心神不安、惊悸、健忘、失眠等病症。其主要有效成分是茯苓多糖、脂肪酸等。茯神与茯苓同样具有镇静作用。

现代药理研究显示，茯神具有抗肿瘤的作用，其主要成分茯苓多糖一方面可以通过抑制肿瘤细胞 DNA、RNA 的合成直接减少其增殖，另一方面通过提高免疫功能激活机体对肿瘤免疫监视系统，增强巨噬细胞产生肿瘤坏死因子的能力而达到抗肿瘤的效果。另外，茯神具有利水消肿的作用，茯苓素能够通过影响肾小管对钠离子的重吸收来调节水液代谢。茯神还有一定的降血糖、抑菌、保肝、抗衰老等作用。茯神含多糖、三萜、脂肪酸、甾醇等多种成分，具有抗肿瘤、健运脾胃、利水消肿、增强机体免疫功能、抗炎抑菌、保肝、抗衰老及降血糖等作用，其镇静安神效果尤为显著。

（三）甘草

甘草，味甘，性平，入心、肺、脾、胃经，能补中益气，清热解毒，润肺祛痰，缓和药性，缓急定痛。《本草经集注》提到甘草可以除"烦满短气"，久服可以起到轻身的效果，使身心产生愉悦感。

现代药理学认为，甘草对机体具有广泛的调节作用，诸如抗心律失常、镇咳、镇痛、平喘、降血脂等一系列内分泌系统"调"的作用，堪称中药植物激素。因此，甘草被认为是调和、补益、安神类药物的代表。临床用于脾胃虚弱及气血不足等，常与党参、白术、茯苓等补气健脾药配伍应用；对于心血不足、心阳不振之症，可与补血养阴及温通心阳药如阿胶、生地黄、麦冬、人参、桂枝等配合应用。此外，甘草还能缓和药性，有减低或缓和药物烈性的作用，历代本草文献均记载其有解药毒的作用。

现代药理研究表明，甘草主要含甘草酸、甘草苷、异甘草苷、甘草苷元等。甘草剂有抗炎和抗变态反应的功能，因此在西医临床上主要作为缓和剂，缓解咳嗽，祛痰，治疗咽痛喉炎；甘草或甘草次酸有去氧皮质酮类作用，对慢性肾上腺皮质功能减退症有良好功效；甘草制剂能促进胃部黏液形成和分泌，延长上皮细胞寿命，有抗炎活性，常用于慢性溃疡和十二指肠溃疡的治疗。甘草的黄酮具有消炎、解痉和抗酸的作用。

（四）麦冬

麦冬，味甘、微苦，性微寒，入心、肺、胃经，能够清心润肺，养胃生津，用于肺阴受伤，燥咳，咯血，以及心烦不安等。麦冬为清润之品，既能润肺止咳，又能清心降火。麦冬用治肺虚热咳、咯血等，可与沙参、天冬、生地黄等配伍；用于清心除烦，可与竹叶卷心、莲子心等同用；用于津少口渴等症，能滋养胃阴而生津，故可用于阴虚内热、胃阴耗伤、津少口渴等症，常与石斛、沙参、天冬、生地黄、玉竹等配伍应用。

麦冬煎剂有镇静作用，亦能加强氯丙嗪的镇静作用，增强戊巴比妥钠的催眠作用，拮抗咖啡因的兴奋作用。麦冬煎剂还能推迟回苏灵引起的抽搐、强直性惊厥及死亡发生的时间，但不能使动物免于死亡。

（五）肉桂

肉桂，味辛、甘，性大热，入肝、肾、脾经，能够温中补阳，散寒止痛。临床用于肾阳不足、畏寒肢冷，脾阳不振、脘腹冷痛、食少溏泄等症。肉桂为大热之品，有益火消阴、温补肾阳的作用，常与温补肝肾药如熟地黄、枸杞、山茱萸等配伍。对脾肾阳虚所致的腹泻，可与山药、白术、补骨脂、益智仁等同用。因其能振奋脾阳，又能通利血脉，故常用于久病体弱、气衰血少之症，少量肉桂配入补气、补血药如党参、白术、当归、熟地黄等品中，有鼓舞气血生长之功。

治阴疽自陷，可与炮姜、熟地黄、鹿角胶、麻黄、白芥子、生甘草同用。治寒性脘腹疼痛，单用一味肉桂，亦有相当功效；若虚寒甚者，尚可与其他温中散寒药如附子、干姜、丁香、吴茱萸等合用。治寒痹腰痛，可与独活、桑寄生、杜仲、续断、狗脊等同用。治妇人冲任虚寒、经行腹痛，可与当归、川芎、白芍、艾叶等配伍。

肉桂与附子、干姜等祛寒药同用，能益火消阴；与人参、熟地黄等补虚药同用，能助阳益阴；还可与寒凉药同用，如滋肾丸用少量肉桂以助气化。但需注意，热病伤津及假寒真热等症，不宜用肉桂。

（六）栀子

栀子，味苦，性寒，归心、肺、三焦经。其功效为泻火除烦、清热利湿、凉血解毒。《名医别录》指出，栀子能治疗心中烦闷；《本草衍义》认为，其可治心经留热；《汤液本草》论述较为详尽，指出栀子治心烦，懊恼而不得眠，心神颠倒欲绝，并能去心中客热，除烦躁。心、肺二经火热所致心中烦闷，得栀子味苦气寒，则一切有余实火均可得泻。因此，栀子当属除烦泻热安神药。

（七）五味子

五味子，味酸、甘，性温，归肺、心、肾经。其功在收敛固涩，益气生津，补肾宁心，用于久咳虚喘，梦遗滑精，遗尿尿频，久泻不止，自汗盗汗，津伤口渴，内热消渴，心悸失眠。

现代研究显示，五味子中的五味子醇甲可通过影响 5-HT 的含量，进而增加睡眠时间，达到镇静催眠的目的。五味子中的有效成分还可抑制肠道收缩，改善由胃肠道疾病引起的腹泻症状。五味子具有抗氧化应激损伤、保护心肌细胞及血管内皮细胞、抗炎、舒张平滑肌、益胃护肝、调脂降糖、增强免疫、抗肿瘤、镇静安神、延长睡眠时间、抗抑郁等药理作用。

（八）龙齿

龙齿，味甘、涩，性平，归心、肝、肾经。功能镇惊安神，主要适用于惊痫癫狂、心悸怔忡、失眠多梦等。《日华子本草》说龙齿能"治烦闷，癫痫，热狂"；《药性论》谓其"镇心，安魂魄"；《本经逢源》以其收涩之性来解释其效："游魂不定者治之以龙齿。古方有远志丸、龙齿清魂散、平补镇心丸，皆取其收涩肝气之剂也。"在《名医类案》不寐病的用药统计中，龙齿共出现70次，在单味药统计中居第6位，在重镇安神类药物中居第1位。

在《名医类案》中，许叔微治一患者董生："患神气不宁，卧则魂飞扬，身虽在床，而神魂离体，惊悸多魇，通宵无寐……罗诊视之，问曰医作何病治？董曰，众皆以为心病。许曰，以脉言之，肝经受邪，非心也。肝经因虚，邪气袭之，肝，藏魂者也，游魂为变。平人肝不受邪，卧则魂归于肝，神静而得寐。今肝有邪，魂不得归，是以卧则飞扬若离体也。"许叔微处以治肝之方，施以平肝之药，服后一月悉除。方中用珍珠母为君，龙齿佐之。并解释龙齿有安魂之效，"魂飞扬者，宜以龙齿"，认为肝藏魂能变化，故游魂不定者，治之以龙齿。这体现了《内经》所谓"惊者平之"的原则。

（九）白芍

白芍，味苦、酸，性微寒，归肝、脾经。功效养血敛阴，柔肝止痛，平抑肝阳。主治肝血亏虚诸证、肝脾不和之腹痛，以及肝阳上亢之眩晕等。《本经逢源》曰："白芍药酸寒，敛津液而护营血，收阴气而泻邪热……仲景以为补营首药。"《药义明辨》谓白芍药能"泄肝之阳邪"，且"若阴不能育乎阳而阳亢者，以收阴为主，此味不可少"。《本草发挥》中记载："正气虚弱，收而行之。芍药之酸，以收正气。又云，酸收也，泄也。芍药之酸，收阴气而泄邪气……芍药之酸，以敛逆气。"《本草备要》言其能："泻肝火（酸敛汗，肝以敛为泻，以散为补）……和血脉，收阴气，敛逆气（酸主收敛）。"《本草求真》载："气之盛者，必赖酸为之收，故白芍号为敛肝之液，收肝之气，而令气不妄行也。"综上所述，白芍因其酸收之性，故能收敛肝阴，使逆气得平，还有补养肝血以柔肝之功。

（十）半夏

半夏，味辛，性温，归脾、胃、肺经。功效为燥湿化痰，降逆止呕，消痞散结。《本经逢原》曰："半夏，同苍术、茯苓等治湿痰；同瓜蒌、黄芩治热痰；同南星、前胡治风痰；同芥子、姜汁治寒痰。"《药性论》曰："消痰涎，开胃健脾……气虚而有痰气，加而用之。"《名医别录》谓半夏："消心腹胸膈痰热满结，咳嗽上气，心下急痛坚痞，时气呕逆。"

在《名医类案》中，半夏常用以治疗由痰引起的不寐，如痰热内扰型的常见处方有竹茹温胆汤、十味温胆汤及温胆汤。另外，多数医家遵《内经》之说，常以半夏配伍他药来调其阴阳、和胃安眠。正如《医学启源》说半夏有"大和胃气"之功，以及《本草纲目》说其能"治腹胀，目不得瞑"，皆取其能助胃腑运化以升清降浊之功。

《陈良夫专辑》中记载："入夜少寐，脘闷或嗳，腹中不舒，纳食呆滞，脉滑，苔糙黄腻，湿热浊邪逗于阳明，胃气失于和降，法宜清理阳明为治。仙半夏、北秫米、广郁金、青陈皮、制川朴、佩兰叶、炒枳壳、炒米仁、小川连、辰茯神、炒泽泻、焦六曲。不寐伴见脘闷嗳气，纳食呆滞，腹中不舒，可知与脾胃湿热、气机不和有关。治疗除用半夏秫米汤和胃安神外，重点则在于疏中理气，清热化湿。若胃得通降和理，湿化热去，气机宣畅，则不寐自愈也。"半夏能升能降。沉而降，阴中之阳也。辛厚苦轻，阳中之阴也。升则通阳，降则归阴，有祛邪散结、协调脏腑、交合阴阳之功。故无论病在脏在腑，阴阳气血，虚证实证，均可收到安神安眠之效。

现代药理研究也证明，半夏用量必须大于60克才有明显的镇静效果。但因临床上为避免其毒性反应，鲜少使用如此大量，大多以小剂量9～15克，采用其燥痰湿和交通阴阳的功能，帮助治疗无论寒热虚实之痰证不寐。例如，痰热或痰浊扰心的不寐、胃不和则卧不安的不寐、肝胆气郁犯胃的不寐、气滞血瘀的不寐等，都可据证以半夏配伍其他药材治之，只要配伍得当，疗效颇佳。

（十一）竹茹

竹茹，味甘，性微寒，归肺、胃、心、胆经。竹茹载于《名医别录》，列为中品，善于清热化痰，除烦止呕，适用于肺热咳痰黄稠、痰热扰心的不寐、痰热中阻的呕吐、中风属痰迷心窍等。生用其清化痰热强，姜汁制则降逆止呕佳。临床常用竹茹、姜竹茹等。

结合现代药理研究，竹茹具有降血脂、抗疲劳、调节消化功能、利胆利尿等药理作用。临床运用竹茹安全范围较广，常用剂量（6～30克）下未见明显不良反应。但目前，竹茹在国内主要用作原材料药材，未见有提取物制剂，对其安全性的研究和评价尚属空白。

在痰证不寐中，竹茹多用于治疗痰热扰心的不寐。《药品化义》论竹茹为专清热痰、宁神开郁之佳品，可治疗胆胃热痰之症。《医学入门》中也提到竹茹为"治虚烦不眠"之药。《本草汇言》也说："竹茹，清热化痰……善除阳明一切火热痰气为疾。"竹茹性寒，适当配伍温燥化痰的药，如半夏、陈皮，可用于治疗寒热错杂的痰证不寐。竹茹甘寒性润，可清热化痰、除烦止呕。《本草汇言》曰："此药甘寒而降，善除阳明一切火热痰气为疾，用之立安。"

（十二）生地黄

生地黄，味甘、苦，性寒，归心、肝、肾经，主入血分，能清热凉血、养阴生津，主治阴虚发热、消渴、吐衄等血证，以及月经不调、胎动不安、阴伤便秘等。《本草衍义》载："凉血补血，补益肾水真阴不足。"《药性赋》载："味甘、苦，性寒……沉也，阴也。其用有四：凉心火之血热，泻脾土之湿热，止鼻中之衄热，除五心之烦热。"《日华子本草》言其："助心胆气，安魂定魄，治惊悸。"《本经逢源》记载："病患虚而有热者，宜加用之。戴元礼曰，阴微阳盛，相火炽强，来乘阴位，日渐煎熬，阴虚火旺之证，宜生地黄以滋阴退阳……有润燥之功，而无滋润之患也。"《得配本草》载："得玄参定精意，得竹茹息惊气；麦冬为佐，复脉内之阴；当归为佐，和少阳之血……佐天门冬引肺气入生精之处。"《名医类案》不寐病案当中，许多医家从心肾不交来论治。无论心阴不足，抑或水不济火，生地黄皆为滋阴药物里的首选，并多与滋养阴血、安神、潜阳之品共用，以达凉血安神、除烦之功。

第七章　中医体质辨识与不寐

第一节　体质概述

一、体质的概念

"体质"是在中医理论发展过程中形成的病理生理学概念。"体"指身体，"质"为性质、本质。所谓体质，是指机体因脏腑、经络、气血、阴阳等盛衰偏颇而形成的素质特征。中医学基于"形神合一"的生命观和"天人合一"的整体观，认识到体质的形成取决于先天，影响于后天，即饮食起居、性格情志、劳作修养等因素皆影响着体质的动态变化，同时年龄、性别、地域、疾病等因素对体质也有重要影响。

个人体质的不同，一般表现为生理状态下对外界刺激的反应和适应上的某些差异，以及发病过程中对某些疾病的易感性和疾病发展的倾向性，它与健康有着紧密的联系。中医学认为，通过辨别不同的体质，可以掌握机体的抗病能力与致病邪气之间的盛衰变化。

体质在极大程度上对机体的功能状态水平起到决定性作用，即不同个体的体质不同，其对致病因素的反应力、耐受性、敏感度等皆存在一定差异。所以，对体质的研究有助于分析疾病的发生和演变，为诊断和治疗疾病提供依据。中医体质类型决定着个性化养生方案，而精准的个性化养生具有预防、治疗和康复疾病的效果，对生命健康有重要意义。

二、历史进程发展

关于中医体质的记载，可追溯至《内经》。如《灵枢·阴阳二十五人》有云："先立五行金木水火土，别其五色，异其五形之人，而二十五人具矣。"意思就是指运用阴阳五行理论将人分为金、木、水、火、土5种类型，再根据阴阳属性等不同，将每一类型细化为5种亚型，总共25种体质类型。渐进发展至东汉时期，仲景在《伤寒杂病论》中根据体质差异将人划分为"强人""瘦人""尊荣人""羸人"等不同类型。后世医家张介宾在《景岳全书》中按照脏气的强弱和禀赋的阴阳盛衰将体质划分为阴脏、阳脏、平脏三种，并认为"阳常不足"是人体常见的一种生理体质。清代温病大家叶天士在其《临证指南医案》中，明确提出"体质"一说，并提出"阴虚体质""阳虚体质""湿热体质"等类型。综上所述，诸多经典著作及医家均从中医理论与临证角度对体质进行了深入的认识和分类。

改革开放初期，王琦教授等第一次明确了"中医体质学说"的概念，并于1982年主编出版了第一部中医体质学专著——《中医体质学说》。该书从基本概念、学术原理等方面构建了中医体质学说的理论体系，标志着中医体质学说正式确立。该书对体质的论述分为体质过程论、心身构成论、环境制约论、禀赋遗传论。第一，体质过程论是指体质是一个随着人体生命所处不同阶段而不断演变的生命过程。体质在一个相对的时间段内是稳定的，但在整个生命进程中又是不断变化的，既有稳定性，又存在可变性。第二，心身构成论是指体质是躯体素质与心理素质的综合体。构成体质的要素，包括躯体和心理两个方面，二者缺一不可。人身之脏腑形体的功能活动，必须接受神的调控和主宰。第三，环境制约论是指环境、社会对体质的形成与发展始终起着重要的制约作用。第四，禀赋遗传论（先天禀赋和遗传因素）是决定及影响体质形成和发展的重要内在因素。

由此可见，不同历史时期、不同医家从不同角度对体质类型进行了划分，逐步形成一个比较完整的体质分类系统。经历代的发展，在继承前人的基础上，中医体质科研专家对体质现象进行系统研究，将中国人的体质类型概括分为 9 种：平和质、气虚质、阳虚质、阴虚质、痰湿质、湿热质、瘀血质、气郁质、特禀质。

第二节　细说九种体质

1. 平和质

平和质是以阴阳气血调和，体态适中，面色红润，精力充沛，脏腑功能强健壮实为特征的一种体质状态。主要表现为饮食正常，睡眠好。其性格开朗，社会和自然适应能力强，体形多为匀称健壮，并且平素患病较少，对自然环境和社会环境适应能力较强。

2. 气虚质

气虚质是以疲乏、气短、自汗为特征的一种体质状态。主要表现为常疲乏无力，平素语音低弱，气短懒言，精神不振，舌淡红，舌边有齿痕，脉弱。其性格多为内向，不喜冒险，喜欢安静，并且易患感冒、内脏下垂等病，病后康复缓慢，不耐受风、寒、暑、湿邪。

3. 阳虚质

阳虚质是以阳气不足，畏寒怕冷、手足不温等虚寒表现为特征的一种体质状态。主要表现为四肢不温，平素畏冷，不喜冷饮或喜热饮食，精神不振，大便稀溏或小便清长，舌淡胖嫩，脉沉迟。其性格多沉静、内向，易发痰饮、肿胀、泄泻、寒病、腹泻等病，耐夏不耐冬，易感风、寒、湿邪。

4. 阴虚质

阴虚质是以口燥咽干、手足心热等虚热表现为主要特征的一种体质状态。主要表现为体形偏瘦，畏热或五心烦热，两颧潮红或偏红，平素大便干结，口燥咽干，鼻微干，喜冷饮，舌红少津，脉细数。其性格常外向好动、活泼或者易急躁、易怒。易患咳嗽、甲亢、虚劳、不寐等阴虚类病，感邪易从热化，耐冬不耐夏，不耐受暑、热、燥邪。

5. 痰湿质

痰湿质是以形体肥胖、腹部肥满、口黏苔腻等痰湿表现为主要特征的一种体质状态。主要表现为面部皮肤油脂较多，多汗且黏，腹部松软肥胖，眼睛浮肿，容易困倦，胸闷，痰多，喜食肥甘甜黏，脉弦滑，苔腻。其性格偏温和、稳重，多善于忍耐。易患消渴、中风、胸痹等，并且该类体质患者对梅雨季节及湿重环境的适应能力差。

6. 湿热质

湿热质是以面垢油光、口苦、苔黄腻等湿热表现为主要特征的一种体质状态。主要表现为脸部和鼻尖总是油光发亮，且容易生粉刺、疮疖，平素多口苦口干，身重困倦，大便黏滞不畅或燥结，小便短黄，舌质偏红，苔黄腻，脉滑数。其性情多急躁，易患疮疖、黄疸等病。对夏末秋初湿热的气候，湿重或气温偏高的环境较难适应。

7. 瘀血质

瘀血质是以肤色晦暗、舌质紫暗等血瘀表现为主要特征的一种体质状态。主要表现为肤色晦暗，色素沉着，眼睛常有红丝，皮肤干燥、粗糙，常常出现疼痛，容易烦躁，健忘，性情急躁，容易出现瘀斑，口唇暗淡，舌暗或有瘀点，舌下络脉紫暗或增粗，脉涩。常患肿瘤、中风、胸痹、癥瘕及痛证、血证等病。

8. 气郁质

气郁质是以神情抑郁、忧虑脆弱等气郁表现为主要特征的一种体质状态。主要表现为神情抑郁，情感脆弱，烦闷不乐，舌淡红，苔薄白，脉弦。其性格内向、不稳定，对精神刺激适应能力较差，常善太息，容易感到害怕或受到惊吓，常感到乳房及两肋部胀痛，咽喉部经常有堵塞感或异物感。一般发为脏躁、梅核气、瘿瘤、百合病及郁证等病，其多不适应阴雨天气。

9. 特禀质

特禀质是以先天失常、生理缺陷或过敏反应等为主要特征的一种体质状态。过敏体质者常见哮喘、风团、咽痒、鼻塞、喷嚏、荨麻疹、花粉症及药物过敏等；患遗传性疾病者有垂直遗传、先天性、家族性特征；患胎传性疾病者表现为五迟（立迟、行迟、发迟、齿迟和语迟）、五软（头软、项软、手足软、肌肉软、口软）、解颅、胎惊、胎痫等；具有母体影响胎儿个体生长发育及相关疾病特征，这类特殊体质人群，有的即使不感冒也经常鼻塞、打喷嚏、流鼻涕，容易患哮喘。

以上介绍的是人体九种体质各自的生理特点、主要表现及患病倾向性，每个人可根据自身表现进行对应判断。

第三节　九种体质与不寐的关系

中医体质学说主要阐述体质与疾病证候的相关性，不仅指出疾病的证型受体质因素的影响，而且认为体质可决定疾病发生、发展、转归过程中的罹患性和倾向性。《灵枢·五变》就曾对同一事物的不同属性论述有："一木之中，坚脆不同，坚者则刚，脆者易伤……夫木之早花先生叶者，遇春霜烈风，则花落而叶萎；久曝大旱，则脆木薄皮者，枝条汁少而叶萎；久阴淫雨，则薄皮多汁者，皮溃而漉；卒风暴起，则刚脆之木，枝折杌伤；

秋霜疾风，则刚脆之木，根摇而叶落。"其内在道理与人身相通，即人的体质各不相同，感受外邪也不尽相同，易患疾病不同，其临床症状亦不相同。

因寤寐的交替规律由天地规律、五脏六腑、气血阴阳神共同协调而成，这使得不寐的病因多端、病机复杂，故在不同体质状态下均可见不寐的发生，且每种体质引起不寐的病机、证候、症状不尽相同。在不寐与中医体质的相关研究中发现，不寐人群的体质分型中，气虚型、阴虚型、湿热型、阳虚型、气郁型占比较多，且女性多于男性，其中气虚、阴虚、阳虚体质最易发生不同程度的不寐。不同体质对不寐的发生发展过程及其中医证候类型均有影响。由此，根据体质能够指导不寐的预防和治疗，以下将从九种体质与不寐的关系分别论述。

一、平和质

平和质是指先天禀赋良好，后天调养得当，以体态适中，精力充沛，脏腑功能强健，睡眠安和，胃纳良好，二便正常，平素患病较少为特征。

二、气虚质

气虚质往往因脏腑之气不足，进而导致脏腑气化功能减弱，造成睡眠质量下降。气虚质多因先天禀赋不足，或长期饮食失调、情志失调、久病、劳累等导致脏腑之气不足，常见于心、肺、脾、肾、胆等脏腑，以神疲乏力、少气懒言、头晕、肢体倦怠、腰膝酸软、自汗等为主要表现，并伴有活动后加重的特点。水谷精微经脾胃所化之气可充养全身脏腑，若脾气虚一则气血生化乏源，二则子盗母气，三则脾虚之人易思虑过度，"劳倦思虑太过者，必致血液耗亡，神魂无主，所以不眠"，此三者皆易致心失所养、心神不宁而出现心悸、不寐等证。

《太平圣惠方》言："胆虚不得睡者，是五脏虚邪之气，干淫于心。心有忧患，伏气在胆，所以睡卧不安，心多惊悸，精神怯弱。盖心气忧伤，肝胆虚冷，致不得睡也。"这指出，胆气虚则犹豫不决、优柔寡断，失其清净之势，反而会忧烦不得眠。《沈氏尊生书·不寐》曰："有心胆惧怯，触事易惊，梦多不祥，虚烦不寐者。"心为君主之官，主藏神，又以通明为要。心气不足，则血脉不得温运，神明失养而精神萎靡不振；胆气强者勇敢果断，胆气弱者则数谋虑而不决。此二者为体弱、心胆素虚，终日心神不安导致的不寐。由此可见，心胆气虚也是造成不寐的原因之一。《金匮要略》中言，心气虚则神气不足；水气旺则畏，目合欲眠，以养心神，取其少阴水旺欲寐之意。心胆气虚常出现胆怯、惊悸不安、多思多虑、不寐等症，临床常以安神定志丸来安神。肾气为一身之本，若肾气虚衰，则肾精化生无力，致肾水上不滋心火，使心火亢盛，心神不定，发生不寐。此类不寐多发于老年人，或久病体虚、肾气亏虚者。

另外，寤寐的正常进行依赖于营卫之气的交替运行。若营卫亏虚，运行不畅，导致卫气不能入阴，营气不能入阳，从而使得昼夜调节失衡，引发不寐之症。另一方面，卫气的生成与顺畅运行，均依赖于肺的宣发与肃降功能。同时，肺与肝共同协作以调畅气机，与脾相协同，帮助脾散播精气，使精微物质上升滋养心神。此外，肺还负责藏魄，而魄又受心神主宰，是神的重要组成部分。正如《医学衷中参西录》所言："魂魄者，心神之左辅右弼也。"若肺气虚衰，则会导致精神萎靡，无力协助心脏推动血液运行。心血运行受阻，神无法得到充分滋养，从而可能引发不寐。

三、阳虚质

阳虚质多因先天禀赋不足或者寒邪入体等因素，导致脏腑阳气受损，最终可能引发不寐。"阳消则阴长"，当阴寒之气过盛，体内便会产生内寒，具体表现为阳气不足。这时，机体的温煦、推动、蒸腾与气化等功能会减退，严重者甚至会出现水饮内停等症状。

《类证治裁·不寐》曰："阳气自动而之静，则寐；阳气自静而之动，则寤。"由此可见，寤寐的交替取决于阳气的升降出入运动。此外，阳气若不能温煦阴分，亦会对寤寐产生影响。如《灵枢·大惑论》所云："卫气不得入于阴，常留于阳。留于阳则阳气满，阳气满则阳跷盛；不得入于阴则阴气虚，故目不瞑矣。"程国彭在《医学心悟·不得卧》中提出了阳虚不寐的治则："有寒气在内而神不安者，温之则神自藏。"汪蕴谷在《杂症会心录·不寐》中论及阳虚所致不寐的选方用药："其人本体阳虚，虚阳浮越而不寐，又宜归脾、八味之属，以阴阳相济，益火之源。"不仅素体阳虚者易患不寐之症，病中失治误治亦可能导致阳虚不寐。如仲景在《伤寒论》中所述："下之后，复发汗，昼日烦躁不得眠，夜而安静，不呕、不渴、无表证，脉沉微，身无大热者，干姜附子汤主之。"由此可见，阳虚则阳气不易敛藏，阳神不藏则心神不安，故而不得安眠。

另外，郑寿全在《医法圆通》中阐述了心阳、肾阳俱虚可使心阳不降而引发不寐。《冯氏锦囊》也将肾强的年轻人"熟而长"的睡眠与肾阳衰微的年长者"睡轻微易醒"的状态进行了对比，认为肾阳为人一身阳气之根本，肾阳不足则脏腑气化功能减退。加之年迈之人多正气不足、阳气衰弱，故而易醒难寐。并且，脾肾阳虚易致寒湿内生，湿邪上蒙心窍则心神失养，也可引发不寐。脾肾阳虚则气血生化乏源，阴血亏少可导致心失温煦与濡养，从而引发不寐。

四、阴虚质

阴虚质多因刺激或急躁易怒引发不寐，常出现后半夜易醒、醒后难寐的症状。

阴虚质者，素体阴液亏虚，多见于心、肾、肝脏，常出现五心烦热、潮热盗汗、口干咽干等证候特点。《灵枢·大惑论》对阳气偏盛所致不寐有如下记载："阳气满则阳跷盛，不得入于阴则阴气虚，故目不瞑矣。"这指出心神既需要阳气的温煦，又需要阴液、营血的滋养。故阴虚所致的不寐，既有阴虚血虚致心神失养，又有水不制火、邪热心神的内在病机。仲景在《伤寒论》中记载少阴病，心中烦不得卧，治以黄连阿胶汤。后世医家用此方治疗阴虚内热之不寐亦是屡试屡效，故黄连阿胶汤由此成为治疗阴虚不寐的经典方剂之一。

方中，黄连阿胶汤中的黄连具有清热燥湿、泻火解毒的功效，适用于清除体内的热邪，减轻因热毒引起的失眠症状；阿胶具有补血滋阴、润燥、止血的作用，有助于滋补身体；鸡子黄能滋补肾阴，安定神气，同时养心血；阿胶和鸡子黄共用，可改善因气血虚导致的失眠，缓解因内热心烦引起的失眠。

汉代名医张仲景在《伤寒杂病论》中这样描述："虚烦虚劳不得眠，酸枣仁汤主之。"酸枣仁汤是治疗失眠的经典方剂。方中由酸枣仁、茯苓、知母、川芎、炙甘草组成，具有养血安神、清热除烦的功效。其中酸枣仁性味甘酸、质润，入心、肝经，能养血补肝、宁心安神，为君药；茯苓能宁心安神；知母性味苦寒、质润，有滋阴润燥、清热除烦的功效，为臣药，与君药相伍，以助安神解烦之功；川芎性味辛散，能调肝血而疏肝气，与大量酸枣仁为伍，辛散与酸收并用，补血与行血相结合，具有养血调肝之妙，为佐药；炙甘草调和诸药，为使药。

现代研究亦表明，不寐辨证属阴虚者较多见。治疗上多参考患者阴虚之体质，采用滋阴降火、养心安神之法，疗效显著。

五、痰湿质

痰湿质多因体内痰饮作祟，困于中焦脾胃，使脾胃运化失调所致。一般表现为睡眠质量差，常感周身疲惫、身体困乏。

痰湿质素体多痰湿凝滞，常出现胸脘痞闷、呕恶痰涎、便溏、舌苔厚腻等痰湿内蕴的临床表现。痰浊困于上焦则痰湿蒙窍，扰乱心神，导致不寐。痰浊困于中焦脾胃多因为现代人喜食寒凉之品、肥甘厚腻，又或是饮食不节、不洁，脾胃受到损伤。而脾升胃降，脾主运化，两者升降失司则水湿停聚，进而酿成痰湿，阻滞经络，使营卫精微不得上养心神而不寐。

体胖妇人易患不寐，往往是由于"胆气宜静，浊气痰火扰之"，痰湿壅滞，郁而化热，上扰心神，亦不得眠。《万病回春·不寐》也从同一角度指出该病理产物的影响，"痰涎沃心，以致心气不足"，从而导致不寐。痰湿质病位多在脾胃，脾胃运行功能失调，痰湿阻滞，郁而化火，火扰心神。治疗上以行气化痰、清热安神为主。

六、湿热质

湿热质素体多湿热内蕴，多见于肝胆、脾胃，常出现面垢油光、身体困重、口苦、苔黄腻等证候特点。张永华认为，湿热质者常因湿热郁蒸肝胆，郁而化火，火热上炎，扰动心神，导致不寐。杜莉等认为，湿热体质的人，湿热困阻脾阳，引起脾虚胃弱，常夜间易醒，且多伴噩梦。湿食生痰，郁痰生热，扰动心神，引发不寐。湿热质患者湿热内盛，易扰心神，以致失眠。华岫云曾分析，饮食失调会影响脾胃，从而生痰湿。而这一现象是由外而内，所谓"脾主肌肉四肢，则肌躯之湿，亦渐次入脏"，"脾经络于心中，心经起于脾中，二经相搏，湿热生烦"，均可致不寐。当痰热内盛时，令阳气浮越于外，扰动心神，故而不寐。

治疗应以健脾祛湿、清热安神为主。

七、瘀血质

血瘀引起的失眠临床表现为入睡困难，甚至毫无困意，并伴有双目暗黑、唇色紫暗、舌质紫暗有瘀斑、脉弦涩等。《辞海》谓："瘀，积血。"瘀血是指人体血液不能顺畅运行，停滞于身体某一部位。血瘀致病最早见于《内经》，病性为"邪气盛则实"，然而临床上则常见因虚致瘀，虚瘀并存。

王清任为我国清代十分注重实践的医家，他主张治病之要诀在于如何调理气血。他认为瘀血的成因为"元气既虚，必不能达于血管。血管无气，必停留而瘀"，并提出久病多瘀及气虚致瘀的机制，拟出了"补气活血""活血化瘀"的治疗方法，使气血疏通畅达，脏腑得以滋养，至今仍具有极高的临床价值。

瘀血阻滞可导致气血运行失常，瘀血不去，久之则新血不生，以至于心神失养而发不寐。王清任在《医林改错》中立《不眠》篇，其中写有："夜不能睡，用安神养血药治不效者，此方若神。"即指血府逐瘀汤。久病则气血运行失常，长期不寐又可导致瘀血内生，由此恶性循环。

唐容川在《血证论·吐血》中云："旧血不去，则新血断然不生。""新血生，则瘀血自去。"又在《血证论·脉证生死论》中明言："载气者血也，运血者气也。"气和血之间互根互用，相互影响，气血动静协调，生命活动才能正常进行。

《灵枢·本神》曰："心主脉，脉舍血。""肝藏血，血舍魂。""脾藏营。"故瘀血而致的不寐可从心、肝、脾论治，健脾活血养血而安神。肺主一身之气，肾主纳气，为气之根，气能摄血也能行血，故治血不忘调气。医学大家邓铁涛亦奉行此法，善用补气药配合活血药以祛瘀来治疗不寐，疗效极佳。

八、气郁质

气郁质多因情志不畅，气机郁滞，与先天遗传和后天情感有关。思虑过度而发生不寐，然后睡不好，气机更加不畅，造成气机郁结与不寐的恶性循环。

气郁质素体多见气机不畅的内在证候，多见于肝、脾，以情志不畅、胸胁脘腹胀满或咽中异物感、思虑、精神不振、善太息等为主要表现。《素问·举痛论》曰："百病生于气。"气是维持人体生理活动的主要物质。无论外感六淫还是情志内伤，首先受到影响的都是气机。气顺则百病不生，当气不能正常升降出入，结聚于内时，便会处于一种"抑而不通"的状态，即"气郁"。

最为常见的情志致郁主要包括怒郁、思郁和忧郁。怒郁伤肝，思伤脾。正如《诸病源候论·气病诸候·结气候》所说："结气病者，忧思所生也。心有所存，神有所止，气留而不行，故结于内。"忧郁多由悲忧惊恐所致，如《灵枢经·本神》所言："愁忧者，气闭塞而不行。"王孟英对此论述有："七情之病，必从肝起。"情志致病首先影响肝，肝主调畅气机，脾胃位于中焦，为气机升降的枢纽。所以情志致病导致肝脾气机失调，从而形成气郁。

气机不畅，阴阳不能顺接相交，一则易发生阳不入阴而致不寐；二则气机郁久化热，其热郁久，则更损伤津液，使虚热实火相杂。其郁愈甚，其热愈甚，郁热内扰心神而致不寐。另外，七情五志是五神活动的外在表现，五神与寤寐密切相关。气郁质多累及心、肝、脾胃，故更容易因情志问题引起不寐。

因气郁为发病之根本，故调畅气机为治疗之关键。脾胃为调节人体气机升降的枢纽，肝胆为调畅气机出入的枢纽，故善治郁者重视调肝脾之气。治疗以逍遥散、小柴胡汤、四逆散、柴胡疏肝散为基本方，佐以解郁安神之药物随证加减。若肝气郁久化火、夹胆火上逆者，可经腑同治；予以柴胡加龙骨牡蛎汤加减，使肝胆疏利，气血调和，阴平阳秘，则神安心宁，寐自安。

九、特禀质

特禀质即为内在的特殊过敏体质，因一些疾病困扰，并且呈现为夜间加重，故使得患者夜不能寐，辗转反侧。这种过敏体质一般多为先天原因或者后天形成的过敏反应，使得机体发生对抗反应保护机制。解决办法为通过医疗手段进行脱敏治疗，或者远离过敏原，以及加强体质锻炼，以增强机体免疫力。

第四节　因体质引发不寐的防治要则

中医体质与健康、亚健康、疾病之间存在密切的联系。因此，从中医体质角度对不寐进行研究，对临床预防与治疗不寐具有重要的指导意义。

一、体质与疾病易感性的关系

疾病的发生、发展、变化与人体体质有着密切的关系，体质的强弱决定疾病的发生与否，体质的特殊性很大程度上也左右着病证类型。

正气是维持人体生理功能的根本，主要指人体对外界环境的适应能力、抗邪能力和康复能力。《内经》认为，疾病的发生，致病因素是重要的条件，但很大程度上取决于正气的强弱。正气与邪气斗争的胜负决定着发病与否。体质壮者，正气充实，腠理致密，抗邪有力，不易发病；体质弱者，正气不足，腠理疏松，抗邪无力，易生疾病。正气的强弱在发病过程中起着重要作用，正如《素问·刺法论》曰："正气存内，邪不可干。"《素问·评热病论》亦曰："邪之所凑，其气必虚。"这指出若正气强盛，抗邪力强，则正邪相搏，正胜邪退则不发病；正气不足，抗邪力弱，正邪相搏，邪胜正退则发病。

人体体质的形成亦受先天禀赋的影响。先天禀赋的差异及环境条件、饮食结构等的不同，决定了个体体质的千差万别。"有刚有柔，有弱有强，有短有长，有阴有阳"，"形有缓急，气有盛衰，骨有大小，肉有坚脆，皮有厚薄"，但归于根本不外乎阴阳、表里、寒热、虚实。其中体质壮实、阳气偏盛之人，易感受热邪，病多从热化，即使感受寒邪，也易转化成热证、实证；反之，易为寒证、虚证。

体质差异具有易感性与趋向性。如男女在体质上存在着众多的差异，与男子相比，女子尤以精血不足等虚弱体质为主。也就是说，不同类型的体质对于某些疾病容易发病。专家指出，造成太阳中风和太阳伤寒的根本原因就在于患者原有的某些体质差异。易感性还体现在，阴虚质者多易患温热类温病，脾虚湿聚者多患湿热类温病等。并且有研究认为，存在有关病理体质的六淫易感性规律，即迟冷质者易感寒邪而发寒病，燥红质者易感燥邪而发燥病，腻滞质者易感湿邪而发湿病。

若机体长期处于不寐状态，焦虑、抑郁、烦躁等的发生率也会随之升高，甚至会增加代谢综合征、糖尿病、高血压、心脑血管疾病乃至恶性肿瘤等心身疾病的风险，因此应当引起社会的广泛关注。故对于不寐患者的预防和治疗尤为关键。

二、不寐的中医调理治疗

对于有难以入睡、心悸、抑郁或恐惧、多梦、早醒的不寐患者，通过辨别不寐体质，如属于气虚或阳虚体质的，可以采用刮痧排毒疗法进行治疗。刮痧排毒疗法符合"调气、解毒、补虚"的治疗原则，通过对脏腑功能的调节作用，使阴阳平衡，恢复天、地、人三部之气同步运行，从而达到治疗目的。已有研究表明，以头颈、肩背部（督脉及背俞穴）为主，配合神门、三阴交、百会、四神聪等穴，采用刮痧排毒疗法能改善患者的睡眠质量。

对于平和质和气郁质的不寐人群，考虑到其主要原因与工作压力大、熬夜习惯及性格特征关系较大，民间常采用音乐入静疗法和香囊疗法进行治疗。许多研究早已证明，合适的音乐对神经系统、心血管系统、呼吸系统、消化系统等均有良好的调节作用，对精神心理和行为也有良性影响，是调理亚健康状态的一种好方式。

对于多梦、易醒、记忆力减退、胸闷、舌体胖大、苔白腻、脉滑的痰湿质不寐体质类型，根据"解毒"治疗原则，祛除湿浊之邪，采用刺血疗法进行治疗。通过每次针刺排出少量暗红色血液，使体内湿浊随血排出体外，同时激发人体免疫系统，恢复正气，达到"补虚"目的，使人体气血阴阳协调平衡。因此，刺血疗法具有解毒化湿、调理阴阳、宁心安神的作用。

对于顽固性不寐，脐内环针疗法有良好的治疗作用。有报道采用壮医专家黄瑾明的脐内环针疗法治疗不寐，并观察脐内环针疗法对不寐心理量表的影响。结果表明，脐内环针疗法改善不寐患者的焦虑量表、抑郁量表和匹兹堡睡眠质量指数等量表评分，效果值得肯定。脐内环针疗法能纠正不寐的阴阳失调，达到治疗不寐的目的。

对于气郁质不寐的治疗，穴位贴敷疗法也具有一定的疗效。根据所治疗疾病的不同，选用不同的壮药，经过加工制备成贴剂，贴于人体的某些部位或穴位。通过药物直接刺激穴位，疏通龙路、火路，祛毒外出并调整阴阳，恢复天、人、地三气的同步运行。

体质的差异性决定了遣方用药的特殊性。对于体质的调理，需因人处方，不同体质类型用药不同。如阴虚质宜用天冬、麦冬、女贞子、北沙参；气虚质宜用党参、黄芪；阳虚质加仙茅、肉苁蓉；痰湿质用苍术、陈皮、半夏；血虚质宜用白芍、阿胶、龙眼肉；湿热质用砂仁、薏苡仁；特禀质加白术、防风、乌梅；瘀血质加丹参、当归、川芎；气郁质加柴胡、郁金、合欢皮、佛手。不同年龄、体质用药不同，如小儿、妇女产后、年老者虚性体质多见，应祛邪扶正并举，药量宜轻，忌攻伐太过，处方宜用缓和之品。同时，男女有别，用药各异。如男性重在护肾，阴虚质多见，宜用滋阴补肾之剂；女性重于调肝，阳虚、气郁、瘀血质多见，宜用益气养血疏肝、活血化瘀开郁之品。

一些成熟的方药对于不寐的诊治起到关键作用。温胆汤最早见于《外台秘要》，方中药物为二陈汤加枳实、竹茹，主治"大病后，虚烦不得眠，此胆寒故也"。后世医家在此基础上灵活运用，组成加减温胆汤，尤以《三因极一病证方论》中的温胆汤为世人推崇，具有理气化痰、清胆和胃之功效，主要用于胆郁痰扰型虚烦不寐。

随着生活节奏的加快和生活水平的提高，越来越多的年轻人熬夜加班、嗜食辛辣刺激之物，造成心阳虚衰的体质。心阳虚损，心神不敛，浮越于外，乃生烦躁。归脾汤原载于《济生方》，明代薛己在《内科摘要》中在原方基础上加入当归、远志，使其日臻完善，主要用于心脾气血两虚之神志不宁及脾不统血之失血证。临床中多用于心脾气血两虚型不寐，症见心悸怔忡、健忘、气短乏力、面色萎黄等。随着工作生活压力的增加，越来越多的人思虑过度，劳伤心脾，暗耗心血，出现乏力、记忆力下降、怔忡、焦虑不安等，这些均不同程度地引起不寐。

针灸作为中国传统物理疗法，具有交通阴阳、畅达气血的作用，对治疗不寐也有显著效果。针刺可以调节自主神经功能，改善睡眠，在一定程度上修复睡眠结构，重构睡眠的连续性，并能延长慢波睡眠时间和快动眼睡眠时间，这是针灸提高睡眠质量的主要临床机制。主穴可选神门、百会、三阴交等。针刺治疗可提高患者的睡眠质量，改善机体血液循环，增强神经元能量代谢，激活机体睡眠功能，缓解患者精神紧张状态，从而有效治疗不寐。

临床耳穴治疗对不寐病症也有疗效。耳穴疗法的操作部位主要是耳郭上的各个应激点。中医学认为，耳与脏腑经络有着密切联系。小肠经、三焦经和胆经更是直接入耳，其余经脉或经过别络入耳，或循行于耳周，即所谓"十二经通于耳""耳，为宗脉之所聚"。中医学认为，不寐的主要病机为脏腑功能失调所致神明被扰，神不安舍。耳穴对于不寐的治疗不仅可以调理脏腑，更是根据经络属络入脑而安神定志。西医学对耳的认识更为精细。从解剖上说，分布于耳郭的神经十分丰富，具体包括迷走神经、舌咽神经、面神经、耳大神经、枕小神经、耳颞神经等不同来源的神经纤维，并在耳郭相互重叠，构成神经网状结构。耳穴疗法可以直接调节自主神经系统，影响大脑皮质神经的兴奋性。

对于不寐的其他治疗方法，药线点灸是壮医根据疾病或病症的不同，采用经过特定壮药药液浸泡的苎麻线，点燃后，熄灭明火，将线头火星轻按施灸部位或穴位。有临床报道采用穴位埋线疗法结合壮医药线点灸疗法治疗不寐，通过对点灸部位或穴位的温和刺激，激发人体阳气，发挥温煦、防御功能，调理气血阴阳，使阴阳协调，达到治疗目的，尤其适合阳虚质不寐的体质类型。

综上，对于不寐的治疗，可以通过辨别体质不同，选用不同的中药方剂及针灸等疗法进行辨证治疗，临床效果显著。

三、不寐的预防

对于不寐的预防，需从精神心理、生活习惯、饮食起居等方面进行。例如，在精神心理上，要保持积极向上的心理状态，有效疏解压力，尽快排除悲伤、忧愁、焦灼等负面情绪的不良刺激，养成良好的精神卫生习惯。在生活习惯上，养成良好的睡眠习惯，每天按时入睡和起床，避免熬夜。在饮食起居上，需要营造一个安静、舒适的睡眠环境；饮食上，补充一些具有安神调神、有益睡眠的食物，如大枣、蜂蜜、百合、牛奶、莲子汤等；睡前避免饮茶、喝咖啡、抽烟等。

综上所述，对于不寐的预防与治疗，需具备整体观念并且辨证论治，关注患者体质的不同，更多地从精神心理、生活习惯、饮食起居等方面进行干预治疗。

第五节　治未病理论的应用

"治未病"指的是采取预防或治疗手段来防止疾病发生、发展，是中医治则学说的基本法则，包括未病先防、既病防变、已变防渐等多个方面的内容。早在《素问·四气调神大论》中便记载："是故圣人不治已病治未病，不治已乱治未乱，此之谓也。"其提出了治未病的思想。仲景在《金匮要略》中记述："上工治未病，见肝之病，知肝传脾，当先实脾。"将"治未病"理论切实应用于疾病的防治中。温病大家叶天士在《温热论》中也总结了病邪传变的规律，提出了"先安未受邪之地"的治疗理论，强调应做到未病先防。治未病思想是中医学的瑰宝，它贯穿养生保健及预防、治疗、康复疾病的整个过程中，为养生和防治疾病提供了方法与原则的指导。

不寐的防治要则可以从未病先防、既病防变和病后防复三个方面来论述。

首先在未病先防方面，早在《素问·逆调论》中就有"胃不和则卧不安"的记载。《灵枢·大惑论》中记载："卫气不得入于阴，常留于阳，留于阳则阳气满，阳气满则阳跷盛，不得入于阴则阴气虚，故目不瞑矣。"不寐的成因，或因七情内伤、思虑伤心、卒受惊恐，或由饮食不节、胃中不和，或因年老体虚、心神失养。故不寐病的未病先防应调畅情志，避免惊恐，饮食有节，起居有常，并配合适当的运动健身等。

在生活起居方面，要起居有常。孙思邈在《备急千金要方》中云："善摄生者，卧起有四时之早晚，兴居有至和之常静。"这指出生活起居调摄是不寐中医治未病中的重要部分。例如，阳虚质患者平素畏寒怕冷，故居住生活环境宜温暖向阳，注重保暖，避免长期生活在阴冷潮湿的环境中。气郁质居室宜保持宽敞明亮，尽量增加户外与社交活动，听积极向上的音乐。气虚质应注意休息，避免过度耗气和汗出受风。

在情志方面，要怡畅情志。《景岳全书·不寐》曰："神安则寐，神不安则不寐。"这说明睡眠与心神密切相关，心神安则睡眠好。在精神方面的调摄，要做到喜怒有节，心情舒畅，恬淡虚无，这样对于睡眠质量的提升有很大益处。中医情志护理是在中医基础理论指导下实施的护理，具有鲜明的中医特色和本土特色，提倡身心同护。情志因素是形成气郁质的主要原因，应学会倾诉与发泄，排解抑郁情绪。气虚质易思虑过度、遇事易钻牛角尖，宜自我舒缓，转移注意力。此外，还可根据患者体质特点选择相宜的五行音乐，以调畅情志。

在饮食调护方面，要做到饮食有节。《素问·逆调论》曰："胃不和则卧不安。"饮食不节，宿食停滞，脾胃受损，胃气失和，升降失常，以致睡卧不安，不得安寐。故应节制饮食，勿暴饮暴食，食宜清淡，不宜滋腻。另外，《景岳全书·不寐》中记载："饮浓茶则不寐。"因此，晚间应避免饮用浓茶。根据体质特点和食物的性味归经，选用相宜的食物，长期坚持能够改善人体脏腑的盛衰偏颇。阳虚质宜选用温补脾阳、肾阳的食物，如羊肉、生姜等，少食生冷、苦寒的食物，如螃蟹、梨等，以免损伤阳气。气郁质宜选用疏肝理气解郁的食物，如玫瑰花、金橘等，少食收敛酸涩的食物，如石榴、乌梅等。气虚质宜选用健脾益气的食物，如小米、山药等，尽量少吃或不吃生萝卜等耗气之品。

在运动方面，要适当，量力而行。运动可以起到疏通经络、调畅气机的作用。西医学认为，运动可以促进多巴胺的分泌，使人感到快乐。阳虚体质者可以选择有助于振奋阳气的运动方式，如短跑、跳绳及练八段锦等中医传统健身功法，同时注意保暖避寒。气郁体质者宜选择较大强度的运动锻炼，如跑步、打球等，也可通过瑜伽牵拉胆经，以疏肝理气。气虚体质者进行运动时应循序渐进，以慢跑、健步走及传统健身功法为主，避免汗出过多。以上这些都提醒我们，要养成规律的作息习惯，做到"法于阴阳，和于术数，起居有常"。运动健身，如饭后散步、打太极拳、练五禽戏等，都是防治失眠的好方法，让身体稍感劳累，有助于促进睡眠。

在既病防变与病后防复方面，应该积极治疗，谨防疾病转变，可以采用中药、针灸等治疗方法。在中药治疗上，应分清不寐的虚实，辨证施治。不寐治愈后极易复发，而其诱发因素常为情志失常，进而扰动心神，故治愈后应重视精神调摄，克服烦躁焦虑、惊悸不安、闷闷不乐、思虑过度、精神萎靡等不良精神状态，保持心情舒畅。

在睡眠卫生方面，避免在睡前过饱或过饥，注意起居环境，做到饮食合理，清静养神，建立有规律的作息时间，给予安宁的睡眠环境，加之适当的运动健身来增强体质，养成良好的睡眠习惯。另外，现代人健康养生管理观念日益增强，可以应用中医健康管理进行不寐的干预治疗。中医健康管理是根据中医学基本理论，运用"整体观念""治未病"思想，结合健康管理理念，对社会个体或群体的健康状态进行系统的信息采集、评估、调理及跟踪服务，从而提高人口健康素质的动态服务过程。针对患者治疗过程中应与中医治未病的健康管理方法相结合，根据风险评估所获得的资料，通过中医干预的方法，制订个性化的中医健康管理方案，包括生活起居、饮食调护、运动指导、情志调摄、中医特色治疗等，以改善睡眠质量和生活质量。以中医体质为切入点，重视对亚健康不寐患者体质的全程调理及综合改善，推广中医个体化全生命周期养生保健方案，实现"治未病"理念，为中医临床防治不寐提供思路。

综上所述，我们可以发挥中医的优势，将治未病理论运用在不寐的防治中，找出不寐者的高危体质类型，根据"治未病"的理念，调整偏颇体质，达到"未病先防"的目的。而已病者，根据其体质类型辨别其证型，加以运用辨体、辨病与辨证相结合的诊疗模式，判断疾病证型与疾病的演变，从而提高辨证治疗的准确性，最终采取个体化的治疗，提高临床诊疗效果。

第八章　养生疗法干预不寐

第一节　养神与不寐

一、神与不寐

《灵枢·本神》论述五脏藏精舍神，以气相沟通：神藏于脏，安于其所而寐；若神不能安舍于五脏，则不寐。《难经》中也有"卧之安者，神藏于心，魂归于肝，意归于脾，魄藏于肺，志归于肾，五脏涵养五神……神机不安，亦可生本病"的论述。故使神安藏于五脏，可干预不寐。

二、养神

在《内经》中，神包含三层含义：一为自然之神，二为人体之神，三为鬼神、高明医工。自然之神包括了自然规律法则，以及不可预测和描述的物质，如阴阳二气。《素问·阴阳应象大论》曰："是故天地之动静，神明为之纲纪。"人体之神则承续了生命力、精神意志活动、生命外延表现等意义。其中，生命力主宰强调的是人体全部生命活动运转的动力；精神意志活动则以心为中心，五脏为发起点来进行；生命外延表现侧重于五官、动作、声音等表现，如"五味入口，藏于肠胃，味有所藏，以养五气，气和而生，津液相成，神乃自生"。

"养神"指的是通过调节精神、情志、思想活动来促进人的心理健康，以达到形神协调、祛病延年的养生目的。养神是养生

298

的重要手段和组成部分。其方法主要通过调节精神、意识、思维活动，做到精神上淡泊宁静，情绪上乐观开朗，这是养神的本质目的。

三、《内经》中养神的方法

《内经》中蕴含着丰富的养神思想和方法。首先，《素问·上古天真论》开门见山地提出，养神当遵从"守神""积精全神"之法，如此方能"形与神俱"。其次，还要对欲望进行控制，嗜欲不尽则不能做到"精神内守"。《素问·四气调神大论》则提出了关于季节和时辰养神的具体方法，在春夏秋冬的养生活动中，均把起居作息顺应规律的原则置于首位。接着，《内经》还非常看重情志养护对养神的整体作用，情志顺畅能够保证人体"真气"顺畅地运行和精神内守。另外，书中还采用大量篇幅叙述了针刺经络穴位对养护神明的重要作用，并记载了饮食的均衡节制可保障形与神俱。

（一）精神内守

调养精神首先需要守神，即不损耗精神，使其向内收敛。"精神内守"指的是一种自我约束行为，包括自我控制意识和思维活动，自我调节精神状态，使精神与周围环境保持和谐。其核心理念是要使大脑处于一种无欲无求的清静状态，在日常生活中做到用神有节，不做无谓的耗神行为。"静则神藏，躁则消亡"，达到一种心理上处于平和、淡泊的状态，神气内敛于心，精神内守不外散。从心理层面来对个人的需求进行约束，不过分追求名利，保持稳定的思想和情感，主动去顺应自然环境的变化，是保障心理健康和谐的重要条件。

恬淡虚无，静也。静，指的是把外散的神内敛于心中，即守神。这样，身体就会处于一种稳定平衡的状态，气血运行畅通无碍，精力充沛饱满，身心自然不会受到病邪干扰。其次，守神还有一层意义，就是要懂得节制。《素问·上古天真论》尤其倡导"志闲而少欲"，以此来指导养神行为。人皆有七情六欲，正常的需求得到满足和情志的自然反应，会使人的内心感到快乐和舒适。但是，太过的欲望得不到满足，则会扰乱情志的平衡，从而影响脏腑功能运转。对于日常生活中易产生的多余欲望需求，要做到自我控制和约束，将注意力转移到人体内在，而不是停留于感官的刺激。总之，"精神内守"强调对精神的内敛保留，以及在自我控制下防止外散。

（二）顺情理志

情志指的是喜、怒、忧、思、悲、恐、惊七种情志活动。《素问·阴阳应象大论》曰："人有五脏化五气，以生喜怒悲忧恐。"心之志为喜，肝之志为怒，脾之志为思，肺之志为忧，肾之志为恐。正常的情志反应不会引发疾病，但是超过限度的情志，如强烈的精神刺激和过度的喜怒反应，会作用于脏腑功能，并扰乱心神运作，导致身体气机的升降失调。具体表现为"怒则气上，喜则气缓，悲则气消，恐则气下，惊则气乱，思则气结"，这些都会导致气血失调，经络运行紊乱，从而引发疾病。在经历不如意的遭遇时，应及时排解不良情绪，合理地调摄情志，这有利于精神的养护。过激的反应会损耗神气，甚至为未来得病埋下祸根。

对于情志的调控，还可通过情志相胜的方法来具体实行。中医学五行理论中，木火土金水存在相生相克关系，且分别对应人体的五脏，即肝、心、脾、肾、肺，而五脏又有各自所代表的情志，故这些情志之间同样具有生克关系。当一种情志太过或不足时，运用一种情志去进行中和纠偏的方法称为情志相胜法。悲胜怒，怒胜思，思胜恐，恐胜喜，喜胜悲。情志过激会伤及对应脏腑，对此可以运用相胜的情志来进行调理。当一种情志过激产生伤害脏腑功能的负面效果时，要采用能胜之的另一种情志去进行中和治理，达到平和气机、通畅营卫的效果，从而减少或治愈因情志引发的心理疾病。

（三）四气养神

四气养神，即在因时制宜原则指导下，根据四时特点而调摄精神，使神和形在四时变动中始终保持相互协调。《灵枢·本神》曰："故智者之养生也，必顺四时而适寒暑。"

《素问·四气调神大论》专门阐述如何在四时中调养人的精神。四季的更替变化与人体的生理特点息息相关。虽然四季特点各异，但是调神的诀窍可概括为一个"顺"字——"必顺四时而适寒暑"。唯有顺应四时阴阳变化特点，精神才会平和。因此，《素问》有"四气养神"之论："春三月，此谓发陈，天地俱生，万物以荣……以使志生，生而勿杀，予而勿夺，赏而勿罚。"说明春季养神的关键是"使志生"，让情志顺应春天的特点，保持生发向上，不能杀伐。"夏三月，此谓蕃秀，天地气交，万物华实……使志无怒，使华英成秀，使气得泄，若所爱在外。"夏季养神的关键是"使志无怒"，宜保持神清气和、乐观而积极向上的情绪，避免怒气对人体的损害，对外界事物保持盎然的兴趣，使机体的气机宣畅、通泄自如、情绪外向。"秋三月，此谓容平，天气以急，地气以明……使志安宁，以缓秋刑，收敛神气，使秋气平，无外其志。"秋季养神的关键是"使志安宁"，让情志逐渐内敛，保持精神上的安宁，平和淡然地对待外界事物。"冬三月，此谓闭藏，水冰地坼，无扰乎阳……使志若伏若匿，若有私意，若已有得。"冬季养神的关键是要保持安定与满足的情绪，让情志静而内藏，不要轻易外放。如此顺应春夏秋冬四时之气，旨在使精神平和，有助于形神统一和身心健康。因此，人应根据四时之气的变化调摄个体情志和心理状态，保持情志变化与节气特点同步，遵从适时原则，才能有助于心神宁静。若违背人与自然这种同气相求的相互融通关系，则不利于健康。因此，《内经》一再强调："逆之则灾害生，从之则苛疾不起。"

（四）药物和针灸养神

《内经》中记载了采用生铁落饮来治疗心悸、狂躁、暴怒、不安等神志疾病。《素问·病能论》云："有病怒狂者……使之服以生铁洛为饮。夫生铁洛者，下气疾也。"后世医家对此进行了发扬，代表中药方剂有归脾汤和天王补心丹。除此之外，若出现五志过极、心火妄动，从而灼伤神明，可见情绪易怒、耳鸣头昏、失眠多梦等症状，临床多选择酸枣仁汤或黄连阿胶汤来清热滋阴、宁神安志。

除了药物的使用，治疗还离不开针刺经络。人体的经络具有运输精微、通行营卫、协调阴阳、保养精神的作用。《素问·调经论》曰："神有余，则泻其小络之血……神气乃平；神不足者，视其虚络……刺而利之，无出其血，无泄其气，以通其经，神气乃平。"采用针灸治神时，不外乎泻实补虚、疏通气机，以使脏腑恢复藏神的功能。如《素问·宝命全形论》强调针刺治疗理念以"治神"为尊："凡刺之真，必先治神。"《灵枢·根结》亦指出，用针的要诀在于调和阴阳，以藏神于内。《内经》用诸多篇幅讲解了如何在针刺中"治神"，并对不同体质与得气表现的关系进行了探讨。

（五）饮食调神

《素问·上古天真论》曰："上古之人，其知道者……食饮有节……故能形与神俱，而尽终其天年，度百岁乃去。"掌握了饮食的规律，做到餐餐节制，是保证形神共荣、健康长寿的条件之一。《素问·生气通天论》云："阴之所生，本在五味；阴之五宫，伤在五味。"唯有掌握适合的饮食规律，方能恰当养神；饮食失调，则会对人体之神造成损伤。故平素应在饮食方面有所搭配。《灵枢·淫邪发梦》曰："甚饥则梦取，甚饱则梦予。"可以看出，饮食不能过量，要把握住度。合理的、良好的饮食习惯可以养神。

饮食性味与神的关系体现在性味相应方面，《灵枢·五味》曰："五味入于口也，各有所走，各有所病。"人体各个脏腑与饮食性味之间彼此联络，饮食五味影响对应的脏腑。在饮食养神的原则上，饮食性味应与脏腑、季节一一对应起来，对于饮食养神方面，应对它们之间的关系予以关照。

此外，不同饮食性味还具有对脏腑之神调理的作用。正如《灵枢·五味》所云："五味各走其所喜。谷味酸，先走肝；谷味苦，先走心。"《素问·脏气法时论》更加具体地指出："肝主春……肝苦急，急食甘以缓之。心主夏……心苦缓，急食酸以收之。脾主长夏……脾苦湿，急食苦以燥之。肺主秋……肺苦气上逆，急食苦以泄之。肾主冬……肾苦燥，急食辛以润之。"可见，对于饮食性味的调养，意味着可以食用被制化脏腑所代表的性味食物。

综上，在日常生活中应注意饮食的搭配、饮食的量及总体的浓淡口味。这对神的养护至关重要，也是一种行之有效的调养方法。

第二节　不寐与饮食

一、胃不和则卧不安

《内经》中对"胃不和则卧不安"的论述认为，造成阴阳、气血、营卫不得正常交通的原因是阳明经气不从其道，反上行而逆。《素问释义》对于"胃不和则卧不安"补充有："卫气昼行于经则寤，夜行于藏则寐，而卫气之出入依乎胃气，阳明逆则诸阳皆逆，不得入于阴，故不得卧。"

脾胃居中焦，上连心肺，旁连肝胆，下至肾命，是人体气血阴阳的枢纽，有着"持中央以灌四旁"的重要意义。脾升胃降，纳运协调，燥湿相济，则化源充足，阴阳交泰，精神乃治，故"胃和"则"卧安"。

若有生活作息紊乱、饮食结构改变、情绪压力积累等因素，均可导致不寐。常见病因病机如：饮食不节，痰火宿滞，阳不入阴，上扰心神；或过饥过饱，脾胃受损，胃气失和，运化无力，神失所养；或过食生冷，胃寒过盛，运化不及，湿浊内生，壅遏中焦，卫不能合于营，则不寐；思虑过度，情志不畅，肝气犯胃，中焦枢机不利，营卫失调则不寐；中焦枢机不利，心肾不交，心火上亢扰神；过逸少动，或劳倦久病，致脾胃虚弱，纳差食少，营血亏虚，心神失养；素体阴虚，或胃热灼阴，胃阴不足，肾水亏虚，不能上济心则不寐。由此可见，饮食对于睡眠的影响，合理的饮食可改善睡眠情况。

二、不寐的饮食疗法

（一）饮食疗法

饮食疗法是指通过选择食用某些天然食品来达到治病或养生保健的目的。其理论既源于东方医学的"医食同源说"，也借鉴了西方医学的"药食相即论"；既包含道家的辟谷食气法，又融合了儒家的"食不厌精"论、佛家的素食禁杀说及印度的稀释药水法等。如《内经》中的"食饮有节"论、宋代陈直的"食治"论、元代朱丹溪的"茹淡"论、忽思慧的"饮膳正要"说、明代高濂的《饮馔服食笺》、清代黄云鹄的《粥谱》等，以及今天

"药膳"的兴起，都蕴含着饮食疗法的精神。

一般来说，食疗有两种主要方法：一是利用食物本身的特性直接生食或经过一定的调制烹饪，充分发挥其功效；二是配入适当的中草药，经过特定的烹调工艺加工制作成食品，也就是我们平常所谓的"药膳"。"药膳"包括药食、药菜、药粥、药酒、药茶等，是防病疗疾、养生康复和益寿延年的养生佳品。

（二）不寐饮食疗法的原则

1. 清淡饮食

不寐患者饮食宜以平补为主，使肠胃保持正常的工作节律，从而避免身体失调导致的精神紧张。饮食清淡有助于保持比较稳定的情绪，可适当增加奶类、谷类、蛋类、鱼类、菠菜、苹果等食物的摄入。尽量减少食用火腿、腊肉等食物，因为这些食物中含有一种能刺激肾上腺素分泌的酪胺，会使大脑兴奋，降低睡意。晚餐以清淡为主，不吃不易消化的食物，以免增加肠道负担。

2. 晚餐不宜过饱、过晚

饮食不节是不寐的病因之一。晚餐不宜过晚，保证睡前三小时内不再进食。其次，晚餐不宜吃得过饱，七八分饱为宜。《彭祖摄生养性论》中说："饱食偃卧，则气伤。"《抱朴子·极言》中也说："饱食即卧，伤也。"民间还有俗语："早饭宜好，午饭宜饱，晚饭宜少。"这些说法都比较符合饮食养生。

晚餐不宜过食油腻、肥甘厚味的食物，这些食物会延长其在胃内的消化时间，加重胃肠道负担，影响睡眠。对不寐患者而言，晚餐可适当选择具有促眠作用的食物，如热牛奶、小米、生菜、香蕉、苹果、红枣等，或低脂且含有蛋白质的食物，如鹌鹑、鱼类、猪瘦肉等。

3. 睡前忌饮咖啡、浓茶、碳酸饮料

咖啡中含有咖啡因，可刺激神经系统，使呼吸及心跳加快、

血压上升，还会减少具有催眠作用的褪黑素的分泌。它不仅能使神经系统兴奋，还有利尿作用，睡前饮用会导致不寐、易醒、频繁起夜，从而影响睡眠。有些人对咖啡因较为敏感，即使只是在下午喝杯热咖啡，也可能导致夜晚难以入睡。茶叶中含有茶多酚、咖啡因、脂多糖等能促使人体中枢神经兴奋的物质，饮用后不利于入睡。此外，还有一种需要避免的就是碳酸类饮料，它会刺激胃肠道，导致胃酸反流，从而影响睡眠。

（三）不寐饮食疗法的建议

1. 饮食疗法的建议

适食补心、安神的食物。心主神明，为十二官之主宰，是情志、思维活动的中枢，其健康状况与睡眠质量密切相关。不寐患者可多食谷类食物，如小麦、小米、糯米、燕麦、粳米等。谷类种子含有较多的淀粉、纤维素、磷、B 族维生素、无机盐和一定量的蛋白质及脂肪，胚芽富含维生素 E，对宁心安神有一定作用。除此之外，还可多食莲子、桂圆、红枣、酸枣仁、茯苓、百合等食物，这些食物均有养心安神的功效。

多食富含色氨酸的食物。色氨酸是人体所需的一种重要氨基酸，对预防抑郁症、糙皮病，改善睡眠和调节情绪有重要作用。从药理作用来看，色氨酸可生成 5- 羟色胺，该物质能中和肾上腺素和去甲肾上腺素的作用，抑制人体的兴奋性，并能改变睡眠持续时间。研究证明，大脑神经细胞分泌的血清素可以抑制大脑的思维活动，使大脑进入酣睡状态。人失眠时，脑细胞分泌的血清素减少，而色氨酸是人体制造血清素的原料，摄取充足的色氨酸，可诱导入睡。

补充 B 族维生素。维生素是人体不可缺少的物质，尤其是B 族维生素，足够的 B 族维生素可改善睡眠。B 族维生素是推动体内代谢，把糖、脂肪、蛋白质等转化成热量时不可缺少的物质。如果缺少 B 族维生素，细胞功能会马上降低，引起代谢障碍，这时人体会出现倦怠和食欲不振，从而导致入睡困难。增加 B 族维生素的摄入，可改善脑神经营养供应不足所引起的失眠症状。其中，维生素 B_1 参与体内糖代谢，提供脑神经充足的营养，富含该营养的食物有燕麦、花生、猪肉、深绿色的蔬菜、牛奶等。维生素 B_6 是氨基酸在代谢利用过程中的重要辅助元素，具有合成血红蛋白、稳定情绪的功能，能缓解失眠，富含该营养的食物有动物肝脏、大豆、紫甘蓝、糙米、蛋、燕麦、花生、核桃等。此外，维生素 B_6 也叫烟酸，可参与体内生物氧化还原反应，对维持机体新陈代谢不可缺少，对神经衰弱及失眠有一定辅助治疗作用，可缓解全身乏力、烦躁、抑郁、健忘等症，富含该营养的食物有牛肉、羊肉、猪肉、鱼肉、花生、小米等。

远离导致胀气的食物。有些食物在消化过程中会产生较多的气体，从而产生腹胀感，妨碍正常睡眠，如洋葱、芋头、板栗等。肠胃较敏感的人，晚上应避免食用这些食物。此外，吃东西时应细嚼慢咽，让食物在口腔中充分咀嚼后再咽下，可减轻肠胃负担，防止出现胀气的现象。容易胀气的人，平时还需避免喝碳酸饮料、嚼口香糖，并且不要用吸管喝饮料，因为这些都会无形中增加气体的摄入，加重胀气。同时，应少吃含有果糖或山梨醇（糖）的食物或甜点，它们也是产气的"元凶"，会加重胃肠负担。

忌食辛辣刺激性食物。辛辣的食物，如辣椒、大蒜、芥末等，对身体有一定的刺激性。辣椒中含有的辣椒素是一种刺激性物质，会对舌头造成刺激，这种刺激会从舌头延伸到中枢神经系统，导致心跳变快，兴奋感增加，使患者难以入睡。此外，辛辣食物还会对肠胃造成刺激，很多人吃辣椒后容易出现胃部烧灼感，影响睡眠。研究显示，晚餐中加入辣椒酱和芥末的人，睡眠质量会更差，这些香料还会损伤心脏。常食的辛辣食物中，葱、蒜、韭菜、生姜、酒、辣椒、花椒、胡椒、桂皮、八角、小茴香、咖喱等都属于此类。所以想要获得良好的睡眠，就应该避免食用以上食品，尤其是阴虚燥热型不寐者更不宜食用。

2. 助眠食物推荐

（1）小麦

助眠原理：小麦性凉，味甘，可养心气、安定精神，对于心血不足引起的不寐、心悸、情绪起伏大者有良好的效果。小麦中的麦胚芽是营养素最集中的部位，蛋白质含量达30%，维生素及无机盐含量也很高。研究表明，常食用富含麦胚芽的小麦，可以增加细胞活力，改善脑细胞功能，镇静安神，增强记忆力，抗衰老，预防心脑血管疾病。

食用建议：小麦以色泽深褐、麦粒饱满、完整并有淡淡坚果味者为佳。保存时用密封容器装好，置于阴凉、干燥、通风处。除了不寐者，患有脚气病、末梢神经炎者，以及体虚、自汗、盗汗、多汗者也比较适合食用小麦。

（2）牛奶

助眠原理：牛奶能补虚滋养，益胃生津，有"养心"的功能。牛奶中含有两种催眠物质：一种是色氨酸，能促进大脑神经细胞分泌出使人昏昏欲睡的神经递质5-羟色胺；另一种是对生理功能具有调节作用的肽类，有利于解除疲劳，催人入睡。营养专家认为，牛奶最好在傍晚或临睡之前半小时饮用，这样有利于营养物质的吸收，有效地提高睡眠质量，不寐患者更应该如此。

食用建议：乳糖不耐受者不适合饮用牛奶，若饮用牛奶后有不良反应，可用酸奶或豆浆代替。建议不要空腹饮用牛奶，应配合面包、蛋糕、点心等食用，有利于营养成分的吸收。

（3）土豆

助眠原理：土豆性平，味甘，无毒，能健脾和胃，益气调中，缓急止痛，通利大便。现代研究证明，土豆富含淀粉，土豆淀粉不仅具有养护胃肠道的作用，还能够清除那些妨碍色氨酸发挥催眠作用的酸性化合物，从而帮助睡眠。土豆是胃病和心脏病患者的良药及优质保健品，也是抗衰老的食物之一。

食用建议：土豆在消化过程中会产生较多的气体，容易引起腹胀，因此不宜在睡前太晚食用，以免产生腹胀感，妨碍正常睡眠。食用土豆一定要去皮，特别是要削净已变绿的皮。去皮后放入冷水中，再向水中滴几滴醋，可以防止氧化变黑。

（4）小米

助眠原理：小米性微寒而无毒，其色氨酸含量为谷类之首，具有健脾、和胃、安眠等功效。小米中丰富的色氨酸能暂时抑制大脑思维活动，使人产生困倦感，容易入眠，对缓解精神压力也有很大作用。

食用建议：小米一般人均可食用，更是老人、患者、产妇宜用的滋补品。但气滞者忌用，素体虚寒、小便清长者少食。清洗小米时注意，忌清洗次数过多，以免造成营养成分流失，淘洗1～2次，无悬浮杂质即可。

（5）鲜藕

助眠原理：藕性寒，味甘，具有清热、养血、除烦等功效，可治血虚不寐，有安神助眠之功效。鲜藕除了含有大量的碳水化合物外，蛋白质和各种维生素及矿物质的含量也很丰富。

食用建议：煮莲藕时忌用铁器，以免导致食物发黑。此外，莲藕是体质虚弱者的理想营养佳品，可经常食用。由于莲藕性偏凉，故产妇不宜过早食用。一般产后1～2周再吃藕，可以起到逐瘀的作用。

（6）葵花籽

助眠原理：葵花籽富含维生素 B、维生素 E。维生素 E 属于抗氧化剂，有助于维持神经、肌肉组织的正常功能，使毛细血管壁更稳固。葵花籽含多种氨基酸和维生素，可调节脑细胞的新陈代谢，改善脑细胞的抑制功能。美国生物学研究证实，葵花籽能辅助治疗抑郁症、神经衰弱、失眠等疾病，还能增强记忆力。

食用建议：正常的瓜子表面有自然的纹路，每粒瓜子都有不同程度的凹陷。如果有异常的滑腻感，则可能表面用滑石粉处理过。吃葵花籽不宜过量，正常人每天食用50克左右，即可以满足人体对维生素的需求。

（7）莲子

助眠原理：莲子性平，味甘、涩，具有补心益脾、养血安神等功效，善于补五脏不足，通利十二经脉气血，使气血畅而不瘀。莲子中含有的莲子碱、芳香苷等成分具有镇静作用。莲子心还有很好的祛心火的功效，可以治疗口舌生疮，并有助于睡眠。

食用建议：在选择莲子的时候，如果看到很白的莲子，最好不要买，有可能是被漂白过的。好的莲子泛微黄，表面略皱。莲子的淀粉含量很高，大便秘结难解者或者容易腹胀之人则应少食或不食莲子，以免加重不适。

（8）桂圆

助眠原理：桂圆肉味甘，性平，能安心神，益气血，健脾胃。《神农本草经》说桂圆能安志，久服强魂聪明，轻身不老，通神明。《食疗本草》则说其能"安神补血"。桂圆有突出的养心补血安神功效，是不寐患者的上乘之品。桂圆含有丰富的铁质，还含有大量维生素A、B族维生素及葡萄糖等，对健忘、心悸、神经衰弱导致的不寐有调理作用。

食用建议：桂圆不宜一次大量食用，容易上火导致喉咙不舒服，甚至还会伤阴、使月经出现异常。食用桂圆后容易生内热，因此便秘、口干舌燥、小便黄赤者不宜食用，青壮年不宜大量食用。

（9）黑芝麻

助眠原理：黑芝麻味甘，性平，含有丰富的卵磷脂，B族维生素、维生素 A、维生素 D、维生素 E 等，这对补益脑髓、安神催眠、促进脑神经的活力具有积极作用。研究还表明，经常食用黑芝麻的人，睡眠香甜，智力优异，还有美容健身的效果。作为安神佳品，可以常服。对肝肾虚损、精血不足引起的不寐、健忘、头晕等尤为对症。

食用建议：黑芝麻尤其适合肝肾不足所致的不寐、眩晕、眼花、视物不清、腰酸腿软、耳鸣耳聋、发枯发落、头发早白者食用。黑芝麻外面有一层稍硬的蜡，把它碾碎后食用，人体才能吸收黑芝麻的营养，所以黑芝麻最好加工后再吃。

（10）山药

助眠原理：山药味甘，性平和，具有健脾胃、益精气、安神志的功效。山药中的胆碱，可以与乙酰辅酶 A 在体内合成乙酰胆碱，而乙酰胆碱是大脑中的重要物质，参与学习、思维、记忆活动，对大脑功能有调节作用。古代文献中有很多关于山药可以补心气、安心神、开达心窍、主治不寐健忘的记载，肯定了它的养心安神作用。脾胃虚弱所致的不寐患者，应该多食用山药。

食用建议：山药中含有一种黏液，有些人接触后会出现皮肤过敏、发痒，因此削山药皮和切山药时最好戴上一次性手套。山药如果是蒸食，可以不用削皮，将表面的泥沙洗干净即可，蒸熟后很容易将皮剥掉。

（11）猪心

助眠原理：猪心性平，味甘、咸，具有安神定惊、补血养心的功效，对于因为心气亏损和心血失养所导致的不寐或者健忘、心悸、注意力不集中、神志恍惚等都有一定的治疗功效。根据"以脏补脏"的原理，历代医家均认为猪心入心经，为补心药，对治疗人的神志病有良好效果，可改善不寐。

食用建议：用手触摸有弹性，质地坚硬，切面整齐，用手挤压后有鲜红色血液渗出，表明是新鲜的猪心，宜选购。猪心可以营养心肌，有利于功能性或神经性心脏疾病的痊愈，但猪心胆固醇含量偏高，高胆固醇血症者应忌食。

（12）猪脑

助眠原理：猪脑性寒，味甘，含有丰富的蛋白质、磷脂及钙、磷、铁、B族维生素和烟酸等物质。这些成分与人体大脑所需的营养成分大致相同，可以很好地补充人类大脑的需要，食用猪脑能够益肾安神、健脑益智，用于肾虚、髓海不足所致的不寐、健忘、眩晕等。

食用建议：猪脑最好不要放置过久再食用，应现买现做。如果一次吃不完，可放在保鲜盒中密封，再放入冰箱冷藏区短期保存。猪脑尤其适合体虚、神经衰弱、眩晕耳鸣者食用，但高胆固醇血症及冠心病患者忌食。

（13）蜂蜜

助眠原理：蜂蜜味甘，性平，能补中益气、安五脏、解百毒。蜂蜜采集百花的精华，营养丰富，能宁神健脑，增强神经功能，提高机体对疾病的抵抗力，是适合不寐患者食用的补养之品。蜂蜜含有能促进人体大脑思维和记忆的乙酰胆碱和叶酸。这些物质进入人体后，可促进大脑的发育，改善因用脑过度引起的不寐、神经衰弱、健忘等病症。

食用建议：适量食用蜂蜜可润肠通便，但过量食用会影响胃的正常消化功能，反而影响消化。高温会破坏蜂蜜中的营养物质，使其抑菌作用下降，因此，蜂蜜最好用40℃以下的温开水或凉开水稀释后食用。

（14）大枣

助眠原理：大枣味甘，性温，归脾、胃经，有补中益气、养血安神之效。大枣含糖类、蛋白质、维生素C、有机酸、钙、磷、铁等，对气血虚弱引起的多梦、不寐、精神恍惚有显著疗效。此外，红枣中还含有一种糖苷，具有镇静作用。

食用建议：红枣在铁锅里炒黑后泡水喝，可以治疗胃寒、胃痛；加上桂圆，就成了补血、补气的茶饮。脾胃虚弱者生吃红枣会分泌过多胃酸，导致胃痛，因此建议熟吃红枣。另外，红枣的枣皮很难消化，需要细嚼慢咽。

（15）莴笋

助眠原理：莴笋味苦，性寒，有益五脏、通经络、坚筋骨、开胸膈、利小便的功效。莴笋含钾量较高，有利于促进排尿，减轻对心脏的压力，对高血压和心脏病患者极为有益。它还含有少量的碘元素，这对人的基础代谢、心智和体格发育，甚至情绪调控都有重要影响。莴笋具有镇静作用，经常食用有助于消除紧张，帮助睡眠，适合调理神经衰弱所致的不寐。

食用建议：莴笋能改善消化系统和肝脏功能，有助于抵御风湿性疾病和痛风。女性产后缺奶或乳汁不通者，也可多食莴笋。但需注意，过量或经常食用莴笋，会导致夜盲症或诱发其他眼疾，不过只需停食莴笋，几天后症状就会好转。

（16）燕麦片

助眠原理：燕麦性味甘、平，能益脾养心、敛汗。它含有丰富的 B 族维生素和叶酸，食用燕麦可以帮助人体产生褪黑素，有利于睡眠。此外，燕麦还富含多种矿物质，可益气补虚、缓解压力，对不寐、焦虑、神经衰弱等都有一定的调理作用。

食用建议：食用燕麦时，一次不宜太多，否则会造成胃痉挛或腹胀。过多食用也容易滑肠、催产，所以孕妇应该忌食。新鲜的麦片可放入密封袋内，置于阴凉干燥处保存。开封了的燕麦片，需要连同包装放入密封容器内保存。

（17）香蕉

助眠原理：香蕉味甘，性寒，无毒，能清热、润肠、解毒、养阴润燥、生津止渴。香蕉能促进大脑分泌 5- 羟色胺，能缓和紧张的情绪，提高工作效率，降低疲劳感，使人觉得快活和安宁，尤其适合不寐患者食用。

食用建议：因香蕉含有大量钾，故胃酸过多、胃痛、消化不良、肾功能不全者应慎食。香蕉含易被婴儿吸收的果糖，对于水泻不止的乳糖酶缺乏患儿，可作为主食喂养。

（18）紫菜

助眠原理：紫菜味甘，性寒，富含蛋白质和碘、磷、钙等，同时紫菜还可以入药，具有化痰软坚、清热利水、补肾养心的功效。紫菜中 B 族维生素，尤其是维生素 B_{12} 含量很高，常吃有助于防止神经受损，预防衰老和记忆力减退，防治不寐。

食用建议：若凉水浸泡后的紫菜呈蓝紫色，说明该紫菜在干燥、包装前已被有毒物质污染，这种紫菜对人体有害，不能食用。紫菜性寒凉，身体虚弱、胃寒阳虚者慎食。每次食用紫菜不宜太多，以免引起腹胀、腹痛。

（19）鸽子蛋

助眠原理：鸽子蛋性平，味甘、咸，具有补肾益气及解毒等功效，对于不寐、肾虚、身体疲乏无力、心悸头晕、腰膝酸软等症有治疗作用。鸽子蛋所含的钙和铁元素均高于鸡蛋。研究表明，钙质和铁质摄入不足，会增加患不寐的概率，适当食用鸽子蛋可防治不寐。

食用建议：一般人群均可食用鸽子蛋，特别是体质虚弱者，但有实邪者、食积胃热者、性欲旺盛者及孕妇不宜食用。挑选鸽子蛋时，可将其对着日光透射，新鲜的蛋呈微红色、半透明状态、蛋黄轮廓清晰；昏暗不透明或有污斑的表示已经变质，不宜食用。

（20）糯米

助眠原理：糯米味甘，性温无毒，能补血益气、滋阴补虚、健脾暖胃、温养五脏、静心安神。可缓解不寐，尤其适合贫血、神经衰弱者食用。

食用建议：糯米性黏滞，难以消化，一次不宜食用过多，尤其是消化能力不佳的老人、小孩或患者更应慎食。挑选糯米时，有两种品种需注意：一种是椭圆的，挑的时候看是否粒大饱满；另一种是细长而尖的，挑的时候看是否发黑或坏掉。

3. 安眠的药膳

中医药膳是在中医药理论指导下，将不同药物与食物进行合理组方配伍，采用传统和现代科学技术加工制作，具有独特的色、香、味、形、效，有保健、防病、治病等作用的特殊膳食。

中医药膳主要由两大类原材料组成，即药材与食材。药材具有不同的性能与功效，可以防病治病、促进机体健康；食材是人体营养物质的主要来源，用以保证人体正常生长发育及生命活动。将这两者按一定的理论与原则有机组合，融药物的治疗特性于日常膳食中，既具有膳食提供机体营养的基本功能，又具有一般食物的色、香、味、形特征，同时还具有防治疾病、保持健康、改善体质的重要作用。

（1）猪心枣仁汤

原料：猪心1个，酸枣仁、茯苓各15克，远志5克。

制法：把猪心切成两半，洗干净，放入净锅内，然后把洗干净的酸枣仁、茯苓、远志一块放入，加入适量水置火上，用大火烧开后撇去浮沫，改用小火炖至猪心熟透即成。每日1剂，吃心喝汤。

主治：此汤有补血养心、益肝宁神之功用，可治心肝血虚引起的心悸不宁、不寐多梦、记忆力减退等症。

（2）天麻什锦饭

原料：天麻5克，粳米100克，鸡肉25克，竹笋、胡萝卜各50克，香菇、芋头各1个，酱油、料酒、白糖适量。

制法：将天麻浸泡1小时左右，使其柔软，然后把鸡肉切成碎末，将竹笋及洗干净的胡萝卜切成小片；芋头去皮，同香菇洗净，切成细丝。粳米洗净入锅中，放入切好的配料及白糖等调味品，用小火煮成稠饭状，每日1次，做午饭或晚饭食用。

主治：此饭有健脑强身、镇静安眠的功效，可治头晕眼花、不寐多梦、健忘等症。

（3）龙眼冰糖茶

原料：龙眼肉25克，冰糖10克。

制法：把龙眼肉洗净，同冰糖放入茶杯中，冲入沸水，加盖焖一会儿，即可饮用。每日1剂，随冲随饮，随饮随添开水，最后吃龙眼肉。

主治：此茶有补益心脾、安神益智之功用，可治思虑过度、精神不振、不寐多梦、心悸健忘等症。

（4）远志枣仁粥

原料：远志15克，酸枣仁10克，粳米75克。

制法：粳米淘洗干净，锅中放入适量清水，加入洗净的远志、酸枣仁，用大火烧开，以小火煮成粥，可作夜餐食用。

主治：此粥有宁心安神、健脑益智之功效，可治老年人血虚所致的惊悸、不寐、健忘等症。

（5）百麦安神饮

原料：小麦、百合各25克，莲子肉、首乌藤各15克，大枣2枚，甘草6克。

制法：把小麦、百合、莲子、首乌藤、大枣、甘草分别洗净，用冷水浸泡半小时，倒入净锅内，加水至750毫升，用大火烧开后，小火煮30分钟。滤汁，存入暖瓶内，连炖两次，放在一起，随时皆可饮用。

主治：此饮有益气养阴、清热安神之功效，可治神志不宁、心烦易躁、不寐多梦、心悸气短、多汗等症。

（6）柏子仁炖猪心

原料：柏子仁 15 克，猪心 1 个，精盐、料酒、酱油、葱片适量。

制法：把猪心洗干净，切成厚片，同柏子仁放入有适量清水的锅中，加入料酒、精盐，在小火上炖至猪心软烂后，加入酱油、葱花即成，佐餐食用。

主治：此汤有养心安神、润肠通便之功效，可治心血不足所致的心悸不宁、不寐多梦等症。

（7）桂圆芡实粥

原料：桂圆、芡实各 25 克，糯米 100 克，酸枣仁 20 克，蜂蜜 20 克。

制法：把糯米、芡实分别洗净，加入适量清水于锅中，加入桂圆，大火烧开，改用小火煮 25 分钟，再加入酸枣仁，煮 20 分钟，食前调入蜂蜜。分早、晚 2 次服食。

主治：此粥有健脑益智、益肾固精之功用，可治老年人神经衰弱、智力衰退、肝肾虚亏等。

（8）绞股蓝红枣汤

原料：绞股蓝 15 克，红枣 8 枚。

制法：两物分别洗净，放入适量水于锅中，用小火煮 20 分钟即可。每日 1 剂，吃枣喝汤。

主治：此汤有健脑益智、镇静安神之功用，可治神疲乏力、食欲不振、不寐健忘、夜尿频多等症。

（9）莲心茶

原料：莲子心 2 克，生甘草 3 克。

制法：开水冲泡，如茶饮。每日饮数次。

主治：适用于心火上炎，烦躁不眠。

（10）百合粥

原料：生百合 100 克，粳米 100 克。

制法：洗净，加水 1000 毫升，煮至米烂，每日服两次。

主治：适用于心阴不足之虚烦不眠（口干、干咳）。

（11）酸枣仁粥

原料：酸枣仁 50 克，粳米 100 克。

制法：酸枣仁捣碎，浓煎取汁，用粳米 100 克，加水煮粥，煮至半熟时，加入酸枣仁汁同煮，至粥成，趁热服食，可根据个人口味加糖。

主治：适用于心肝两虚，惊悸健忘，不寐多梦。

（12）五味子膏

原料：五味子 250 克。

制法：洗净，加水浸泡半日，煮烂去渣，加蜂蜜收膏。每服 20 毫升，日服两次。

主治：适用于阴虚型的神经衰弱不寐（转氨酶高者效果更佳）。

（13）磁石肾粥

原料：磁石 60 克，猪肾 1 个，粳米 100 克。

制法：磁石打碎，煎煮 1 小时后，去渣；猪肾去筋膜，洗净切片；粳米洗净，加磁石水，煮至半熟时加入猪肾片，再煮至米烂肉熟，日服 1～2 次。

主治：适用于肾阴虚弱、肝阳上亢之不寐、心悸不安、头晕耳鸣、高血压（老年人）。

（14）黄连阿胶鸡子黄汤

原料：黄连 5 克，生白芍 10 克，阿胶汁 30 毫升。

制法：黄连、生白芍煎水 100 毫升，去渣，兑入烊化的阿胶汁 30 毫升，候温，取新鲜鸡蛋两枚，去蛋清，将蛋黄入药汁搅拌，于每晚临睡前顿服。

主治：适用于阴虚火旺、虚烦不寐，或热病、失血后阴虚阳亢不寐。

（15）乌灵参炖鸡

原料：鸡1只，乌灵参100克，料酒、姜片、葱段、盐各适量。

制法：将鸡宰杀，去毛、内脏。乌灵参用温水浸泡4～8小时，洗净切片，放入鸡腹内。将鸡放入砂锅内，加水没过鸡体，放入料酒、姜片、葱段，先用大火煮沸，再改小火炖至鸡肉熟烂，加盐调味即成。

主治：补气健脾，养心安神。适用于神经衰弱引起的不寐。

第三节　不寐的运动疗法

一、运动疗法概述

对于通过适量的运动来保养生命的方法，古人称之为"动形"，即运动形体的方法，属于传统养生学的六大养生方法之一。古人认为，适量的运动可以活动筋骨、调节气息、畅达经络、疏通气血、调和脏腑功能，使机体阴阳平衡、增强体质，从而使人精神抖擞、睡眠香甜、健康长寿。

运动和睡眠关系密切。实践证明，适当的运动可有效改善睡眠状态。在不寐患者的综合治疗中，运动往往是医生建议采用的一项有效措施。不寐的运动疗法，是通过适当的运动和锻炼来防治不寐的方法。在各种自然疗法中，运动疗法最能调动患者自身的能动性，锻炼精神与意志。既练身又练心的运动疗法，在社会生活节奏日趋加快、竞争日趋紧张激烈的今天，受到越来越多现代人的青睐。适度运动还可调节神经内分泌系统，提高大脑皮层细胞兴奋和抑制相互转化的能力，这不仅有助于改善不寐，而且是预防不寐的一种有效办法。运动能够愉悦身心。实验表明，肌肉紧张与人的情绪状态有密切关系。不愉快的情绪通常和骨骼肌肉及内脏肌肉绷紧的现象同时产生，而运动能使肌肉在一张一弛的条件下逐渐放松，有利于解除肌肉的紧张状态，从而减少不良情绪的发生。心情抑郁或焦虑往往是促使不寐发生和发展的重要因素。因此，有必要通过运动来放松身体，改善心情，消除大脑皮层的紧张状态，有利于失眠的好转。

二、运动疗法的注意事项

运动前先测体质。通过运动治疗不寐，要依据本身的情况制订运动计划。计划要包括以下内容：身体健康检查与体质测定，检查血压、心率等，以了解心血管系统有无疾病（如果有疾病可做相应治疗）；体质测定可确定体力情况。

选择适合自己的运动项目。要选择自己熟悉的运动项目，以有氧运动项目为主，如快走、跑步、游泳、自行车、健身操、跳绳、踢毽、瑜伽、登山与球类等。年轻且身体好的人，也可选择强度大的无氧运动项目。

注意运动量，以防事与愿违。主要是运动强度与运动量。有以下几种方法。

1. 数脉搏

在运动中，我们可以感觉到自己的心跳加快。这是因为随着运动总量的增加，心脏搏动频率会增加以适应身体的需要。最大心率＝220－年龄；目标心率＝最大心率×（60%～75%）。

2. 自我感知

在运动过程中，呼吸加快，说话气喘、出汗等。感受自己身体在运动中出现的反应，可以帮助我们判断运动强度。中等强度的表现是身体仍然没有问题，呼吸明显加快，出汗明显，说话稍显气短。

3. 行走速度

中等强度的标准是每小时4.8～6.4千米，等于每分钟160～200步。达到了科学的运动强度后，还需要达到足够的运动时间。每个人都可参考这个指标，结合自我感觉，确定符合自身状况的锻炼强度。

4. 运动量

以距离、次数与时间来评定，要依据自己的年龄与身体情况调整运动量。刚开始时定在低限，身体适应后再考虑逐渐提高运动量。每次运动半小时以上，准备活动与整理活动至少 5 分钟。

5. 运动频率

每周至少运动 3 天，每天累计至少 30 分钟；单次 10 分钟以上才是有效运动，单次走路少于 10 分钟属于无效运动。每天快走至少 30 分钟，约合 6000 步，这一步数同时对行走速度和行走时间这两方面有要求。

6. 运动时间

依据身体情况、环境条件（温度、空气清新度、场地等）、运动效果、运动者本身的时间限制等因素综合决定。有关睡眠和运动的研究资料证明，上午 9～10 点、下午 4～5 点的时段运动比较好，这个时段空气相对新鲜。另外，应选择在环境安静和场地平整的地方运动。选择早上运动，能令头脑清醒，学习和工作效果好；选择下午运动，能消除一天的紧张与疲劳；如果选择晚间运动，最好在临睡前 60 分钟结束，并且运动量不宜过大，以免运动后入睡困难。有些人躺下半小时睡不着就起来运动，这样会延迟入睡时间，造成睡觉时间不足。另外，运动至少要在饭前半小时结束，餐后至少半小时后才开始运动。运动结束后，身体既要有轻松愉快感，同时也应有适度的疲劳感（指半个小时左右可以恢复体力）。没有疲劳感就没有提高，要循序渐进地实施计划，通常需要四周以上的适应时间。适应后要把运动进行到底，才可取得较好的效果。

总的来说，运动对各种类型的不寐都有良好效果，因为体育运动可以加速血液循环，增进新陈代谢，增进神经、体液的调节。在这个过程中，各系统的功能，包括主管睡眠的神经系统都得到增强。因此说，运动对不寐具有非常好的疗效。

三、运动疗法的分类

（一）步行疗法

1. 步行疗法治疗不寐的功效

"走路"被世界卫生组织认定为"世界上最好的运动"，不少国家的心脏协会和专家都鼎力推荐，目前已经成为全球最流行的运动。步行是最安全、最简便、最经济的有氧代谢运动，被誉为"心脏健康之路"。中医在治疗不寐时，也会让患者赤脚散步，因为人的脚底有许多穴位，地面刺激脚底的穴位，可以促进血液流通，相当于在做脚底按摩，对帮助人们入睡有相当大的好处。

步行能改善体内自主神经的状态，让交感神经的切换更灵活，有助于缓解压力和解除忧虑，使大脑思维变得更加清晰、活跃。据英国研究人员研究结果，坚持每天步行 25 分钟，平均可延寿 7 年。国外著名的心脏病理学专家怀德博士指出，从进化和生物物理学角度看，步行是人类最好的运动方式，对健康有极大的益处。步行能明显使体形健美，更重要的是步行能改善神经系统功能，尤其是平衡功能改善。步行主要为分散步、快步走（也称健步走）两大部分，高强度的步行运动还有跑步。

2. 步行疗法的形式

逍遥步行。这种步行要求缓缓而行，听任脚步散漫地向前走去，无拘无束，自由自在。正如《老老恒言》所述："散步者，散而不拘之谓，且行且立，且立且行，须得一种闲暇自如之态。"无论在乡间小路上缓缓漫步，或是在城市林荫大道、湖畔、公园信步而游，那广阔的空间、绿色的环境、清新的空气，都会使人神清气爽、心旷神怡。不寐的原因常常是用脑过度伤神，使大脑处于兴奋紧张状态造成的。若在睡前做5～10分钟的逍遥散步，可松弛大脑紧张的思维活动。步行时用力在腿脚，气血下行，可以使大脑恬静，心情平静；步行时可以相互交谈，观赏前方的景致或事物，如浓密的梧桐、如茵的草地、新建的大楼、各种花草组成的街心花园，花园中有塑像和人工喷泉，有玩耍的、照相的、写生的、围观的人群，别有一番情趣。这样可使大脑中疲劳的区域得到休息和放松，而有助于睡眠。

轻快步行。研究证明，连续30分钟以上较快速度的步行，可在肌肉持续活动时使大脑产生一种特别的物质——内啡肽，大脑活动会随之发生变化，精神会变得舒畅，从而消除心情苦闷和不快。还有人认为，步行的节奏会对内脏器官产生有规律的刺激。不停地步行，身体受到的震荡，恰似对身体进行了良好的按摩，可使身体放松，情绪平定，有助于入睡。医学家证实，15分钟轻快步行，效果胜过服用400毫克眠尔通（一种镇静安眠药）。因为轻快的步行可以缓和神经肌肉的紧张，从而达到放松镇静的效果。总之，散步是一剂良好的镇静剂。这种方法简便易行，有益无损，失眠者不妨试一试。

3. 步行疗法的注意事项

步行疗法是对本身承受力的负荷能力的测试，在步行时只要自我感觉良好即可，呼吸的节奏要与步行节奏保持一致。若出现气短或胸闷，应立即休息或放慢步行速度。脉搏每分钟增加15～20次是正常的。一般步行后15～20分钟，脉搏应恢复原态。如出现血压的高压降低、低压升高，尤其是伴有脉搏加快的情况，表明体力负荷过大，应减少运动量。

（二）慢跑疗法

1. 慢跑疗法治疗不寐的功效

慢跑可提高心肺功能，降低胆固醇，预防心脑血管病，保持大脑清醒，消除疲劳，使人精神愉快，有助于防治不寐。德国学者的研究表明，跑步能延缓血管细胞的老化。现代研究显示，不论跑程多长或速度多快，从事跑步运动都将一个人的早亡风险降低40%。坚持跑步40年的人，其预期寿命延长了3年多。研究发现，持续的有氧锻炼是保持大脑功能正常运转的最佳方法。澳大利亚的研究者发现，持续开展达到出汗程度的有氧锻炼，可以有效地减轻职业倦怠感，如心理压力大和情绪疲惫，从而治疗不寐。

2. 慢跑疗法的形式

慢速放松跑：快慢程度根据本人体质而定，老年人和体弱者一般比走步稍快一点，呼吸也以不喘大气为宜。跑步时，步伐要轻快，全身肌肉放松，双臂自然摆动。运动时间以每天20～30分钟为宜。

反复跑是以一定距离作为段落，进行反复多次的跑步，段落可长可短，短者100～400米，长者1000～2000米，视个人情况而定。初练反复跑者可采用较短距离的段落，跑的次数也不要太多，一般以10次×100米或5次×200米为宜，在两个跑步段落之间可以慢走几分钟作为休整。

变速跑是快一阵慢一阵，把慢跑本身作为两次快跑之间的恢复阶段。在平时进行变速跑锻炼时，快跑段落的距离及其数目应加以规定，并且必须以同样的速度跑完所有的快跑段落。比如在使劲快跑400米之后，以慢跑一定距离或时间作为休息，然后再快跑400米，接着又慢慢跑，如此快慢交替，周而复始。

原地跑是一种不受场地、气候、设备等条件限制的跑步锻炼方法。初学者以慢跑姿势进行较好，开始可只跑50～100复步，锻炼4～6个月之后，结合自己身体情况和锻炼效果，每次可跑560～800复步。在原地跑时可以用加大动作难度的方法控制运动量，如高抬腿跑等。

　　定时跑分为两种，一种是不限速度和距离，只要求跑一定时间；另一种是有距离和时间限制，如在 6 分钟之内跑完 800 米，以后随着运动水平的提高可缩短时间，从而加快跑的速度。这种跑步方法，对提高年老体弱者的耐力、体力大有益处。

3. 慢跑疗法的注意事项

　　凡是跑步的人，都应注意持之以恒和循序渐进，特别要注意控制运动量。应克服"惰性"，坚持锻炼。老年人必须特别强调热身运动与缓和运动。肌力训练可依个人喜好安排在有氧运动之前或之后。每次跑步运动前应先做静态式的伸展操，以改善柔软度及关节活动范围，降低运动伤害的概率。跑步时还要注意掌握最大运动量，最好是根据跑步时的最高脉搏数（最高心率）来掌握最大运动量。

　　慢跑易出汗，跑前应酌减衣裤，跑热后还要减些，保持适宜温度。在起跑前应先做一些准备活动，使脚、膝有所适应，再逐步开始慢跑。慢跑时肌肉放松，步伐轻快，两臂自然摆动，两脚轻轻落地，呼吸深长、均匀，配合步伐有节奏徐缓前进。开始的动作要慢，然后逐步加快，以自感不吃力、不喘气、不疲累为度。每天跑 20～30 分钟，每次 3～4 千米，根据自己的体力决定时间、距离。也可慢跑、散步交替进行，不可在坚持不住时硬跑下去。饭后不能立即跑步，跑步后也不能立即进食，以免影响胃部消化。晚间慢跑宜在睡前 2～3 小时进行，以便有一个缓冲休息时间安静下来上床入睡。慢跑出力、出汗，跑时抛却一切思绪，全身心非常轻松自如，可以有效提高睡眠质量。

（三）太极拳

　　太极拳是中华民族宝贵而优秀的非物质文化遗产之一。其不仅可以强身健体，还可以宁心安神、调节睡眠、提高睡眠质量。太极拳是以中国传统儒、道哲学中的太极和阴阳辨证理念为核心思想，集颐养性情、强身健体等多种功能于一体，是高层次的人体文化，非常符合人体生理和心理的要求，对人类个体身心健康及人类群体的和谐共处有着极为重要的促进作用。它是一种内外兼修、柔和、缓慢、轻灵、刚柔相济的传统拳术。

不寐归属于中医学"神志病"范畴，因此，在不寐的治疗上，安神定志、养神宁心是极为重要的一环。练太极拳可以发挥安五脏神、调理脏腑的功能，有利于不寐的治疗。太极拳能够有效地提高睡眠质量及睡眠效率，促进不寐患者日间精神恢复，对人体有良好的整体调节作用。对治疗不寐有宁心安神、平和阴阳、调理五脏、安五脏神的良好功效。

1. 太极拳治疗不寐的功效

①减少肺换气，缓和心脏活动：太极拳在呼吸吐纳、调气调息方面采用"调息法"，从而减少肺换气的频率，对心脏的活动起到缓和的作用，有利于安神。

②改善睡眠 – 觉醒节律：太极拳的呼吸吐纳方式对睡眠 – 觉醒节律能够起到改善的作用，从而发挥改善睡眠的功能，达到治疗不寐的目的。

③调和阴阳，促进营卫运行：太极拳结合了导引术、吐纳术，对全身气机具有调节的作用，促进阴阳调和，促进营卫昼夜运行，从而调节阴阳节律，使锻炼者白天具有充沛的精力，晚上具有安稳的睡眠，从而改善不寐患者的睡眠状况，提高睡眠质量，最终达到治疗不寐的目的。

④增强体质，提高生活质量：长期锻炼能够增强患者体质，缩短入睡时间，提高睡眠效率，减少镇静药物的应用，从而提高患者的生活质量。

⑤提高睡眠质量，促进精神恢复：太极拳能够有效地提高其睡眠质量及睡眠效率，促进不寐患者日间精神的恢复。

⑥调畅情志，增强中枢神经系统的功能：通过习练太极拳养

神、调息、调形来达到调畅情志、放松身心、调整脏腑的功能、平衡人体各部气血阴阳、增强中枢神经系统功能的目的，且使人的大脑皮层在运动中获得充分休息，促使人体达到"阴平阳秘，精神乃治"的状态。

⑦整体调节，宁心安神：对人体有良好的整体调节作用，对治疗不寐有宁心安神、平和阴阳、调理五脏、安五脏神的良好功效。

2. 太极拳的动作要领

①心静：打太极拳要求心静放松，含胸拔背，呼吸均匀，动作灵活，分清虚实。

②神静：练太极时要求始终保持精神安定，排除各种思想杂念，全神贯注，用意念指导动作。

③含胸拔背，气沉丹田：含胸是指略内含而不挺直，拔背是指脊背的伸展，能含胸自然拔背，使气沉丹田。

④身体放松：打太极拳时要全身放松，不得紧张。故上要沉肩坠肘，下要松腰松胯。肩松下垂即沉肩，肘松下坠即坠肘。腰胯要松，不宜僵直板滞。

⑤呼吸均匀：太极拳要求意、气、形的统一，和谐呼吸是十分重要的。一般来说，吸气时动作为合，呼气时动作为开。呼吸均匀，则气沉丹田。

⑥以腰为轴：太极拳中，腰是各种动作的中轴，宜始终保持中正直立。虚实变化皆由腰转动，故腰宜松，宜正直。

⑦分清虚实：是太极拳的一个重要原则。初练太极拳主要是步法。要分清虚实，如全身重心坐于右腿，则右腿为实，左腿为虚。运动中左虚则右实，右虚则左实。分清虚实则动作灵活，如不能分，则迈步重滞，站立不稳。

⑧连绵自如：太极拳讲究动作要轻柔、自然、连绵不断。由脚而腿到腰，要一气呵成。手随足运，做到意到、眼到、身到、

手到、步到，一齐俱动。一个动作的结束，恰好是下一个动作的开始，似行云流水，连绵不断，而忌用僵硬的拙劲，宜用意、不用力。

3. 太极拳操作的注意事项

①姿势正确：太极拳习练过程中一定要注意姿势的规范，做到虚灵顶劲、虚实分明、尾闾中正等。如果动作不规范，不仅会影响技术的发挥，还会影响体悟内在的感觉。要注意整个套路保持松静自然，姿势端正。

②动作规范：规范的动作是练好太极拳的前提。要按照动作的要求去练，尽量避免用力过度。习练中要做到起点准确，运行路线清晰，动作连贯，上下相随，身法自如。

③周身放松：太极拳虽说不用力，但是并非完全不用力，一定要做到松而不软。例如，两掌推出去时手指是弯的，这就是软。太极拳的松指的是胯以上放松，脚还是要用力的，此力来自腰，用腰发力然后传至周身。

④量要适度：运动量一定要适度，既不要过大，也不要过小。过度的运动量会导致身体不适应，动作容易走样。正常情况下，习练时以感觉身体很轻灵、动作灵活、心情舒畅为宜。

⑤有专业人士指导：习练太极拳时一定要在专业人员指导下学习，如社会体育指导员、太极拳教练等。他们可以指导调架、正架及定架等，纠正动作，指导呼吸、意念及体悟内在感觉，体会用意不用力等，避免适得其反。

⑥因人、因时而异：练习者应该根据自己的年龄、体质情况、时间、地点来决定练习内容、动作架势的高低和动作幅度的大小。年龄适当和体质较好的人可尽可能把动作做得能高即高、能低即低，动作幅度也要符合常规要求。年龄较大或体质较弱的人可适当降低标准，但一定要注意动作的正确性。另外，为了防病、治病、健身，练习者可以根据自己的情况选择一些单独的动

作架势来练习。

⑦劲力方法正确：要求节节贯穿，周身一体，这样可以使全身血液循环加快，促进微循环代谢，达到健身的效果。习练太极拳时常会出汗，但不会气喘吁吁。这就是微循环代谢加快并通过汗液把代谢物排出体外。

⑧注重太极拳理论学习：常说"理论联系实践，理论指导实践"。只有在理论的框架下，才能进一步提高太极拳的技术水平，起到事半功倍的效果。同样，实践充实理论，两者相辅相成、互相促进，缺一不可。

（四）五禽戏

五禽戏是东汉名医华佗精心研究虎、鹿、熊、猿、鸟五种动物的生活习性，经过象形取义、仿生超越的提炼，结合传统中医学的治病与养生原理所编成的一套健身气功法。它刚柔相济、阴阳互补，体现了中华文化天人合一的哲理境界。中医学认为，不寐的主要原因是阴阳失调，并且与五脏功能紊乱有着密切关系。进行五禽戏锻炼，可以通过对身、气、心的调节来调整脏腑，调和人体各部血气，达到舒畅心情、舒筋通络、阴阳平衡的作用。对于治疗不寐，则有宁心安神、协调阴阳的良好功效。

1. 五禽戏治疗不寐的功效

五禽戏中，熊戏五行属土，对应脾，具有健脾和胃、养胃阴而益脾阳之效；猿戏五行属火，对应心，具有疏通血络、养心安神之效。熊戏中"熊运"这个动作，两手做熊掌状于小腹下，上体微微向前俯，以腰腹为轴，上体随身体进行顺时针和逆时针画弧，同时两掌随上体转动在左右肋部和上下腹部画圆。这个动作看似简单，其实是通过手掌对腹部和肋部进行有序按压，也就是通过外力对人体内部的胃和脾起到按摩作用，可以预防一些如消化不良、便秘等肠胃疾病。而中医学认为，从肝脾方面，导致不寐产生的诸多病因均与肝脾失调有关，治疗应注重脾胃的调理。所以通过"熊运"这个动作的锻炼可以有效治疗不寐。

五禽戏中的猿戏动作中，"猿提"时两手臂夹于胸前、含胸收腹、提踵耸肩，两掌上提时缩脖、耸肩、含胸吸气，挤压胸腔和颈部血管；两掌下按时伸脖、沉肩、松腹，扩大胸腔体积，可增强呼吸，按摩心脏。"猿摘"时，主要臆想猴子摘桃时的愉悦心情，可放松大脑神经系统的紧张性，对神经紧张、精神忧郁等症有防治作用。根据中医学的脏腑学说分析，"五禽五脏对应图"中猿对应的是心，所以猿戏主心。在中医学的藏象理论中，人的精神、意识、思维活动主要归属于心的生理功能。因此，若心的生理功能正常，则心情愉悦、精神振奋、思维敏捷、神志清晰；若心的生理功能异常，则出现精神意识思维的异常，而不寐、多梦、心神不宁便是其主要的表现。因此，常练猿戏，可以改善心悸、心慌、不寐、多梦等症状。

2. 五禽戏的动作要领

五禽戏流传至今，流派很多，各派功法繁简不一，难易不等。目前，可粗略地分为三类：外功型，此类以体操形式演练；内功型，此类是锻炼时产生内气运行而引动外功；内外功结合型，此类是以五禽戏动作配合气功的呼吸进行锻炼。这三类练功方法均具有保健、强身、治病的作用。第一类以模仿五禽的动作为主；第二类是以意引气，以气带动形体进行锻炼，做出各种动作；第三类则重视呼吸的锻炼，并与动作相配合，动静结合，内外兼练。

①心神安静：练五禽戏时，首先要排除杂念，精神专注，根据每一动作的意念要求，将意念集中于意守部位。若一时不能安静，稍事休息后再进行锻炼。刚开始习练时，也不易入静，不要着急，每日坚持练习1～2次，过一段时间便能自然达到精神安静的状态。

②呼吸匀畅：练功时，呼吸要自然、均匀、流畅。刚开始时可用胸式呼吸，时间久了，自然会变成腹式呼吸。这种呼吸的过渡要顺其自然，不要刻意追求，以和缓、自然、流畅为度。一般情况下，舌尖轻抵上腭，呼气用嘴，吸气用鼻。

③全身放松：练功时，身体要放松，切忌僵硬、紧张。身体的放松与精神是否安静及呼吸是否匀畅密切相关。只有心神宁静、呼吸调匀，才能真正做到全身放松。

④动作自然：五禽戏的每一个动作要做到自然流畅，连贯协调，不要拘谨。

3. 五禽戏的注意事项

①在练习五禽戏前，应该先做准备活动。

②五禽戏的运动量较大，练习者应量力而行，切不可过于勉强而使腰背受到伤害。

③练习时宜选择宽大平坦的运动场地，有利于动作伸展和连贯。

④练功时要放松身心，以使气血通畅、精神振奋，动作自然舒展，不应过分僵硬、紧张。

⑤呼吸要平静自然、均匀和缓。采用腹式呼吸，吸气时口微合，舌尖轻抵上腭；呼气时用嘴将体内的浊气呼出。

⑥练功时姿势要正确、规范，以免因不正确的动作而损伤腰背。

⑦患有急性疾病及严重器质性疾病者不宜进行此项练习。

（五）八段锦

八段锦是中国传统养生保健方法中流传最广、影响最大的方法之一。源于中医"治未病"思想，主要通过形体导引，调节人体经络气血运行，改善脏腑功能，达到健身祛病的效果，具有简单易学、保健功效显著的特点。此功法分为八段，每段一套动作，故名为"八段锦"。八段锦与太极拳比起来，动作更简单，无场地限制，更易学习和坚持，适合久坐不动者中间休息放松、活动筋骨，也非常适合年老体弱，以及难以进行长时间、大幅度运动者。众多研究表明，八段锦作为一种基础的运动干预方式，对改善不寐患者的睡眠质量效果比较明显。

1. 八段锦治疗不寐的功效

①练习八段锦的吐纳调气等方法，有助于修心养性、调整心态、稳定情绪，从而纠正大脑皮质异常兴奋所产生的不寐现象。

②八段锦属于中低强度的有氧运动，可增加机体耗氧量，加速新陈代谢，促进脑内啡肽类物质的释放。啡肽类物质可影响患者的情绪，减轻或消除患者的疲劳感，从而促进深度睡眠。

③研究发现，32周的八段锦练习能够提升中年女性的褪黑素分泌水平。其中，褪黑素具有改善不寐、多梦，提高睡眠质量的作用。

④认知功能障碍患者往往合并焦虑、抑郁、紧张情绪等，且这些情绪可相互影响。多项研究表明，八段锦练习能有效调节患者的焦虑、敌对或紧张情绪和抑郁心境，从而使患者的心理恢复到正常状态。实际上，八段锦作为中华民族传统的健身功法，目前不仅用于认知功能障碍患者的睡眠质量改善，在护理领域也已广泛应用于血糖控制、改善代谢综合征、缓解关节疼痛和颈椎病、辅助认知功能康复、改善老年人常见慢性疾病合并的焦虑抑郁情绪等方面。

2. 八段锦的动作要领

（1）两手托天理三焦

本节动作中，在双手上托时，要注意塌腕、直肘，并且尽可能使两上臂靠近两耳。这样做对胸椎、颈椎、胸骨和肋骨，以及上肢全部筋骨的拉伸扩展作用最佳，使胸腹背各大肌群得到了全面调理，从而起到防治颈肩疾病的作用。在双脚下蹬时，两脚跟微离地面即可，以防止重心不稳导致身体前倾。关键是用前脚掌和脚趾用力蹬地的同时，还要注意挺膝、收胯敛臀、收腹提肛、提外肾和直腰。这样做使盆腔、腰椎，以及整个腰腿部的筋骨血脉得到了充分协调的锻炼，从而起到防治腰腿疾病的良好作用。

（2）左右开弓似射雕

本节动作中，下盘的马步桩要求脚趾抓地，脚跟蹬地，双膝内扣，两脚平行。腰要塌，背要拔，使腹部充实起来，有气贯丹田之感。这样做，下肢的筋骨得到了良好的静力性力量锻炼。两手在做推弓背和拉弓弦时，应做到前推弓背之臂送肩、直肘、坐腕和舒展手指；后拉弓弦之臂展胸、扩展肩部和端平肘部。与此同时，还要竖颈昂头，用锐利的目光虎视前方。在意念上，要有如箭上弦、待机而发之思。这样做，可起到振奋精神、活跃气血的良好功效。另外，在蹲马步时，不要勉强用力把架式做得太低，应根据每个人的体质和素质水平去调整，不要怒气僵力、勉强从事，那就违反了"体松心静"的气功锻炼原则。

（3）调理脾胃单举手

本节动作中，上举之臂应做到挺肩、直肘、屈腕和使掌心向上，指尖向左（右）；下按之臂要做到沉肩、垂肘、坐腕和翘指。两手在上举下按时应协调运动，注意舒展手指和凸出手心，这样做功效更好，使胸腹肌群和体内脏腑的平滑肌都得到全面有益的牵拉运动。体内的清气上升，浊气下降，故而做本节动作时，常有呃逆、放屁等练功反应。另外，在做本节动作时，极易犯头颈歪斜和身形向一侧倾斜的毛病，应在练功中注意克服和纠正。

（4）五劳七伤向后瞧

本节动作中，要双眼先向身体一侧开始环视，与此同时，头颈部位跟着转移的目光而做轻松柔和的转动。也就是用目光领着头颈部位向后瞧。这样做，既有益于颈椎和头脑的保健，又有利于视力的锻炼与提高。另外，还需特别注意，在头部向后瞧时，两肩不要跟着向身后扭摆晃动，以免影响功效。

（5）摇头摆尾去心火

本节动作中，马步的要领同上。下盘的马步站稳立固用上劲之后，再做摇头摆尾，以保持重心稳定。摇头摆尾是俯身而做的，要防止身形后仰。还应注意，血压不稳和体弱者，要把动作的速度放慢，尽量柔和，以防眩晕的发生。为了减轻动作难度，也可以双手叉腰开立步站着做功，功效相同。

（6）双手攀足固肾腰

本节动作中，在上身前俯和后仰时，不要直身而动，应像蛇一样，使脊椎骨一段一段地卷曲和展开。这样做不但起到固肾腰的作用，而且使颈椎、胸椎和腰椎都得到了锻炼，从而整个脊椎的伸缩性和灵活性都提高了。另外，动作的速度要适当慢些，以避免头部的血流量起伏波动太猛烈，而引起头晕、恶心等不良反应。还要注意俯腰时挺膝。

（7）攒拳怒目增气力

本节动作中，马步要领同上。马步蹲稳之后，先敛神聚气于小腹的下丹田，入静片刻。当下丹田有充实感后，把丹田的气力运往双手（不必想气力运行的具体路线），紧接着怒目挥拳，并要配合短促有力地呼气。做本节动作，要体现出排山倒海、雄健的意境。这样做，有鼓荡气血、通经活络的生理效应。故而做完本节动作后，全身温热有微汗。

（8）背后七颠百病消

本节动作中，要把双腿跟一起一落所产生的抖颠感抖遍全身，使全身肌肉骨节松下来，深刻体味"松"的气感效应。通过放松周身骨肉血脉，使全身涌动起伏的气血平和下来，使人体逐渐从练功状态过渡到常态。

3.八段锦注意事项

①衣着宜宽松舒适，需穿平底鞋练功。

②场地在室内室外均可，无论室内室外，宜保持空气流通、新鲜。

③初学者须在安静的环境中进行练习，做前不需做预备动作，结束后也不用做整理动作。在练习过程中心理要放松，不可精神紧张或心情郁闷。

④要逐步进行练习，学完一段再学下一段。初学者先要练好基本身形，当学会功法后，再力求做到动作准确。

⑤每学习一段时间，应先练动作，再练呼吸。呼吸不可做反，否则起不到应有的作用。在初学阶段以自然呼吸为好，待动作熟练后可根据呼吸方法结合动作逐渐练习。

⑥练功最好不要间断，应持之以恒，每周不要少于5次，每次练习30～40分钟；也可在一天中合适的时间安排1～2次练习，每次练习15～20分钟。

⑦要注意运动量不可过大。如果运动后身体明显疲劳，脉搏长时间得不到恢复，食欲不振、睡眠不佳，表明运动量过大，应及时进行调整。

第四节　不寐的中药足浴疗法

足浴疗法是根据辨证论治原则、藏象学说、经络传导学说及现代足部反射区理论，选配适当中草药煎、煮成热水液，浸泡、浴洗双足。有效成分通过足部皮肤表层黏膜、穴位、反射区的吸收，促进整体药理效应及对病灶局部的药理效应，疏通双足经络，使足部反射区得到良性刺激，从而使机体各组织器官、部位气血运行通畅，增强功能，达到温经通络、气血通畅及阴阳平衡的功效。

一、中药足浴治不寐的中医背景

（一）中药足浴

中药足浴作为中医外治法中的一种特色保健疗法，近年发展迅速。《素问·厥论》记载："阴脉者集于足下而聚于足心，故阳气胜则足下热也。"足部是三阴经的起点、三阳经的终点，并且阴跷脉、阳跷脉、阴维脉、阳维脉起于足部，通过足浴加强与全身组织、器官的联系。药液借助温热作用、物理刺激、黏膜吸收、经络传导等途径，使药物离子迅速进入血液中，并随着血液循环快速输送到全身，从局部调节整体，从而充分发挥药理作用。

现代生物全息理论研究发现，足部有"第二心脏"之称，是全身各个器官组织的缩影，足底分布着大量的特定穴位。中药足浴可扩张外周血管，使人体排汗量增加，血压下降，尿量增多，缓解肌肉痉挛，调节血液再分配，从而改善心、肝、肾、胃肠等脏器功能，有利于不寐的治疗。

（二）中药足浴治疗不寐的机制

中药足浴治疗不寐的机制主要有以下 5 个方面。

1. 足浴可以通过热水的温度作用促使足部的毛细血管扩张，更多的血液流向下肢的末梢血管，大脑血流量相对减少，使人产生困倦感。同时，血液循环加快，改善新陈代谢，消除疲劳，提高睡眠质量。

2. 沐足时温热刺激可增加足部皮肤通透性，加快足部微循环，从而加速药物的透皮吸收，增加药物的血液浓度。

3. 足部的反射区与人体的各个脏腑器官相对应，人体脏腑器官的生理病理信息都可以客观存在于足部反射区上，通过对这些反射区进行适当刺激，可以达到疏通经络、调和气血、平衡脏腑的作用。

4. 足部与全身所有脏腑、经络均有密切关系。魏毅认为，足底位于人体最下部，为足三阴经起始部位，足三阳经亦循行足底，刺激足部穴位可更好地调整阴阳，疏通经络。

5. 涌泉穴为全身腧穴的最下部，是肾经的首穴，刺激涌泉穴可使心肾相交，从而宁心安神。

二、不寐的中药足浴方

1. 足浴方一

原料：天麻 12 克，钩藤 9 克，合欢皮 10 克。

用法：将上述药物水煎 2 次，去渣取汁，趁热浸泡双足，每晚 1 次，宜在睡前进行，5 日为 1 个疗程。

功效：平肝潜阳，安神。

适应证：肝阳上亢型不寐。

2. 足浴方二

原料：酸枣仁、柏子仁、磁石各 30 克，当归、知母各 20 克，朱砂 10 克。

用法：将磁石放入锅中，加清水适量，先煎煮 30 分钟，再加入其他药物，煎取药汁，趁热浸泡洗双足，每晚 1 次，宜在睡前进行。

功效：镇静安神。

适应证：不寐。

3. 足浴方三

原料：磁石 30 克，菊花、黄芩、夜交藤各 15 克。

用法：将磁石放入锅中，加清水适量，先煎煮 30 分钟，再加入菊花、黄芩、夜交藤，继续煎煮 30 分钟，去渣取汁，趁热浸泡洗双足，每晚 1 次，宜在睡前进行。

功效：清热镇惊，安神。

适应证：肝郁化火型、痰热内扰型不寐。

4. 足浴方四

原料：生地黄、山萸肉、山药、知母各 12 克，茯苓、丹皮、泽泻、酸枣仁、合欢皮、夜交藤、川芎、半夏各 10 克。

用法：将上述药物一同放入砂锅中，水煎去渣取汁，趁热浸泡洗双足，每晚 1 次，宜在睡前进行。

功效：滋阴补肾，养心安神。

适应证：不寐。

5. 足浴方五

原料：黄连 10 克，肉桂 3 克，夜交藤、合欢皮、丹参各 30 克。

用法：将上述药物一同放入砂锅中，水煎去渣，把药汁稀释成 3000 毫升左右，水温控制在 40℃左右，每日 1 次，临睡前浸泡双足，每次 20～30 分钟，10 日为 1 个疗程。

功效：交通心肾，宁心安神。

适应证：不寐。

6. 足浴方六

原料：黄柏、生地黄、知母、酸枣仁各 15 克，牛膝、生牡蛎各 30 克，吴茱萸 8 克。

用法：将上药一同放入砂锅中，加入清水适量，煎煮 30 分钟，去渣取汁，趁热浸泡洗双足，每晚 1 次，宜在睡前进行。

功效：滋阴降火，宁心安神。

适应证：不寐。

7. 足浴方七

原料：磁石 50 克，夜交藤、酸枣仁、柏子仁各 30 克，当归 20 克，知母 10 克。

用法：将上述药物一同放入砂锅中，水煎去渣取汁，趁热先熏后洗双足，每晚睡前 1 次，每次 20 分钟。

功效：养阴清热，镇静安神。

适应证：不寐。

8. 足浴方八

原料：丹参 20 克，夜交藤、五味子各 15 克，生地黄、百合各 30 克。

用法：将上述药物一同放入砂锅中，水煎去渣取汁，趁热先熏后洗双足，每晚睡前 1 次，每次 20～30 分钟。

功效：滋阴降火，安神。

适应证：不寐。

9. 足浴方九

原料：黄连、肉桂各 15 克。

用法：将黄连、肉桂一同放入砂锅中，水煎去渣取汁，趁热先熏后洗双足，每晚睡前 1 次，每次 20～30 分钟。

功效：安神。

适应证：不寐。

10. 足浴方十

原料：六味地黄丸 30 克（也可用熟地黄、山茱萸、山药、泽泻、茯苓、丹皮组成的汤剂）。

用法：将六味地黄丸水煎成药液（或用六味地黄汤煎取药液），水温控制在 40℃ 左右，每日 1 次，临睡前浸泡双足，每次 20～30 分钟，10 日为 1 个疗程。

功效：滋阴补肾，宁心安神。

适应证：不寐。对肝肾阴虚型患者效果尤好。

三、中药足浴疗法相关知识

（一）选择适宜的足浴桶

足浴选用木桶最好，一是保温效果好，二是木本身有升发、向上的作用，可以帮助体内阳气升发。但是用木桶或木盆要注意清洁与存放，以免木桶发霉。没有木桶的情况下，塑料盆是比金属盆更好的选择。从化学的角度来说，金属容易与药物中的某些成分发生化学反应，从而降低药效；从中医角度来说，金有肃杀宣散之性，可使药效发散但有伤阳气。

（二）选择适宜的时间与温度

足浴治疗的时间以 15～30 分钟为宜。如果血压偏高，可以缩短一点泡脚的时间，并且注意监测血压，以免由于血液循环加速而出现血压波动过大，最长也不要超过 30 分钟。最好泡到额头、前胸、后背微微发汗，但不能出大汗。水温不宜过高也不宜过低，保持在 40℃左右比较适合，比体温稍稍高一点。水温太低不但不能保健，反而更易受寒。血糖高的人皮肤的灵敏度会下降，这种情况最好让知觉正常的家人先试探好水温再进行足浴，避免因水温过高而烫伤皮肤。

（三）足浴疗法的禁忌证

妊娠期及月经期的妇女不宜使用中药足浴，因为中药可能会刺激妇女的性腺反射区，从而影响妇女及胎儿的健康。患有严重出血者，如咯血、吐血、便血、脑出血、胃出血、子宫出血及其他内脏出血等，在进行足浴时，可能会加重局部组织内出血。肾衰竭、心力衰竭、心肌梗死、肝坏死等危重症患者，由于病情很不稳定，对足部反射区的刺激可能会引起强烈反应，使病情复杂化。外科急症患者，如外伤、骨折、烧伤、穿孔、大出血等不宜足浴，以免影响治疗。饭前饭后 1 小时内不宜进行足浴，因为足浴时足部血管扩张，血容量增加，会造成胃肠及内脏血液减少，影响胃肠消化功能。足部有外伤、水疱、疥疮、发炎、化脓、溃疡、水肿及较重静脉曲张的患者不宜足浴。

（四）足浴疗法的注意事项

注意防寒防风，泡脚时毛孔处于张开状态，如果此时吹到风，风寒就会进到体内，落下病根。所以，泡脚的时候不能对着窗户，也不要开着大门；出汗更有助于排毒，如果夏天气温特别高，不降温容易中暑，可以把风扇开着，但别对着直吹，开空调的话也要把温度适当调高。冬天气温低的时候要多穿件衣物。

第五节　睡眠环境的选择

一、光与睡眠

睡眠与觉醒是机体失去对外界环境的知觉和反应，再到恢复的一个双向可逆过程，是哺乳动物重要的生理功能之一。昼夜节律是指生命活动在昼夜交替变化影响下呈现出的周期性波动，因其周期接近 24 小时，也被称作近日节律，普遍存在于动植物体内。并且，绝大多数生物的昼夜节律由生物钟调控产生。昼夜节律具有两方面的特征：一方面，昼夜节律具有自主性，在恒定环境条件下，机体活动会按一定周期运行；另一方面，昼夜节律又受到外界环境中授时因子（诸如温度、光照、湿度、磁场、社会群体因素等）的调控，对机体内部的节律产生引导作用，使机体内外部节律保持同步。其中，光照是最为重要的授时因子。

在哺乳动物中，视交叉上核（SCN）作为生物钟的起搏器，在光照调节昼夜节律及睡眠－觉醒周期的过程中具有重要作用。光照刺激被眼球中的视网膜感光神经节细胞（intrinsically photosensitive retinal ganglion cells，ipRGCs）所接收，经视网膜下丘脑束和膝状体下丘脑束传递至下丘脑 SCN。接收到信号的 SCN 神经元上的 Ca^{2+} 通道打开，Ca^{2+} 激活丝裂原活化蛋白激酶，该蛋白激酶活化 cAMP 反应元件结合蛋白（cAMP response element binding protein，CREB）。活化的 CREB 结合到启动子中具有 cAMP 应答元件的生物钟基因上，启动生物钟基因 Per1 和 Per2 等的转录表达。而对 CLOCK 基因和 BMAL1 基因来说，其形成的生物钟基因复合物上存在 Cry1a 结合位点。光照时，Cry1a 蛋白与该位点相结合，阻止 CLOCK–BMAL1 复合物形成活性二聚体，从而抑制其转录激活。在 SCN 中转录表达后的生物钟信息最终会通过神经内分泌和自主神经调节两种方式输出到脑内其他功能区域或外周，调控睡眠－觉醒周期及其他生命活动。

随着社会的发展，电灯的普及彻底改变了人们日出而作、日落而息的作息模式。在过去的一个世纪里，自然光周期已经被夜间人造光的存在所扰乱。光污染成为一种迅速增长的全球现象。光污染可分为三类：白亮污染、彩光污染和人工白昼。其中，人工白昼是指在夜间人工照明犹如白昼的光污染现象，对睡眠－觉醒周期的影响最大。研究表明，夜间暴露在高强度人造光线下会不同程度地延迟睡眠开始时间、增加夜间觉醒次数、减少总睡眠时间或改变快速眼动睡眠（REM）和非快速眼动睡眠（NREM）的相对比例。光污染的加剧干扰了越来越多的人睡眠，失眠现象越来越普遍。有数据显示，我国成人失眠障碍的患病率高达 9.2%。所以，减少光污染对于调整睡眠意义重大。

二、声音调节睡眠

自古以来，人类就意识到声音的某些活动有助于健康。在失眠的非药物治疗中，声音助眠的研究一直受到学界的重视。五音入五脏，从五音入手调节五脏神，从而达到改善睡眠的效果。早期研究声音治疗的大多以音乐治疗为主，且多用于辅助治疗疾病。随着科技的发展，研究人员发现噪声也可助眠，逐渐提出并探究噪声助眠的概念。

（一）噪声

助眠的噪声主要分为白噪声、粉红噪声两种。白噪声被认为是一种全频段的单调刺激，如雨声、风声、水流声等接近于白噪声。白噪声可以盖住其他声音，在周遭有噪声时，并不容易听到，即遮蔽效应。白噪声可遮蔽打呼声、狗叫声、关门声、喇叭声或窗外车流的声音等。因此，失眠患者听白噪声可以加快入睡速度，减少睡眠干扰。

粉红噪声主要分布在中低频段，瀑布声和小雨声都属于粉红噪声。粉红噪声疗法是一种"以噪制噪"的治疗方法。通过听这些柔和的声音，可提高听觉过敏患者对这些波长的容忍能力。声音助眠利用的是人体共振学的原理，意味着丘脑中的神经元可能会在低振荡频带中与白噪声、粉红噪声的频率同步，形成共振效果，可以吸收复杂的环境音，达到助眠的目的。

（二）中医五行音乐疗法

中医五行音乐疗法，简称五音疗法，其历史悠久、内涵丰富，是中医诊疗的重要组成部分。五音疗法是在中医阴阳学说、五行学说为基础的理论指导下，用角、徵、宫、商、羽5种不同音调的乐曲来干预疾病的一种非药物疗法。相较于现代音乐治疗，其更强调与五脏（肝、心、脾、肺、肾）之间的配属关系，是中医学理论体系中整体辨证观念在音乐治疗体系中的具体体现。角为春音，属木主生；徵为夏音，属火主长；宫为长夏音，属土主化；商为秋音，属金主收；羽为冬音，属水主藏。五音与五脏之间存在一一对应的关系。

五音入五脏，有别于其他治疗方法，五音疗法并非直接作用于病灶，而是基于五音与五脏的配属关系，用于指导临床实践，并通过多种途径对人体产生调节作用，进而影响人的生理和心理状态，达到机体内外整体调理的目的。

依据五行相生的五音疗法思想，中医有"顺其脏腑施乐法"。怒伤肝，可用角调式音乐补之；喜伤心，可用徵调式音乐补之；思伤脾，可用宫调式音乐补之；忧伤肺，可用商调式音乐补之；恐伤肾，可用羽调式音乐补之。生理学上，当音乐振动与人体内的生理振动（心率、心律、呼吸、血压、脉搏等）相吻合时，就会产生生理共振、共鸣。这就是"五音疗疾"的理论基础。另外，音乐通过有规律的频率变化作用于大脑皮质，对丘脑下部、边缘系统产生效应，调节激素分泌，促进血液循环，调整胃肠蠕动，促进新陈代谢，改变人的情绪体验和身体功能状态，进而使人们的睡眠得以改善。

三、睡眠的朝向与床

孙思邈在《备急千金要方》一书中说："凡人卧，春夏向东，秋冬向西，头勿北卧，及墙北亦勿安床。"清代养生家曹庭栋在《记·玉藻》中说："寝恒东首，谓顺生气而卧也……头勿北卧，谓避阴气。"中医依据"天人合一"与"阴阳五行"的观念指出，头为"诸阳之会"。春夏属阳，东方主生发之气，故春夏季节宜向东而卧；秋冬属阴，西方有收敛、闭藏之气，此时则宜向西而卧。

地球是个大磁场，其磁极为南北向，即南极和北极。同时，人体本身就是一个小磁场。地球这个大磁场，无时无刻不在对人体这个小磁场产生同性相斥、异性相吸的影响。人体卧位朝向如果与南北磁极相顺，即头朝北或头朝南时，健康均会受到一定影响。医学界在针对脑血栓病的调查中发现，睡眠方位为头北脚南方向的老人，其脑血栓发病率要高于其他方位睡眠的老人。将近有 60% 的老人觉得南北向方位睡卧会导致不寐或睡眠多梦、睡后倦累感，少数人还会感觉在睡眠中出现心慌气短等症状。但当将床位调整为东西向或接近东西向时，上述症状便会有所好转。床的位置摆放是否合适，直接影响着睡眠和养生。

在地球的磁场中，北极是阴极，南极是阳极。于是，我们的头——阳极，就要对着地球的阴极。这就像电池一样，一定要正极对负极，负极对正极。试想一下，地球的自转是自西向东的。在秋天和冬天时，人体的血液更容易留在头部。对于那些秋冬季节头部气血不足的人来说，东西朝向的睡姿是很好的。但到了春夏两季，气血都涌向头部，所以，在地球自西向东自转的过程中，血就更容易流到脚部，头部的血就会少一些。这就叫作"中道"。所以，如果你认同中医的气血理论，对于生活在北半球的朋友来说，秋冬要让更多的血留在头部，因此要头朝西睡；春夏要让更多的血液流向脚部，因此要头朝东睡。这跟我们的气血在秋冬和春夏的沉浮不同有关。

"其寝寐床榻，不须高广。比常之制，三分减一。低，则易于升降；狭，则不容漫风。"这段话出自北宋陈直所著的老年养生专著《养老奉亲书》。它给出了老年人床铺高度的具体标准，简单说就是比我们平时睡的床铺低三分之一，便于上下床，预防老年朋友下床时因重心不稳而摔倒。具体来说，老年人床的适宜高度应该为 40～50 厘米。由于人的身高不一，以床的高度达到正常老年人膝盖骨稍上方为宜。老年人床的宽窄也有讲究。我们不提倡晚上睡觉把卧室门窗关得严严实实，这样不利于空气流通。但是晚上风吹过来，老年人还是容易受凉的。那么，稍窄一点的床铺睡起来更利于保暖。但也不要过于窄小，睡床过窄会挤压、束缚身体，影响血液流通。一般床的宽度要比老年人平躺时宽 30～40 厘米为宜。

睡眠环境是影响睡眠的重要因素之一。很难想象，喧闹嘈杂的环境能使人很快进入梦乡。当然，对那些睡眠不足而极其渴望睡眠的人来说，环境是无所谓的，可以不择场合，倒地即睡。而对于一般人来说却并非如此。例如，有的人从清静的地方转到热闹之处，或由喧嚷的地方换到清幽的环境，甚至只是换一下床位，都会因改变了习惯而产生失眠的现象。强光、噪声、震动等各种刺激更是干扰睡眠的因素。而幽静、清洁、舒适的环境将使人心情愉快，有助于睡眠。

第九章　特殊类型不寐的中医治疗

　　睡眠是人体所具有的一种规律性的自我保护，"睡眠－觉醒"也是人与大自然的昼夜交替规律相适应的体现。睡眠的意义在于调节人体与环境的昼夜变化，使其协调统一，以保证人体生理与生态活动的相对稳定。而不寐在现代生活中是很常见的情况。偶尔不寐，对身体并无损害；但长期严重不寐时，对躯体和精神均可产生不利影响。临床上，不寐往往和其他疾病同时出现，成为困扰患者的主要症状。从中医角度出发，不寐的病因病机和诸多疾病的发生有着密切的联系；而在西医角度上，不寐的发病机制会导致或加重某些疾病的发生发展。以下就不寐的特殊类型进行分类详述。

第一节　不寐伴焦虑状态

　　随着社会发展，人们背负着各个方面的压力，焦虑状态已成为困扰成年人的一大病症，多表现为不寐、情绪紧张、躯体不适等，其中不寐是焦虑的主要症状，成为患者就诊的主要原因，严重影响着患者的生活、工作。据中国睡眠研究会调查，我国成人不寐发生率达 38.2%，中老年人不寐的发生率更是高达约 50%。截至 2024 年，全球不寐患者已达 20 亿之多。而在所有类型的焦虑患者中，约有 68%的患者存在睡眠问题，其中广泛性焦虑障碍是最容易与不寐共病的一种焦虑症类型，严重困扰着患者身心健康。另有临床调查显示，约有 50%的不寐患者存在焦虑症状。

因此，临床上将因持续紧张、恐惧不安等焦虑情绪而引起的不寐称为"焦虑相关性不寐"，又称为"焦虑共病不寐"。

焦虑相关型不寐在中医学中归属"不寐""郁证"等范畴，多表现为胸胁胀满、多思善虑，夜间入睡困难，或睡后易醒多梦、醒后不易再次入睡，次日有明显乏力、头痛、头昏沉、烦躁、口干苦黏腻、胃脘胀满不适等。对于不寐，中医学认为现代人生活压力大，七情不能条达，又饮食不节，喜食膏粱厚味，致使肝气不疏，脾运失司，郁久化火，蒸湿为痰，终致肝郁痰热，内扰心神，发为不寐。

西医针对该病的治疗结合了焦虑症及失眠症的治疗方法，主要通过药物和心理两方面来治疗。药物治疗方面，主要选择苯二氮䓬类药物（BZDs）和非苯二氮䓬类药物（non-BZDs）。苯二氮䓬类药物（如艾司唑仑、阿普唑仑等）作用快，可迅速改善患者不寐、焦虑等症状。但诸多临床研究发现，长期使用 BZDs 类药物易出现头昏、困倦、认知功能障碍、呼吸暂停等不良反应，且易出现药物依赖、停药后病情反跳或加重。non-BZDs 主要是5-HT1A 受体激动剂，如唑吡坦、佐匹克隆等，也具有镇静催眠、抗焦虑的效果，在抗焦虑方面比苯二氮䓬类药物更有优势。但半衰期短，不良反应较多且易发生，主要表现有口干、恶心呕吐、头晕、便秘、撤药反应等，最主要的是还具有加重不寐的不良反应。

宋代陈无择认为："七情，人之常性，动之则先脏腑郁发，外形于肢体。"他指出，七情内伤，脏腑郁而致病，而情志失调是引起不寐最主要的病因。常见的由焦虑诱发的不寐患者大多情志不遂，以致肝气郁滞，郁久化火，进而表现出易惊善恐、情绪紧张易怒、喜忧多虑等症状。《素问·灵兰秘典论》曰："肝者，将军之官，谋虑出焉。"肝主要条达情志，主导全身气机畅通，能够帮助五脏气血运行。若肝的气机不利，则会影响中焦运化，导致水湿不能正常布散,久而聚湿成痰,夹热上扰心神脑窍,此亦是发病的关键。由此可知,肝气郁结、痰热内扰是焦虑相关不寐的主要发病机制。

对于不寐,结合现代人的生活状态,可以认为情志不畅是不寐最主要的病因之一。因为现代人们生活压力较大,七情容易不遂,情志不畅,加之饮食不节,喜食膏粱厚味,致使肝气不得疏,脾运失司,郁久化火,蒸湿为痰,终致肝郁痰热,内扰心神,发为不寐。而在临床治疗过程中,发现大多数焦虑抑郁的患者,不寐常为他们的主要症状,具体表现为不易入睡,睡前思虑多,睡后梦多易醒,次日疲乏不堪等症状。通过治疗诸多与焦虑相关的不寐患者,从中总结出焦虑性不寐患者多具有易惊善恐、情绪紧张易怒、喜忧多虑的特点。

《素问玄机原病式》曰:"躁动烦热,扰乱而不宁,火之体也。热甚于外,则肢体躁扰;热甚于内,则神志躁动,反复癫倒,懊恼烦心,不得眠也。"这表明热扰心神可致焦躁、不寐。肝主条达情志,肝的气机条畅,才能保障五脏气血运行的畅达。若枢机不利,中焦脾胃运化失去动力,则水湿不得正常布散,肝火熏蒸,久化痰热,上扰心神脑窍,此为发病的病机关键。中医治疗肝郁痰热型焦虑性不寐的关键在于疏肝解郁、清热化痰。中医诊治疾病注重整体观念,而焦虑、不寐多因情志失调引起,主要病位在肝,但肝主一身气机,根据五行生克规律,肝得病则他脏均会受到影响,所以患者不仅表现为情志疾病,也会表现出其他症状,如头晕、头闷重、胃脘胀满、心慌心悸、多汗、手足心热等。因此,从肝、痰论治,通过中医辨证施治并结合中医整体观念,以疏肝理气、化痰清热作为主要治法,对于不寐伴焦虑状态的患者效果显著。此治法能明显改善患者的焦虑情绪和不寐症状,同时还能兼顾治疗患者的全身症状,使诸多焦虑伴有不寐的患者摆脱痛苦。这不仅提高了患者的生活质量,还保障了他们的身心健康。

第二节　不寐伴消渴病

在世界医学史上，中医学对消渴的认识最早，且论述甚详。消渴之名首载于《素问·奇病论》。根据病机与典型症状的不同，"五脏皆柔弱者，善病消瘅"。先天禀赋不足，是引起消渴病的重要内在因素。五脏虚弱，元精不充，气虚血弱，精亏液夺而发为消渴。《太平圣惠方》记载："三消者……或食肥美之所发也。"久食肥甘炙燥辛热之物，或饮酒太过，脾胃受损，健运失常，蕴热内生，炎火熏灼，燥热消谷，耗津伤液，则变发消渴。所谓"心境愁郁，内火自燃"。七情过极，或恼怒伤肝，或悲忧思虑，肝失条达，久郁化火，内热燔灼，损伤肺胃津液，则生"消证大病"。《外台秘要》中提到房室失度是导致肾气损耗的主要原因，并有"热则肾燥，肾燥则渴"之说；恣情纵欲，房劳过度，肾精耗损，虚火盛之，水竭火烈，火烈水干，无以上润心肺而"内外消烁"。

治疗消渴病所致不寐时，必须结合消渴病的病因病机，即治病需溯本求源。《素问·生气通天论》言："阴平阳秘，精神乃治。"阳主动，阴主静，阴平阳秘亦为正常寤寐的基础。

张从正有言："三消之说当从火断。"以症状和表现为依据，结合临床中消渴病患者的特点，消渴病早期，一因情志不畅，郁而化火；二因过食肥甘，食郁化火；三因糖、脂肪、蛋白质、尿酸等人体精微物质代谢失常，所谓"离经之精便是浊"，邪浊集聚体内，聚之为毒，久而壅积化火，即因"气郁""食郁""毒郁"而致火热炽盛，故见唇干口渴、消谷善饥，亦因火热上燔，扰动心神，而见心烦甚则辗转不眠之症。此时应截断糖毒致损，法宜甘寒清热、理糖泄毒，荡涤火邪以安心神。然火势燎原，传变迅猛，火象多端，故临证可从五系火象辨治，即根据脏腑病变特征而明辨火证，顺脏腑生理特性以消火邪。

消渴病中期，火热之邪结聚燔灼，耗液伤津，导致水亏火炽；气随津泄，津亏气耗，久之气损津伤，形成气阴两虚之证，实属必然。气虚生血乏源、运血无力，阴虚热灼津液、煎熬气血。一则心神失养，魂不守舍；二则变生痰瘀，闭阻脏腑经络，或脾不散精而生湿食化痰，痰滞则热生，痰火扰动心神，神魂不安。此期病性为本虚标实，病机错综复杂，治疗上仍以理痰泄毒为基本法则，或以益气为主，或以养阴为要，兼以祛邪。故临证需辨邪实之不同，采用补血养心、健脾和中、清化痰热、益气镇静安神等不同治法。

消渴病晚期，因病程已久，阴亏气损，阴损及阳，终致阴阳两虚。此时糖毒深入，浊毒内停，产生气滞、痰饮、水湿、瘀血等病理产物，壅塞三焦，使五脏六腑受损，阴阳气血衰败。若不能上承耳目，则发雀目、耳聋；或毒蕴成脓，则发疮疖痈疽；或脑络闭阻，致手足偏废如风疾，诸多变证丛生。此期的治疗应从气、血、痰、瘀等多方面综合把握，以改善诸多代谢的异常。肾阴虚损，无以上承于心，则心火亢盛而不寐；肾阳衰亦无以启动真阴上交于心，心气不降亦不寐。虽阴阳虚损，亦有偏颇，当需随证治之，总以交通心肾、平衡阴阳为要。

睡眠与觉醒是人体正常的生理过程，也是阴阳平衡变化的外在表现。其与心神的主导作用、营卫的出入有节、五脏六腑的精血气化有律等都有着密切的关系，但归根到底是遵循着阴阳消长自和的规律。凡是打破这种动态平衡、导致阳不入阴、阴阳失交的原因，均可造成不寐。不寐合并消渴病没有确切的中医病名，但在中医医籍中可找到消渴患者出现不寐时的治疗记录。如宋代的《太平圣惠方》记载了关于消渴烦躁、不得睡卧的治疗方法，足以说明人们已经认识到消渴不寐的存在并对其进行治疗。明代张介宾在《景岳全书》中云："盖寐本于阴，神其主也。神安则寐，神不安则不寐；其所以不安者，一由邪气之扰，一由营气之不足耳。"又说："劳倦思虑太过者，必致血液耗亡，神魂无主，所以不寐。"消渴病患者多属气阴两虚，加之忧虑、恐惧等心烦情绪，易导致不寐。清代的《四库全书》收录的《普济方》中，记载了消渴患者"寤寐不安，四肢倦怠"的表现，显示了消渴不寐的临床特点。

单纯不寐与不寐伴消渴病不同。二者虽然都是阳不入阴、阴阳失交，但不寐伴消渴病的发病关键在于"阴虚"。在消渴病的发病过程中，每个病理发展阶段皆可以导致不寐的发生。即使在发病过程中出现气郁、痰热、血瘀等实邪时，也大多为因虚致实，故而阴虚证贯穿不寐伴消渴病的始终。

根据《素问·阴阳应象大论》中"治病必求于本"的原则，治疗此病应在标本同治的同时，重视疾病的根本——滋阴补液，以期达到阴平阳秘。另外，在自然界中，"风为百病之长"，其他邪气多依附于风邪而侵犯人体；而在人的体内，升降出入无所不在的气，具有跟风类似的作用。气行则血行，气滞则血瘀；气行则津行，气滞则津停，津停则聚而成痰。基于以上思想，在临证时还应该注重调气，气顺则百病不生。不寐伴消渴病的整个发病过程中，致病邪气无论是气郁、痰热还是血瘀，都离不开气机的失调。另外，痰热和瘀血等病理产物反过来又可阻碍气机，加重气郁。根据"顺气为先，分导次之"的理论，在不寐伴消渴病的治疗过程中，应重视调畅气机。气顺则郁解，气顺则痰消，气行则瘀化，气顺则渴消，气顺则寐安。

有研究表明，情志在糖尿病不寐的发病中占重要地位。情志失常责之于肝之疏泄功能失调。超过正常承受范围的情志刺激，常通过"气机"作用于相应的脏腑或者多个脏腑。故而以调气疏肝来治疗因精神紧张、压力大等情志因素致病的不寐伴消渴病患者。此外，在治疗不寐伴消渴病及肝郁的患者时，应重视对患者进行精神心理方面的疏导，从而达到更好的治疗效果。

现代人饮食习惯不佳，或暴饮暴食，或嗜食肥甘厚味。"肥者令人内热，甘者令人中满。"还有一些人，健康保健意识增强，注重滋补，但某些人偏食现象严重，皆可导致痰热内蕴，最终发展为不寐伴消渴病。因而在治疗以痰邪壅盛为主要致病邪气、形体肥胖、有饮食不节史的不寐伴消渴病患者时，应以"调气祛痰"为主要治则。正如朱丹溪所言："善治痰者，不治痰而先治气，气顺则一身之津液亦随气则顺矣。"此外，对不寐伴消渴病患者进行糖尿病教育不可忽视：应保持良好的生活作息，顺应四时养生法则，"日出而作，日落而息"；强调饮食治疗的重要性，为患者制订个体化的饮食搭配方案，在尽可能满足患者喜好的同时，合理分配各种营养素；还应注重运动疗法，根据患者年龄、病情和身体承受能力及工作状况的不同，制订不同的运动健身计划，进而达到提高临床疗效的目的。

不寐伴消渴病的中后期，常以瘀血为主。疾病日久，"久病必瘀"，或阴虚燥热、消灼津液、血行不畅而致瘀，都会形成瘀血这一病理产物。由于气血二者彼此依存、相互为用，正如《仁斋直指方·血荣气卫论》所言："盖气者，血之帅也；气行则血行，气止则血止。"因而在治疗上提倡气血兼顾，以调气来达到化瘀血之目的。对于那些病程日久或他方治疗无效的不寐伴消渴病患者，此法疗效更佳。唐容川《血证论》曰："一切不治之证，总由不善去瘀之故。"由于瘀血不仅是不寐伴消渴病的病理产物，也是消渴病其他并发症产生的病理基础，且随着病程的发展而加重，因而在临床治疗上尤其要注意瘀血致病。若有瘀血的指征，如疼痛固定、舌质紫暗等，更应注重调气化瘀以行血，使气顺则血行。

第三节　不寐伴甲亢

甲状腺功能亢进症，简称甲亢，是由多种原因引起的甲状腺激素分泌过多所致的一组内分泌疾病，具有三大典型的临床表现：高代谢症候群、甲状腺肿及突眼征。不寐作为甲亢常见的伴随症状之一，几乎困扰着每一位甲亢患者。那么，为什么甲亢患者会产生不寐呢？因为甲亢的起始多以精神刺激为主要诱因，持久的刺激及感染等应激因素会造成自身免疫功能紊乱，导致甲状腺细胞增生，分泌甲状腺素增加而致病。升高的甲状腺激素作用于神经系统，表现为神经过敏、易于激动、紧张、烦躁、多虑或精神抑郁，以及入睡困难、不能熟睡，严重者甚至彻夜不眠；作用于心血管系统，则表现为心悸、胸闷、气短，这些症状使患者在睡眠时有不适感，侧卧位睡眠时听到颈动脉搏动声也会影响睡眠。此外，甲亢患者怕热多汗，在炎热的夏季入睡更为困难。临床上，不少患者往往以顽固性不寐为首次就诊症状。

甲亢在中医中属于"瘿病""心悸"等病的范畴。中医学认为，该病初起多实证，病久则由实转虚，尤以阴虚、气虚为主，虚实夹杂。气郁化火，火热之邪扰乱神明；火热之邪耗伤阴津，导致阴虚阳亢、虚热内扰，故心烦少寐；气阴两虚、阴阳失调，则夜寐不安。不寐给甲亢患者带来的痛苦是不言而喻的，更重要的是，由甲亢这一内分泌紊乱性疾病引起的不寐，又可以反过来加重内分泌紊乱，形成恶性循环。因此，甲亢患者的不寐问题不容忽视。

西医学认为，不寐是甲亢的症状之一，积极治疗原发病，不寐一般会随之缓解。必要时，可以短期少量服用苯二氮䓬类药物（如安定）或苯巴比妥类药物协助睡眠。然而，对于甲亢引起的顽固性不寐，这些药物的效果往往不太理想，且存在一定的不良反应。在中医理论中，甲亢为本，不寐为标，运用方药标本兼顾地治疗本病，往往可收到意想不到的良好疗效。

第四节 早醒型不寐

不寐的病机离不开"阳不入阴、气血阴阳不和"的理论指导。不寐总的病机要点是阴阳不交，临床表现为入睡不易、梦多、早醒、醒后很难再次入睡，严重者整夜不寐。患者在 1 点到 7 点间出现觉醒的症状，属睡眠维持障碍，归类为早醒型不寐，亦称为睡眠结束期不寐。生活中，这种不寐多以过早觉醒为主症。早醒是指睡眠觉醒时间较正常时间提前 30 分钟以上，甚至比平时早醒 1～2 小时，总的睡眠时间少于 6 小时，且对白天身体功能（如记忆力、认知力和注意力等）有明显影响。以睡眠易醒、醒后难以入睡为主要症状的不寐被称为早醒型不寐。导致早醒型不寐发生的外在诱因主要包括身体原因、精神原因、生活方式及环境因素四个方面。

若机体患有明显的躯体性疾病（如帕金森病、脑梗死等），则患者易受肢体活动不利等症状的影响，导致睡眠期间不适感增加，当不适感积累到一定程度时，可能引发早醒。若机体处于过度忧虑、紧张或抑郁的状态，也可引起早醒，其机制可能与机体的精神运动性阻滞相关。若自身生活方式（如饮食、睡眠、运动、工作时间等）长期处于无规律状态，则易打破人体睡眠的生物钟及机体内环境的平衡，从而导致早醒。此外，睡眠环境也常对睡眠产生影响，若长期处于嘈杂的夜间睡眠环境中，也可因外界因素的强制唤醒而导致早醒。

关于早醒型不寐的病机有以下几种说法。

1. 阴阳学说

有学者认为，早醒型不寐发生的病机主要与"阴气自静而之动"阳不入于阴"及"阴血亏虚不能敛阳"有关，治疗方案则以"滋阴潜阳，养血安神"为治疗原则，或运用针刺疗法调和阴阳以使神内藏治疗本病。如任某等认为，阴亏于下而阳亢于上，过早出现阴阳原本和谐的动静关系紊乱，便会发生早醒，治疗时采用阴中之阳针法，选取位居上焦高位、有属阳特性的心俞及肺俞，重用阴中之至阴足太阴脾经穴三阴交及公孙等穴输布水谷精微，濡养人体脏腑百骸以滋阴抑阳，使阴有收敛安静之处，则早醒自愈。朱某等则认为，阴血亏虚不能收敛阳气为导致早醒发生的主要病机，治疗上应以滋阴潜阳、养血安神为治疗原则，根据早醒的不同时间及症状责之于不同脏腑的阴血亏虚，治疗时仍以脏腑辨证为纲。

2. 营卫学说

部分学者认为，营卫失调亦可引起早醒型不寐的发生，其病机与卫阳不入于营阴有关，以调整阴阳为纲、脏腑辨证为治疗原则，强调治疗早醒型不寐病机与证候并重，治疗上采用早醒寤方和早醒寐方按照早卯时（7时）、晚酉时（19时）分服以顺应人体营卫循行规律，即在辨证论治、补虚泻实的同时又调整阴阳，使患者恢复昼精、夜暝的生理状态。早醒型不寐多在肺与大肠所主时段，与肺主治节功能紊乱有关，治疗上选取炙甘草汤加减以通阳复脉、恢复肺主治节与心主脉主神的功能，以奏调和营卫之效，改善早醒症状。

3. 脏腑学说

有中医学者通过相关临床研究发现，早醒类不寐病位以肾为主，病性以阳虚为主，证候以肾阳亏虚为主，认为肾主水、纳气、藏精、舍志，肾阳、肾精或肾气亏虚，肾志失养致志不舍肾便为早醒型不寐的病机关键，提示后世学者治疗本病时应以补肾为主，以养肾志，志入于其舍则早醒可愈。根据子午流注次序，凌晨2~4时为心、肺经气血最衰弱之时，此时肺朝百脉、助心行血的功能下降，直接影响心主血脉功能，进而使脑窍失养、神无所养、无所倚，故发为早醒型不寐，治疗上使用由当归、川芎、熟地黄、白芍、珍珠母、夏枯草、鸡血藤所组成的方剂，共奏补益心肺之气血，以养血、活血、交通心脑之效，从而可治疗早醒型不寐。

4. 中医五神学说

《杂症会心录》云："人之形骸，魄也。形骸而动，亦魄也。梦寐变幻，魂也。"说明人的梦境与中医五神之魂密切相关，睡中形体不安则与中医五神之魄密切相关。《灵枢·本脏》云："志意者，所以御精神、收魂魄、适寒温、和喜怒者也。"即言中医五神之志、意具有主动驾驭精神，统摄、约束魂魄及调节心理情志变化的作用，如志、意异常则会改变机体的正常心理状态，造成睡前思虑纷繁而致不寐的发生。故后世医家受此类论述影响，逐渐认识到从中医五神角度辨析、论治早醒型不寐具有重要意义。而在治疗方面，运用养神、调神、安神三大法治疗不寐，从肾藏志论治疗早醒型不寐时多用六味地黄汤、黄连阿胶汤等。《续名医类案》中"人之安睡，神归心，魄归肺，魂归肝，意归脾，志藏肾，五脏各安其位而寝"之理，根据不寐临床表现及主诉的不同，夜寐早寤可以分属于五神之志不安于肾所致，由此可分证治之。

早醒患者多在凌晨1～5点间提前出现觉醒，依据厥阴病欲解时与厥阴相关性，"厥阴病欲解时，从丑至卯上"，凡在夜间（凌晨1～5点）症状出现或加重者，可考虑从厥阴病入手进行诊治。厥阴位于阴之将尽、阳之初生的节点，两阴交尽，由阴出阳。生理上阴阳相贯顺接，病理上则阴阳气不相顺接，阴阳输布混乱，阴阳不交而致早醒。

第五节　丑时不寐

丑时（1～3时）为阴将尽、阳将生之时，是阴阳交替、新旧更替之时，气血流注于厥阴经。《伤寒论》第337条："凡厥者，阴阳气不相顺接，便为厥。厥者，手足逆冷是也。"在丑时阴尽阳生的过程中，阴阳之气不能顺利地交接，而发生郁厥，导致阴阳交替失常，阳不入阴，阴不制阳，阴阳失调，从而引发不寐。因此，厥阴型不寐的特点是丑时易醒，并伴随厥阴证的症状。

丑时不寐，病属厥阴，厥阴病机为"水寒木郁，郁而化火"。清代黄元御的《金匮悬解》云："盖厥阴之病，水寒不能生木，木郁而热发，故上有燥热而下有湿寒，乌梅丸上清燥热而下温湿寒，蛔厥之神方也。"厥阴肝属木，"木曰曲直"，肝喜调达而恶抑郁，以疏泄为顺，而肝阳是肝发挥疏泄功能的基础。名医李士懋提出厥阴病机为阳虚木郁，厥阴病的实质为肝阳虚导致的寒热错杂证。肾阳温煦一身之阳，是人体阴阳之本。《景岳全书》中有云："然命门为元气之根，为水火之宅，五脏之阴气非此不能滋，五脏之阳气非此不能发。"肝阳得肾阳之温煦，才能正常发挥疏泄之职，若肾阳不足，则馁弱之肝阳郁而化热，可出现一系列寒热错杂的表现。

总结丑时不寐的病机为肾阳不足，肝失条达，郁而化热，上扰心神。各种原因导致肝肾阳虚，虚火上扰，致使厥阴阴阳气不相顺接，从而表现出不寐规律性发作于丑时，可伴有心烦、口疮、舌红苔黄、畏寒、脚凉、纳呆、便溏、疲乏等症状。现代人饮食失宜、起居无常、贪凉饮冷、情志不调或年老体衰、久病耗伤，加之生活节奏快、工作压力大等因素综合作用，导致机体肾阳不足，进而肝失调达，郁而化热，热扰心神，心神不宁，故可表现为丑时不寐。同时，随着年龄的增长，人体脏腑气血渐衰，肾阳虚衰，在临床则表现为寒热错杂的厥阴证。临床常采用乌梅丸加减对症治疗，乌梅丸中辛热药附子、干姜、桂枝、川椒在下温补肝肾，以疗"脏寒"；黄连、黄柏苦寒清热，在上清郁热；君药乌梅味酸性平入肝，可敛降肝气冲逆之火。

著名中医学家刘渡舟教授认为，厥阴病是阴阳错杂、寒热错杂的病证。他认为，厥阴之寒为脾胃阳虚和阴寒不化之寒，厥阴之热为肝胆的风木相火上冲之热，厥阴之热绝非少阴之格阳、戴阳可比，因此他提出了厥阴证为真寒真热的观点。在治疗上，他提出虽然厥阴证是真寒真热，但不能单纯用姜、附等扶阳救逆之法治之，认为此法必助内热，耗伤阴液而致消渴，气上冲会更加剧症状。因此他提出治疗厥阴的方法绝不能像太阳之发汗、阳明之清热或泻下，以及太阴、少阴之温补，而必须阴阳兼顾、寒热并用。

厥阴型不寐的病机为寒热错杂、阴阳失调。厥阴属肝，肝为风脏，主疏泄，内寄相火，寓阴生阳长之机也。厥阴系统中的生长之阳气被称作相火或"龙雷之火"，当厥阴系统被邪气抑制其生长之气时，相火郁而不能调达，就会郁极而热，出现热证。实际中，厥阴系统经常存在"阴阳两虚"这种情况，当厥阴阳虚时，很容易受寒邪侵袭而郁结。厥阴系统的作用时间为凌晨 1～3 点，为了迎接白天的到来，厥阴系统的"阴"要转化成"阳"，故当其郁结时，能量就不能有效地流动，所以厥阴不寐的典型特点就是后半夜 1～3 点容易醒，而且伴有其他厥阴症状。而当厥阴阴虚时，阳气在后半夜会逐渐生长，阴血匮乏就会出现阴不制阳的情况而产生不寐。因此，厥阴病的治疗原则应为寒热并用、阴阳兼顾。

吴鞠通认为乌梅丸寒热刚柔同用，为治厥阴、防少阳、护阳明之全剂。清代柯琴在《伤寒来苏集·伤寒附翼·厥阴方总论》

中解乌梅丸："君乌梅之大酸，是伏其所主也。佐黄连泻心而除痞，黄柏滋肾以除渴，先其所因也。肾者肝之母，椒、附以温肾，则火有所归，而肝得所养，是固其本也。肝欲散，细辛、干姜以散之。肝藏血，桂枝、当归引血归经也。寒热并用，五味兼收，则气味不和，故佐以人参调其中气。"纵观全方，寒热并用，攻补兼施，正对厥阴型不寐寒热错杂、阴阳失调的病机。

第六节　不寐伴认知功能障碍

认知功能障碍在中医学古代文献中并未有确切的记载，至今中医学界也尚未明确提出与之相对应的中医病名。鉴于认知功能障碍以记忆力减退为常见症状，目前多倾向于用"健忘"来描述这一状况。健忘，亦称"善忘""喜忘"，归属于中医神志病的范畴。

"健忘"一词首见于宋代的《太平圣惠方》，其中有云："心者，精神之本……气浊则神乱……故令心智不利而健忘也。"在此之前，《内经》则称其为"善忘"或"喜忘"，如"人之善忘者，何其使然"，并对这一病症的病机进行了基本的阐释。到了唐代，出现了"好忘"一词。如《备急千金要方》中记载："开心散，善治好忘。"并提出了相应的方药对症治疗。

认知功能障碍的病理机制相当复杂，国内外学者对此进行了大量的研究。有学者认为，这一病症与生物体内环境的变化密切相关，涉及人体的代谢方面，如代谢紊乱（包括脂类代谢、糖代谢、嘌呤类代谢和氨基酸代谢）均与认知功能密切相关，并且与蛋白质表达异常及基因调控异常有关。大脑神经环路的正常是维持高级认知活动的基础，主要由兴奋性神经元和抑制性神经元构成。认知功能作为大脑中枢神经系统的重要功能之一，会受到各种因素的影响。神经炎症与疾病的认知功能障碍之间存在密切的联系，病理情况下的小胶质细胞激活会释放大量的炎性因子，从而造成神经元的凋亡坏死，影响并加重认知功能障碍。

目前，尚未有有力的实验证据表明哪类药物对治疗认知功能障碍具有明显的作用和疗效。西药治疗主要采用胆碱酯酶抑制剂、NMDA 受体拮抗剂和脑细胞保护剂等药物，围绕相关病因进行治疗。由于西医学对于认知功能障碍没有统一的用药标准，临床上更推崇非药物治疗。非药物治疗包括认知训练、运动干预、神经调控技术、音乐疗法、记忆训练和电疗法等。其中认知训练是主要的非药物干预手段。大量研究表明，这些方法可以改善患者的认知功能障碍。

中医学家普遍认为，健忘的主要病位虽然在脑，但与机体各脏腑的虚衰、精气血津液不足、脑髓失养、神机失用密切相关。如《内经》最早提出"肾藏精，精舍志……志伤则喜忘其前言"，这为后世医家提出肾精脑髓学说奠定了理论基础。而《太平圣惠方》则指出："耳目不聪，故令心智不利而健忘也。"随着对健忘研究的不断深入，人们逐渐意识到气、血、痰、瘀等病理产物对健忘的影响。如《伤寒论》记载："阳明病，其人善忘者，必有蓄血。"清代王清任的《医林改错》也详述了痰瘀与健忘的关系，为后世提出的痰瘀致病学说提供了参考依据。对老年人而言，他们往往以年迈体弱或久病体虚为主，兼杂有痰瘀等实邪。因此，在治疗时应虚实结合，标本兼顾。

第七节　不寐伴胃脘不适

伴随现代社会环境的改变、心理压力的增大、饮食生活的变化，以及个人体质等因素的存在，临床上观察发现，不寐与胃肠疾病伴发的出现率较高。其二者间存在的相关联系，在日常生活中我们大多有所体验。如上夜班或夜间睡眠不足后，时常出现精神不振、食欲下降，甚至厌食、脘痞、恶心等不适；而胃肠功能异常，或睡前不良饮食也可造成夜间睡眠不佳。通过对目前研究现状的分析发现，不寐与胃肠疾病间存在如下关联。

中医学认为，脾胃主运化，升清降浊，为气机升降的枢纽、气血生化之源，是人体功能活动的物质基础。若因湿浊阻滞或食积内停，阻碍气机，升降反作，浊气上犯；或因胃阴不足，虚火上灼；或因胃热炽盛，阴不制阳，阴阳失和，心神受扰；或脾胃亏虚，气血乏源，心神失养，则出现卧不安寐。

患者因在夜间不能获得正常的睡眠以满足机体和心理需求，往往存在心理紊乱状态，多表现为思虑过度、精神萎靡、烦躁焦虑、惊悸不安、郁闷不舒等。这些情志因素作为致病之源，常常可引起脏腑、气血的功能紊乱。胃肠病的发生与情志密切相关。《脾胃论》说："皆先由喜、怒、悲、忧、恐，为五贼所伤，而后胃气不行。"情志失调，郁怒忧思为致病之源，既可作为一种潜在的发病因素，又可作为一种诱发因素而致脾胃疾病。不寐患者的情志失调，作为致病的潜在因素，使机体脏腑气血功能低下，更易于在饮食、劳倦、外感、情志等诱发因素作用下，发生胃肠病症。正如李东垣所说："喜怒忧恐，损耗元气，脾胃气衰，元气不足……阴火得以乘其土位。"出现食欲不振，或胃气上逆，或胃肠气机紊乱，或通降失常等表现。

不寐与胃肠疾病互为因果、相互影响。若胃腑不和，卫气运行失序；或胃气受损，变生他邪，循经扰心；或胃虚失运，气血乏源，心神失养；或脾胃积热，躁扰心神，均可导致不寐。反之，不寐也会造成脾胃功能失常。夜卧不安，思虑过度，久之暗耗营血，气机郁结，脾胃升降运化失司，亦可引起或加重"胃不和"，因而出现不寐患者脾胃不和的紊乱状态。

研究结果认为，睡眠障碍可导致大脑皮层功能失调，迷走神经兴奋，引起壁细胞与 G 细胞大量分泌胃酸，和（或）因肾上腺皮质激素的分泌亢进，促使胃酸与胃蛋白酶分泌增多，胃部血流量减少，胃的自我修复能力下降，胃黏膜变薄，从而发生溃疡及浅表性胃炎。睡眠障碍可引起胃肠周期性运动出现异常，导致胃肠功能紊乱，成为消化性溃疡的发病原因之一。消化性溃疡在倒班制工人中的发病率比在一般人群中高，这可证实以上观点。而消化性溃疡患者较正常人群，存在睡眠维持障碍，如睡眠维持率低、觉醒时间和觉醒次数多、觉睡比高等问题，通过治疗睡眠障碍有助于溃疡病情的恢复。

寤寐与脾胃之间的关系，总的来说，因脾胃主运化，调节气机升降，藏意主思。若被饮食、情志、劳役等病因所伤，功能失常，必致脏腑失调、气血亏虚、阴阳失衡、神不安寐。分而言之，存在以下几方面中医病理机制。

1. 影响卫气运行

《灵枢·邪客》云："厥气客于五脏六腑，则卫气独卫其外，行于阳不得入于阴。行于阳则阳气盛，阳气盛则阳跷陷，不得入于阴，阴虚故目不瞑。"因"谷始入于胃，其精微者，先出于胃之两焦，以溉五脏，别出两行，营卫之道"（《灵枢·五味》），故有"胃为卫气之本"之说。若脾胃脏腑不和，无以运水谷而化精微，或胃肠食积郁热，或变生他邪，必致卫气运行失序，卫气不得入于阴，常留于阳，则不寐。

2. 脾胃虚衰

如果劳倦思虑太过或饮食不节，损伤脾胃，脾胃虚损失于运化，气血乏源，心神失养；或脾胃阳虚，水湿内停，上扰胸膈，则寤寐不安。

3. 胃气通降失常

从胃气的运动特点而言，胃气以通为顺、以降为和。若暴饮暴食，超出胃的受纳腐熟能力，胃不胜其劳而受损，造成饮食停积，胃气不得通降，浊邪躁扰神明而致不寐，这也是通常意义上所说的胃不和致不寐。

4. 脾胃热盛

嗜食辛辣厚味，胃肠积热，使胃肠气壅腑实，则清气不能上奉心神，食热内郁，胃膈热甚，化生火热，火热上炎，热气熏胸中，躁扰心神而致不寐。这是我们提出的现代生活中饮食热量过高所致不寐的观点。

5. 脾胃阴虚

素有阴虚，或积热内蕴，灼伤胃阴，日久脾胃之阴亏虚，虚火内扰，上灼神明，则不寐。

不寐伴脾胃功能失常的病机，主要包括脾、胃、大小肠功能失常所致的寒热、虚实、痰瘀，以及气血、阴阳失调等。但不论虚实寒热，均会影响到脾胃功能，最终表现出气机运动失常。不寐患者脾胃功能失常的症状，大多因脾胃气机升降失司所致。故《临证指南医案》中指出："脾胃之病，虚实寒热，宜燥宜润，固当详辨。其于升降二字，尤为紧要。盖脾气下陷固病，即使不陷，而但不健运，已病矣。"而气机升降失调的病理，主要表现为升降不及、升降反作、升降失调。就胃而言，有不降和不降反升两种情况：胃气不降，则糟粕不能向下传递，而出现胃胀满、疼痛、嘈杂、便秘等；胃气不降反升，则发生呕吐、呃逆、嗳气、反胃、恶心等。在脾来说，有不升和不升反降两种情况：脾气不升，则不能运化精微，从而出现精神萎靡、痞满、腹胀、腹泻等；脾气不升反降，则中气下陷，而发生大便不禁、久泻等症。若脾胃升降失调，则出现大便不调等。

不寐是整体失衡、阴阳失调的结果。对于脾胃失和导致的不寐，治疗上遵循以上原则的同时，还应重在调理脾胃。在辨证脾胃虚实寒热的基础上，加以安神助眠的药物，即可达到调整睡眠的效果。按中医藏象学说，胃属六腑，首先应该从六腑的特性——"传化物而不藏"来考虑胃病的治法和用药。胃主降，大小肠以通降为顺，胃与大小肠在主降的功能上是相互配合、相互协同的，故"大小肠皆属于胃"。但六腑又受制于五脏，脾与胃、心与小肠、肺与大肠相表里，故心、肺等脏的疾患，也可涉及胃肠。另外，肝胆之疏泄、肾膀胱之气化，也影响脾胃功能。所以，"胃不和"不单纯受脾胃病的影响，还应从多脏多腑的角度来考虑"胃不和则卧不安"的用药规律。

　　不寐伴胃脘不适的病位在心，但根本在脾胃，又与肝、肾关系密切。其病因主要是饮食不节、素体虚弱、情志不畅、外感邪气等。上述因素作用下，脾胃功能损伤，运化失常，酿生痰湿。痰湿积滞日久化热，痰热互结，致使胃中蕴热。一方面，胃络通心，火热循经上扰心神，致阳气有余，不入于阴；另一方面，痰热阻滞中焦，气机升降异常，胃中浊气上逆，扰乱心神，出现不寐。肝体阴而用阳，不寐日久，火热耗伤阴血，阴血亏虚，不得濡养心神，亦可加重不寐。久病及肾，致肾精亏虚，无以上济心阴以涵养心阳，则阳不入阴，心肾不交，发为不寐。故在治疗上以清胃化痰、宁心安神为主，又需兼顾调补肝肾。本病病理性质常为本虚标实或虚实夹杂，因此治疗上应从整体观念着手，分而治之。

第八节　围绝经期不寐

　　通过反复查阅许多临床文献资料，可以明显发现，"围绝经期不寐"这一病症虽从未在古籍中有明确的记载，但与"脏躁""百合病"等临床病症有相似之处，通常归属于"绝经前后诸证""不寐"的疾病范畴。女子七七之年，随着女性月经紊乱及绝经期间可能出现潮热面赤、烘热汗出、眩晕耳鸣、烦躁易怒、腰膝酸软、皮肤蚁行感、情志不畅等一系列临床症状，我国现代中医学者统一将这些临床症状称之为"绝经前后诸证"，也称作"围绝经期综合征"。围绝经期不寐区别于一般不寐，是由绝经前后的生理特点决定的。围绝经期女性正值七七前后，不寐为此阶段常见的症状之一。随着患病率的升高，中医学者对围绝经期不寐的研究也随之增多，对其病因病机也有着不同的认识。不寐的病机总属阳盛阴衰、阴阳失交，而阴阳平衡是保证良好寤寐的基础。营卫气血维持机体正常生理活动，从而使人体产生各种节律，如睡眠－觉醒节律。

中医学对于围绝经期不寐病因病机的认识，在历代医籍中各有侧重。总结历代文献，病机主要有肾虚、肝不藏血、脾胃不和、心失所养、痰瘀互结、营卫失和等。

（一）肾虚

绝经期妇女由于年老体衰，表现为肝肾亏虚、天癸耗竭、气血亏虚等，会进一步引发机体阴阳失调，脏腑功能紊乱。其中，肾中精气亏虚是根本原因。《素问·上古天真论》中说："女子七岁，肾气盛，齿更发长；二七而天癸至，任脉通，太冲脉盛，月事以时下，故有子……七七，任脉虚，太冲脉衰少，天癸竭，地道不通，故形坏而无子也。"由此可见，肾为先天之本、元气之根，肾主藏精，是人体五脏阴阳的根本。肾主水，主藏五脏六腑之精气而不泄，是六气之根。肾中精气是机体生命活动之本，对机体各方面的生理活动均起着极其重要的作用。而肾中精气又分为肾阴、肾阳，二者相互制约、相互依存、相互为用，维护各脏腑阴阳的相对平衡，故肾又为机体各脏腑阴阳之本。

《素问·生气通天论》曰："凡阴阳之要，阳密乃固。"阴阳二者之间，关键在于阳。五脏中，肾阳为立命之根，肾与阳气的关系最为密切。肾配坎水，外两阴爻，中一阳爻，阴多阳少，肾为阴中之太阴，肾为主水之脏，故肾阳较肾阴有着先天不足。随着女性年龄的增长，进入七七天癸竭之年，肾中精气逐渐匮乏，生理上阳气也由充盛逐渐衰竭。加之现代人嗜食生冷寒凉（如水果、冷饮），或起居不慎（如熬夜、贪凉使用空调）等损伤阳气，均易致肾阳亏虚。围绝经期不寐起于阴阳失衡，与阳气关系密不可分，而五脏中肾与阳气的关系最为密切。"人生立命全在坎中一阳"，肾中真阳为人身立命之根本，具有温煦、兴奋、推动、宣散等作用。脏腑之气化、气血津液的运行皆源于肾阳的气化和推动作用。肾阳充盛，脏腑形体官窍功能正常，脏腑气化才能得以正常发挥，则气血调和，神、魂、魄、意各司其职，神安于其宅，保证正常的寤寐。

《素问·阴阳应象大论》云："年四十而阴气自半。"围绝经期女性脏腑功能减退，是肾阳虚衰、温煦功能减弱的表现。因此，围绝经期不寐中，肾虚（肾阳虚）、肾中阴阳失衡是重要病机之一。阳损及阴，日久亦有肾阴虚，出现阴阳两虚之局。

（二）肝不藏血

妇女经断前后，肾精的亏损，常引起水不涵木，最终导致肝血不足。若肝血亏少，则肝难以藏魂，魂失所养，心神不宁。《难经正义·三十四难》亦提及："肝藏魂者，魂乃阳之精，气之灵也。人身气为阳，血为阴，阳无阴不附，气无血不留。肝主血而内含阳气，是之谓魂。究魂之根源，则生于坎水之一阳；推魂之功用，则发为乾金之元气。不藏于肺而藏于肝者，阳潜于阴也；不藏于肾而藏于肝者，阴出于阳也。昼则魂游目而为视，夜则魂归于肝而为寐。"由此可见，所谓魂，乃肝之阳气，是机体神志精神活动的一种表现，由肝所藏。若肝不藏血，血不摄魂，则魂不附体，常寤不寐。

叶天士在《临证指南医案》中指出："女子以肝为先天。"肝藏血，主疏泄，体阴而用阳，能调情志。若肝血富足，则肝得濡养，气血条达，情志舒畅。肝藏血，肾藏精，精血互生，因此又有"乙癸同源"之说。故女子七七之年，肾精亏损，肝血不足，疏泄失常，易致肝气郁结，久则气郁化火，情志失常。情志亦是导致不寐的重要因素。此类患者长期受到压抑，肝气疏泄失常，内郁化火，上扰心神，继而出现不寐之症。

（三）脾胃不和

《素问·逆调论》曰："阳明者，胃脉也。胃者，六腑之海，其气亦下行。阳明逆，不得从其道，故不得卧也。"阳明为胃脉，胃为六腑之海，胃气以降为顺。若阳明经脉出现气逆，胃气就不能循着正常通道下行，因此难以安稳卧息。患者如若食饮无常，脾弱不运，食滞胃腑，阻碍了气机运行，则表现为胃脘满闷，卧则气逆，正所谓"胃不和则卧不安"也。阳明是阳气通过跷脉入于阴经的关键部位，倘若足阳明胃经、手阳明大肠经中有邪气阻滞，阳不入阴，则难以入睡。

（四）心失所养

《内经》有云："心者，君主之官，神明出焉。""心者，精神之所舍也。"心为主宰、蕴藏神明的脏器。虽然人之五脏各分管一定的精神活动，但心始终是主导人体一切精神、意识、情志、思维的脏器。若情志受伤，也先伤心神，心神失养，则心神不宁，夜不能寐。

（五）痰瘀互结

王清任指出："不寐一证，乃气血凝滞。"围绝经期是女子由育龄阶段过渡到老年阶段的特殊时期。肾气功能逐渐衰退，导致肾阳不足，水液不得蒸化，可停滞而化生成痰饮；水谷不受运化，则反为"滞"。"瘀滞"既可以是病理产物，又可以是致病因素。若"滞"留于体内，则气血运行、津液输布受阻，正气损耗，进而化痰；痰浊积久，也可致瘀。痰瘀互结为病，气血失调，心脉受阻，心神失养，阳不入阴，以致不能眠。

（六）营卫失和

中医古籍记载，正常的寤寐依赖于机体的"阴平阳秘"。只有脏腑调和，气血充足，方可心神安定，心血得静，卫阳得以入于阴。正如《素问·阴阳应象大论》所云："阴在内，阳之守也；阳在外，阴之使也。"《类证治裁·不寐论治》亦云："阳气自动而之静，则寐；阴气自静而之动，则寤。不寐者，病者阳不交阴也。"《灵枢·邪客》曰："则卫气独卫其外，行于阳，不得入于阴。行于阳则阳气盛，阳气盛则阳跷满，不得入于阴，阴虚故目不瞑。"此阐述了卫气过盛，营阴不能收敛卫阳，导致阳盛于外，不能入于阴的道理，揭示了阴、阳、营气、卫气的正常运行是维持正常寤寐的基础。

人体卫阳的循行过程，通过阳跷脉、阴跷脉而昼行于阳二十五周，夜行于阴二十五周，其经气自下焦肾和膀胱出。营气循脉上下，运行全身，为人体五脏六腑、四肢百骸提供营养。阴、阳、卫气、营气犹如宇宙中的恒星，只有在各自的轨道上规矩运行，方可达阴平阳秘，营卫调和，心神安定，心血得静。如若脱离轨道，扰乱秩序，则阴阳失调，营卫失和，心神难安，心血难静。且足少阴肾经为卫气出入阴阳的发机，卫气属阳，根于肾中真阳。若肾阳亏虚，闭藏失职，真阳不能潜藏于肾中，浮越于外，使得阴阳不交，亦可导致不寐。若围绝经期女性劳逸失度，久病体虚，食饮不节，五志过极，天癸耗竭，均能使阴阳失调，营卫失和，心神不安，阳不入阴而发病。肾虚中精气亏虚是本病的病理基础，无论初始是肾水亏竭抑或肾阳不足，病久必定出现阴损及阳或阳损及阴的状况，最终形成阴阳失调。加之七情劳倦等诱因作用，终致脏腑失和，气机紊乱，变证丛生，发为不寐。由此可见，围绝经期不寐，肾虚（肾阳虚），肾中阴阳失衡，营卫失和，是重要病机。

围绝经期是女性经断前后所处的一个过渡时期。此期女性卵巢功能逐步减退，机体分泌的雌激素量逐渐降低，对女性下丘脑－垂体－卵巢轴的刺激调节作用逐渐减弱，致使垂体分泌功能亢进，促性腺激素分泌平衡遭到破坏，分泌量产生异常，造成自主神经功能紊乱，不寐、潮热盗汗、月经紊乱或停闭、骨质疏松等症状随之出现。不寐是围绝经期较为常见的症状之一，出现此症状的患者比例可达 40%～65%。另有研究表明，处于围绝经期的女性不寐发生率为停经前女性的 1.3 倍，是停经后女性的 1.6 倍。长期不寐可引起焦虑、烦躁、疲劳等症状，影响患者的正常社会和心理功能，甚至降低患者的生活质量。

围绝经期不寐的病位以心、肝为主，心主神明，肝藏魂，但同时也受脾、肾等脏腑的影响。中药治疗围绝经期不寐多从心、肝、脾、肾论治，旨在调整脏腑经络的气血，引阳气入阴，使阴阳平衡，从而达到"阴平阳秘，精神乃治"。肝的疏泄功能对围绝经期不寐产生重要影响，临床上采用疏肝解郁法治疗围绝经期不寐已取得显著疗效。在围绝经期，肝气郁结是女性容易不寐的基本病因，治疗时应充分考虑肝气郁结的严重程度，注重从肝出发的思想进行观察与治疗。不寐与精神心理因素关系密切，轻度不寐证属肝气郁结者，治以疏肝解郁安神，方选逍遥散或柴胡疏肝散；证属肝郁化火者，治以清肝泻火安神，方选丹栀逍遥散或清肝散。中度不寐的实证多见痰热上扰型，治以化痰泻热、宁心安神，方选半夏泻心汤或黄连温胆汤加减；虚证主要为肝血亏虚型，治以养肝补血安神，方选酸枣仁汤或合用归脾汤加减。重度不寐，虚证主要为肝阴亏耗致肝阳上亢，治以平肝潜阳安神，方选镇肝熄风汤或天麻钩藤饮加减；实证主要为肝郁血瘀型，治以疏肝活血安神，方选血府逐瘀汤或桃红四物汤加减。临床及大量文献研究发现，肝郁型围绝经期不寐占大多数，肝郁久则易化火，也有很多研究发现肝郁化火证型为多发证型。

第九节　颈源性不寐

颈源性不寐是由颈部外伤、劳损或退行性病变等因素引发，这些因素导致颈部肌肉紧张、痉挛或颈椎错位等状况，进而刺激、压迫椎动脉及颈交感神经，引起神经兴奋性增高，最终使得睡眠质量下降。中医学将其归属于"项痹""不寐"等范畴。历代医家对其病因病机有不同的认识，主要观点包括外感六淫邪气、内里脏腑亏虚，或因长期慢性劳损所致。其主要病机为外感风寒湿热邪气，痰瘀闭阻经络，气滞血瘀。

《灵枢·大惑论》记载："卫气不得入于阴，常留于阳。留于阳则阳气满，阳气满则阳跷盛，不得入于阴则阴气虚，故目不瞑矣。"经络方面，诸多经脉与颈项部有密切联系。如《灵枢·经脉》中记载："大肠手阳明之脉……其支者，从缺盆上颈，贯颊。""小肠手太阳之脉……其支者，从缺盆循颈上颊。""胆足少阳之脉……其支者，下颈，合缺盆。""膀胱足太阳之脉……其直者，从颠入络脑，还出别下项，循肩髆内，夹脊。""督脉之别，名曰长强，夹膂上项，散头上。"这些描述明确指出了手阳明大肠经、手太阳小肠经、足少阳胆经、足太阳膀胱经、督脉等诸多经脉循行与颈项部的密切联系。当颈项部感受外邪或劳损时，循行经过颈部的经脉闭塞不通，气血运行不畅，引起相应脏腑气血失和，阴阳失调，阳气不能正常入阴，从而导致不寐症状的产生。

现代研究中，颈椎病并发不寐的发病机制较为复杂，尚未完全明确。现普遍认为，颈源性不寐的发生机制多与以下因素有关：①中枢神经递质如5-羟色胺、肾上腺素和乙酰胆碱的交互作用共同维持着睡眠 – 觉醒周期的变化。②免疫调节物质，如白细胞介素 –1、白细胞介素 –2、白细胞介素 –6 等可作用于中枢神经系统而影响睡眠过程。同时，胞壁酰二肽、转移因子等具有一定的调节睡眠的作用。③褪黑素具有调节节律失调性寤寐障碍和催眠作用，激素释放因子之间的平衡关系对睡眠有调节作用。④催乳素、前列腺素、甲状腺素、胆囊素、胰岛素等激素对睡眠有一定影响。⑤肽类物质，如睡眠促进因子、血管活性肽、觉醒促进因子等对睡眠有一定的影响。⑥此外，一氧化氮合成酶主要分布在与睡眠有关的中枢神经系统部位，故推测内源性一氧化氮可能与睡眠 – 觉醒周期的调控有关。

中医治疗颈源性不寐以针灸疗法为主。另外，小针刀等特色中医疗法对于颈源性不寐也有着不错的疗效。针灸疗法可以缓解局部肌肉紧张状态，调整颈部肌肉群的平衡，改善椎动脉痉挛，缓解颈项部僵硬、疼痛等症状。并通过刺激交感和副交感神经，增加有助于睡眠的神经递质的释放，从而有效缓解颈项部疼痛不适，提升患者的睡眠质量，达到治疗颈源性不寐的目的。且其操作手法简便、安全有效且价格亲民，对颈源性不寐的治疗有其独特的优势。

针刀疗法是一种闭合性手术，与针灸相似，但刺激量较大，可直击病变部位，效果好、恢复快、无瘢痕、无后遗症。原国家卫生部部长张文康归纳针刀疗法的特点为简、便、廉、验。这四个字生动地体现了针刀疗法操作简单、效果显著、安全性高的治疗优势。颈椎周围的肌肉、韧带等软组织受到损伤后，组织间形成的瘢痕组织可压迫血管，影响血管的供血状态。同时，椎周软组织的病变亦可影响椎骨的稳定性，导致颈椎椎体发生不同程度的移位。这种移位使颈椎椎体各部分承受不平均的压力，人体代偿性增生骨质以维持平衡。同时，这种关节的微小移位和变性的软组织也会使病变部位附近的颈部神经、血管受到压迫，导致椎基底动脉供血不足，引起自主神经功能紊乱，从而发生颈源性不寐。针刀疗法是针灸疗法随时代不断创新发展的产物，该疗法采用一种新型的针灸针具——小针刀来治疗临床疾病。它不仅可作用于椎周软组织，松解其病灶内的瘢痕组织，而且可依据颈椎的影像学报告（如颈椎正侧斜位片、颈椎 CT、颈椎核磁共振等）所显示的椎体关节的病理变化，用针刀精准施治。

因此，针刀疗法通过松解组织粘连、剥离硬结条索、降低组织压力、增强血液循环、加快水肿吸收、促进炎症消减、缓解并去除血管神经卡压，重新恢复椎周软组织的动态平衡和颈椎生理力学的平衡，恢复椎基底动脉的正常供血，以达到治疗颈源性不寐的目的。

寤寐在机体代谢与内分泌调节过程中发挥着十分重要的作用，不寐也常与诸多疾病合并发生。中医在治疗中从根本上进行辨证论治，从整体出发，调五脏、安心神、调整阴阳平衡，故而往往能够取得很好的疗效。

参考文献

[1] 宋·王怀隐等. 太平圣惠方 [M]. 北京：人民卫生出版社，1958.

[2] 宋·赵佶. 圣济总录 [M]. 北京：人民卫生出版社，1962.

[3] 明·朱橚. 普济方 [M]. 上海：上海古籍出版社，1991.

[4] 明·张介宾. 景岳全书 [M]. 北京：人民卫生出版社，1991.

[5] 明·李时珍. 本草纲目 [M]. 哈尔滨：黑龙江科学技术出版社，2011.

[6] 明·楼英. 医学纲目 [M]. 北京：人民卫生出版社，1987.

[7] 明·秦昌遇. 症因脉治 [M]. 北京：中医古籍出版社，2000.

[8] 清·王九峰. 王九峰医案 [M]. 北京：中国中医药出版社，2007.

[9] 清·周岩. 本草思辨录 [M]. 北京：中国中医药出版社，2013.

[10] 清·李守先. 针灸易学 [M]. 北京：人民卫生出版社，1990.

[11] 清·廖润鸿. 勉学堂针灸集成 [M]. 北京：人民卫生出版社，1994.

[12] 清·张璐. 张氏医通 [M]. 北京：中国中医药出版社，1995.

[13] 孙洪生. 不寐病证的文献研究与学术源流探讨 [D]. 北京：北京中医药大学，2006.

[14] 张丽凤. 针灸治疗失眠的古代文献研究 [D]. 济南：山东中医药大学，2015.

[15] 荆秦，张立德. 针灸治疗不寐古代文献研究 [J]. 光明中医，2013，28（7）：1398-1400.

[16] 何静文，屠志浩，苏彤，等. 睡前使用电子产品对睡眠的影响 [J]. 职业与健康，2020，36（12）：1725-1728.

[17] 杨柱. 酒伤病因病机探讨——"酒伤"专题之二 [J]. 江苏中医药，2002（6）：32-33.

[18] Del Cid-Pellitero E，Garzón M. Hypocretin1/OrexinA-containing axons innervate locus coeruleus neurons that project to the Rat medial prefrontal cortex. Implication in the sleep-wakefulness cycle and cortical activation. Synapse. 2011，65（9）：843-857.

[19] 闫冰，蒋海琳，马天姝，等 . 针刺治疗失眠的神经 - 内分泌 - 免疫网络机制 [J]. 时珍国医国药，2021，32（7）：1696-1698.

[20] 祝玲，刘诗翔 . 失眠症的神经递质研究 [J]. 神经病学与神经康复学杂志，2011，8（1）：51-53.

[21] 刘思然，于本性，刘丽莎，等 . 针灸治疗失眠作用机制探讨 [J]. 辽宁中医药大学学报，2022，24（6）：194-200.

[22] 李莹雪，陈贵海 . 慢性失眠患者血液生物学标志物的研究进展 [J]. 中国神经免疫学和神经病学杂志，2018，25（6）：399-402.

[23] 段德义 . 神经生物学神经内分泌免疫网络教学初探 [J]. 基础医学教育，2021，23（5）：344-346.

[24] 闫冰，蒋海琳，马天姝，等 . 针刺治疗失眠的神经 - 内分泌 - 免疫网络机制 [J]. 时珍国医国药，2021，32（7）：1696-1698.

[25] 木日根吉雅，阿古拉，王月洪 . 蒙医温针对失眠大鼠脑组织去甲肾上腺素含量的影响 [J]. 中国民族医药杂志，2014，20（8）：18-19.

[26] 郭鑫，岳增辉，谢菊英，等 . 针刺对失眠大鼠血清去甲肾上腺素、多巴胺及 5- 羟色胺含量的影响 [J]. 中国中医药信息杂志，2018，25（4）：46-50.

[27] 周艳丽 . 针刺不同腧穴对失眠模型大鼠脑内神经递质 5-HT、DA 影响的实验研究 [J]. 中国中医基础医学杂志，2012，18（8）：887-888.

[28] 李秋芳，任路 . 基于营卫理论探讨"肾脑相济"针刺疗法治疗围绝经期失眠机制 [J]. 中国民间疗法，2022，30（5）：1-3.

[29] 赵晨，任路 . 从"肾脑失济"论妇女围绝经期惊恐障碍 [J]. 中医学报，2020，35（7）：1400-1403.

[30] Jilg A，Lesny S，Peruzki N，et al. Temporal dynamics of mouse hippocampal clock gene expression support memory processing. Hippocampus. 2010, 20（3）：377–388.

[31] 冷秀梅，赵颖，吴婷，等 . 生物钟节律与中医治疗失眠的相关性及机制研究现状 [J]. 江苏医药，2021，47（5）：519–523.

[32] 魏歆然，魏高文，郑雪娜，等 . 不同经穴组合针刺对失眠大鼠下丘脑生物钟基因 Clock 和 Bmal 1 表达的影响 [J]. 针刺研究，2017，42（5）：429–433.

[33] 黄苏萍 . 张仲景辨治失眠探析 [J]. 中华中医药杂志，2006，21（12）：753–754.

[34] 张毅之，王评 .《伤寒论》六经辨治失眠探讨 [J]. 江苏中医药，2010，（42）9：1–2.

[35] 赵树明，赵越，王洪峰 . 针灸治疗不寐取穴规律文献研究 [J]. 吉林中医药，2017，37（1）：9–13.

[36] 王金玲，陈莉，魏明芬 . 针灸治疗失眠的古代处方取穴规律探析 [J]. 世界中西医结合杂志，2011.

[37] 陈钦亮 . 针灸治疗失眠的古代处方整理研究 [D]. 广州：广州中医药大学，2008.

[38] 刘立公，顾杰，杨韵华 . 失眠的古代针灸治疗特点分析 [J]. 2004（6）：13–14.

[39] 陈锦惠，刘雯静，詹晓亭，等 . 从中医古籍理论探究不寐与体质的关系 [J]. 中国民族民间医药，2022，31（2）：4–10.

[40] 刘佩，吉星云，范建华 . 壮医外治法治疗失眠的研究进展 [J]. 中国民族民间医药，2022，31（1）：84–88.

[41] 刘信松，欧江琴 . 欧江琴教授辨证 – 辨质论治失眠临证经验 [J]. 贵州中医药大学学报，2021，43（6）：12–15.

[42] 侯天舒，包蕾，符雪丹，等 . 亚健康失眠患者的中医体质类型与焦虑情绪及失眠程度的相关性研究 [J]. 成都医学院学报，2021，16（6）：

717–720.

[43] 陈佳娜，肖勇，吴小芸．中青年失眠患者 120 例中医体质调查分析 [J]．基层医学论坛，2021，25（25）：3672–3674.

[44] 张金霞，张蕾．不寐患者中医体质与中医证型相关性研究 [J]．中国现代医生，2021，59（23）：129–132+136.

[45] 林立宇，王琛，徐福平，等．失眠中医体质类型 Meta 分析 [J]．河南中医，2021，41（7）：1038–1044.

[46] 汪永辉，石和元，江毅，等．从情志和体质论治老年性失眠症 [J]．湖北中医药大学学报，2020，22（5）：50–52.

[47] 贺挺，吴文忠．耳穴治疗失眠症的临床研究进展 [J]．世界睡眠医学杂志，2020，7（9）：1673–1674.

[48] 冯淬灵，王琦．王琦辨体 – 辨病 – 辨证治疗失眠经验 [J]．中医杂志，2020，61（17）：1498–1502.

[49] 马驰远，刘向哲．失眠症的中医治疗研究进展 [J]．中医研究，2020，33（4）：71–74.

[50] 李耀兵，温奕超．中医体质学说的临床研究进展 [J]．中西医结合心血管病电子杂志，2020，8（5）：17–18+26.

[51] 钟小文，黄华聪，任小红，等．1034 例大学生中医体质成因分析及调养方法 [J]．中国民族民间医药，2019，28（17）：8–10.

[52] 王宁，李希，马淑丽，等．基于体质学说失眠中医健康管理思路探讨 [J]．光明中医，2019，34（10）：1490–1492.

[53] 赖长沙，李学麟．基于治未病思想之理气健脾法治疗亚健康失眠的临床研究 [J]．光明中医，2018，33（22）：3348–3350.

[54] 唐汉庆，冯悦，李克明，等．壮医对失眠患者体质分型思想与防治探究 [J]．辽宁中医杂志，2018，45（8）：1631–1633.

[55] 高飞，李静华．治未病理论在不寐病防治中的应用 [J]．承德医学院学报，2017，34（2）：159–161.

[56] 许良．顺天时治未病调失眠 [C]．中华中医药学会，中国睡眠研究会中

医专业委员会.全国第四次中医科研方法学暨花生枝叶治疗失眠症研究成果汇报学术研讨会专家讲课和学术论文集.上海市中医医院中医睡眠疾病研究所，2009：3.

[57] 张美花.中医"治未病"与失眠症的调护[C].中华中医药学会，广西中医学院，广西壮族自治区卫生厅，昆仑—炎黄公司.第三届泛中医论坛·思考中医 2007——中医"治未病"暨首届扶阳论坛论文集.广西中医学院一附院推拿科，2007：3.